高等职业教育创新教材

*Nutrition & Diet*

# 营养与膳食

供护理、临床医学、医学营养、
药学、健康管理、助产等专业用


主　编　张　璇（铁岭卫生职业学院）
任婷婷（铁岭卫生职业学院）
俞彦波（铁岭卫生职业学院）
副主编　刘　鹏（铁岭卫生职业学院）
王虹月（辽宁省肿瘤医院）
李佳佳（铁岭卫生职业学院）
编　者（按姓氏笔画排序）
王虹月（辽宁省肿瘤医院）
王海龙（铁岭市疾病预防控制中心）
左晓晶（辽宁省营养师协会）
任婷婷（铁岭卫生职业学院）
刘　波（铁岭卫生职业学院）
刘　鹏（铁岭卫生职业学院）
祁雪娜（铁岭卫生职业学院）
李佳佳（铁岭卫生职业学院）
张　璇（铁岭卫生职业学院）
俞彦波（铁岭卫生职业学院）
曹　丹（铁岭市中心医院）

江苏凤凰科学技术出版社 · 南京
凤凰医学 Phoenix MedPub

**图书在版编目（CIP）数据**

营养与膳食 / 张璇，任婷婷，俞彦波主编. -- 南京 ：江苏凤凰科学技术出版社，2024. 12. --（高等职业教育创新教材）. -- ISBN 978-7-5713-4736-9

Ⅰ. R151

中国国家版本馆 CIP 数据核字第 2024YU9155 号

高等职业教育创新教材

**营养与膳食**

| | |
|---|---|
| 主　　编 | 张　璇　任婷婷　俞彦波 |
| 策　　划 | 杨小波 |
| 责任编辑 | 楼立理 |
| 责任校对 | 仲　敏 |
| 责任监制 | 刘文洋 |
| 责任设计 | 孙达铭 |
| 出版发行 | 江苏凤凰科学技术出版社 |
| 出版社地址 | 南京市湖南路 1 号 A 楼，邮编：210009 |
| 出版社网址 | http://www.pspress.cn |
| 照　　排 | 南京紫藤制版印务中心 |
| 印　　刷 | 扬州市文丰印刷制品有限公司 |
| 开　　本 | 890 mm×1 240 mm　1/16 |
| 印　　张 | 14.75 |
| 字　　数 | 400 000 |
| 版　　次 | 2024 年 12 月第 1 版 |
| 印　　次 | 2024 年 12 月第 1 次印刷 |
| 标准书号 | ISBN 978-7-5713-4736-9 |
| 定　　价 | 49.00 元 |

图书如有印装质量问题，可随时向我社印务部调换。

# 前　言

党的十九大作出了实施“健康中国”战略的重大决策部署。党的二十大报告就全面建成社会主义现代化强国作出总的战略安排，明确了到 2035 年“建成健康中国”。习近平总书记强调：“要把人民健康放在优先发展战略地位，努力全方位全周期保障人民健康。”健康是人全面发展不可或缺的基石，是推动经济社会进步的根本要素，是民族繁荣与国家强盛的重要标志，更是广大人民群众的共同追求。当前中国居民食物消费正向多元化消费模式转变，膳食结构也更加注重营养健康。营养与膳食已经被列为高等职业院校护理专业学生的必修课程。

本教材的内容设计紧密结合了实际工作案例，并遵循营养师水平评价考试和健康管理师考试的标准来构建知识体系，专注于培养学生的职业能力，强调教材内容对护理专业学生在未来岗位上的实用性和针对性，以期满足职业发展需求。全书设有营养学基础、各类食物的营养价值、膳食结构与膳食指南、营养调查与评价、食谱编制、特定人群营养、特殊职业人群营养、常见疾病的营养防治八大知识内容及膳食营养素参考摄入量标准、营养调查与评价、平衡膳食、糖尿病患者食谱编制等实践指导项目，书后附有各类人群能量和营养素的推荐摄入量，便于学生自学与应用。同时，在每章后有机融入“课程思政”元素，推进“课程思政”传播力、引导力，使本课程与思政课同向同行，形成协同效应。

我们精心组建了一个多学科的编写团队，涵盖了营养学、护理学、预防医学和临床医学等多个领域，汇聚了铁岭卫生职业学院具有丰富教学经验的一线教学教师以及辽宁省肿瘤医院、铁岭市疾病预防控制中心等行业专家，充分发挥各自领域的优势，为开发贴近护理工作岗位的工学结合的教材奠定了坚实的基础。

在教材编写的过程中，编写团队始终秉持着严谨、求实和科学的态度，致力于确保教材内容科学、语言浅显、案例生动，具有可操作性与指导性。然而，由于编写经验和水平有限，本教材可能存在一些不足之处。恳请各位专家、同行以及广大读者，不吝赐教，提出宝贵的意见和建议。您的反馈将是我们不断修改、完善和提高教材质量的重要依据。谨致谢意！

**主　编**

**2024 年 7 月**

# 目　录

# 第一章　绪　论

教学课件

【学习目标】

知识目标

1. 掌握营养学的基本概念，营养学与健康的关系。
2. 熟悉营养、营养素的概念，膳食营养素参考摄入量的定义。
3. 了解营养与膳食的目的和意义，国内外营养学科的发展史。

能力目标

1. 学会应用膳食营养素参考摄入量提供膳食指导。
2. 具有在日常生活和实际工作中合理应用营养与膳食基本知识的能力。
3. 能独立完成膳食指导。

素养目标

具有关注身体健康、注重营养均衡的思想和意识。

**岗位情景模拟**

**情景描述**：根据《中共中央国务院关于加强新时代老龄工作的意见》《十四五健康老龄化规划》《国民营养计划（2017—2030年）》要求，全国老龄工作委员会办公室决定于2022—2025年在全国组织开展老年营养改善行动。为增强老年人健康获得感、提升老年人营养健康状况以及促进健康老龄化，营造有益于老年人营养健康的社会环境，将实施一系列营养干预措施，包括开展老年营养健康核心知识技能培训，旨在提升卫生健康系统对老年营养健康服务的专业水平，为老年人提供更加优质的健康服务。

**请思考**：

1. 开展老年营养改善行动对社会有什么益处？
2. 如何有效地推广老年营养健康知识？

自古以来，人类与食物之间便存在着密切的关系。为了满足生存、繁衍和劳动的需求，人类每日必须从外界摄取食物和水，由此也开始了探索食物营养的历程。营养科学的诞生与发展，不仅为人类提供了科学的饮食指导，还推动了健康和社会生产力的发展，成为人类进步和文明的重要标志。

随着科学和人类生活实践的不断发展，营养学已成为一门综合性学科，它与生理学、生物化学、生物学和食品科学等多门学科紧密相连。这些相关学科的发展为营养学的深入研究提供了理论基础和技术手段，使得营养学得以逐步发展为一门独立的学科，并在人类生活和科学技术的多个方面发挥着日益重要的作用。

## 第一节　营养学概念

### 一、营养学基本概念

营养学是指研究机体营养规律以及改善措施的科学，即研究食物中对人体有益的成分，人体摄取和利用这些成分以维持、促进健康的规律和机制，并在此基础上采取具体的、宏观的、社会性措施改善人类健康，提高生命质量。

营养是指机体从外界摄取食物，经过体内的消化、吸收和代谢后，参与构建组织器官或满足生理和体力活动需求的必要的生物学过程，即人体摄取、消化、吸收和利用食物中营养素来维持生命活动的整个过程。

营养素是指食物中具有营养功能的物质。它存在于天然食物之中，或参与构成机体，或为机体提供能量，或能维持机体正常的生理功能。

---

**【知识链接】**

早期“营养”一词可追溯至15世纪的法国文献，源自拉丁语的“滋补”，用来描述食物营养物质的滋补作用。在经典的英国大不列颠词典、美国传统科学大辞典中，营养指生物体获取食物并将其用于生长、新陈代谢和修复的过程。这一过程包括摄食、消化、吸收、运输、同化和排泄几个阶段。早期营养学的主要研究焦点在食物及其内含的各类营养素，在维持生物体健康状态中所起到的关键作用。

---

### 二、膳食营养素参考摄入量

膳食营养素参考摄入量(DRI)是为了保证健康个体和群体，合理摄入营养素，避免缺乏和过量，推荐的每日平均营养素摄入量的一组科学参考值或标准。DRI包含不同年龄段人群的膳食能量和营养素的参考值，涵盖了不同人群的基本需要、适宜需要以及安全用量等不同用途。

**(一) 平均需要量**

平均需要量(estimated average requirement，EAR)是指某一特定性别、年龄及生理状况群体中，个体对某营养素需要量的平均值。按照EAR水平摄入营养素，根据某些指标判断可以满足某一特定性别、年龄及生理状况群体中50%个体需要量的水平，但不能满足另外50%个体对该营养素的需要。

在群体层面上，EAR可以评估群体中某营养素摄入不足的发生率，而在个体层面上，EAR可用于检查个体摄入不足的可能性。但需要明确的是，EAR并非制定个体膳食目标和推荐摄入量的依据。当利用EAR来评价个体摄入量时，若某个体的摄入量远高于EAR，可以合理推测该个体的摄入量可能充足。若远低于EAR，那么可能存在不足。

EAR是制定推荐摄入量(recommended nutrient intake，RNI)的基础，可以运用EAR评估或规划群体的膳食摄入量，或判断个体某营养素摄入量情况。然而，由于部分营养素的研究尚未积累充足的个体需求数据，故无法为所有营养素制定EAR。

### （二）推荐摄入量

1. 推荐摄入量 是指可以满足某一特定性别、年龄及生理状况群体中绝大多数个体(97%～98%)需要量的某种营养素摄入水平。长期保持RNI水平，可以满足机体对该营养素的需要，维持组织中适当的营养素储备和机体健康。

RNI是根据某一特定人群中，体重在正常范围内的个体需要量而设定的。对个别身高、体重超过正常范围较多的个体，可能需要按每千克体重的需要量调整其RNI。RNI的主要用途是作为个体每日摄入该营养素的目标值。

2. 能量需要量(estimated energy requirement，EER) 是指能长期保持良好的健康状态、维持良好的体型、机体构成以及理想活动水平的个体或群体，达到能量平衡时所需要的膳食能量摄入量。群体的能量推荐摄入量直接等同于该群体的EER。在制定EER时，要充分考虑个体的性别、年龄、体重、身高以及身体活动等因素，以确保推荐摄入量的合理性和科学性。

成年人EER的定义为：一定年龄、性别、体重、身高和身体活动水平的健康群体中，维持能量平衡所需要的膳食能量摄入量。儿童EER的定义为：一定年龄、体重、身高、性别(3岁以上儿童)的个体，维持能量平衡和正常生长发育所需要的膳食能量摄入量。此外，孕妇EER包括胎儿发育所需要的能量，乳母EER还需要加上泌乳的能量需要量。

### （三）适宜摄入量

适宜摄入量(adequate intake，AI)是指通过观察或试验获得的健康群体某种营养素的摄入量。当某种营养素的个体需要量研究资料不足而不能制定EAR，从而无法推算RNI时，可通过设定AI来代替RNI。以纯母乳喂养的足月产健康婴儿为例，从诞生至六个月大期间，其所需的全部营养素均来源于母乳，故摄入母乳中营养素的量即婴儿所需各种营养素的AI。AI的主要作用在于为个体设定营养素摄入量的参考标准。

AI和RNI的相似之处是两者都可以作为目标群体中个体营养素摄入量的目标，可以满足该群体中几乎所有个体的需要。但AI的准确性远不如RNI，且可能高于RNI，因此，使用AI作为推荐标准时要比使用RNI更加谨慎。

### （四）可耐受最高摄入量

可耐受最高摄入量(tolerable upper intake level，UL)是指平均每日摄入营养素或其他膳食成分的最高限量。在制定个体和群体膳食时，应确保营养素摄入量低于UL，以避免因营养素摄入过量而可能造成的健康风险。但UL不能用来评估群体中营养素摄入过多而产生毒副作用的危险性，因为UL对健康人群中最易感的个体也不应造成健康损害。

目前有些营养素还没有足够的资料来制定UL，所以没有UL的营养素并不意味着过多摄入而没有潜在的危险。RNI和UL之间是一个“安全摄入范围”，营养素的日常摄入量应保持在这一范围内，发生营养素摄入不足和过量的风险都较小。

### （五）宏量营养素可接受范围

蛋白质、脂肪及碳水化合物，均是人体内在代谢过程中能释放能量的重要营养素，被统称为产能营养素，又因其摄入量相对较大，也被称为宏量营养素。

宏量营养素可接受范围(acceptable macro nutrient distribution range，AMDR)是指脂肪、蛋白质和碳水化合物理想的摄入量范围，该范围可以提供这些必需营养素的需要，并且有利于降低慢性病的发生风险，常用占能量摄入量的百分比表示。AMDR是适宜摄入量范围值，设有下限和上限，代表对健康有预期影响的最低或最高阈值。人体对某营养素的摄入量若低于或超出此范围，可能会增加罹患慢性病的风险，进而对长期健康产生不良影响。

### （六）降低膳食相关非传染性疾病风险的建议摄入量

慢性非传染性疾病（non-communicable chronic disease，NCD），也称慢性病，是以肥胖、糖尿病、心血管疾病、恶性肿瘤、呼吸系统疾病等为代表的疾病。导致这些疾病发生的共同危险因素是长期膳食模式不合理、身体活动不足以及其他不良生活方式等，因此也称为膳食相关非传染性疾病。

降低膳食相关非传染性疾病风险的建议摄入量（proposed intake for reducing the risk of diet-related non-communicable diseases，PI-NCD），简称建议摄入量（PI），是以膳食相关非传染性疾病一级预防为目标，提出的必需营养素每日摄入量（水平）。当NCD易感人群某营养素的摄入量达到PI，可降低其慢性非传染性疾病的发生风险。

### （七）特定建议值

特定建议值（specificproposedlevel，SPL）是指某些疾病易感人群膳食中，某些生物活性成分的摄入量达到或接近这个建议水平时，有利于维护人体健康。SPF可以用于建议营养素以外的其他食物成分的每日摄入量。当某食物成分摄入量达到SPL，可能有利于降低疾病的发生风险或死亡率。DRI在个体和群体膳食评价及计划中的应用，见表1-1-1。

**表1-1-1　DRI在个体和群体膳食评价及计划中的应用**

| | 针对个体 | 针对群体 |
|---|---|---|
| 评价膳食 | EAR：用以估计日常摄入量不足的概率 | EAR：用以估计一个群体中摄入不足个体所占的比例 |
| | RNI、AI：日常摄入量达到或超过此水平，则摄入不足的概率很低 | AI：平均摄入量达到或超过此水平表明该人群摄入不足的概率很低 |
| | UL：日常摄入量超过此水平可能面临健康风险 | UL：用以评价人群中由于摄入过量而存在健康风险的个体所占的比例 |
| | AMDR：宏量营养素的日常摄入量低于或高于此范围，发生膳食相关疾病的风险增加 | AMDR：以人群中低于或高于此范围的比例，评价存在膳食相关疾病发生风险人群的比例 |
| | PI-NCD：营养素的摄入量达到PI-NCD，发生膳食相关疾病的风险降低 | PI-NCD：用以评价人群可能存在膳食相关疾病发生风险的比例 |
| 计划膳食 | RNI、AI：如果日常摄入量达到或超过此水平则摄入不足的概率很低 | EAR：作为摄入不足的切点，计划群体膳食，使摄入不足者占的比例很低<br>AI：用以计划平均摄入量水平，平均摄入量达到或超过此水平则摄入不足的比例很低 |
| | UL：日常摄入量低于此水平以避免摄入过量可能造成的危害 | UL：用作控制指标，使人群中摄入过量风险的比例很低 |
| | AMDR：摄入量达到上限和下限范围之内，预防宏量营养素的缺乏，或减少因其过量引起膳食相关疾病的发生风险 | AMDR：用以计划摄入量，增加进入AMDR范围的人员比例，可降低人群膳食相关疾病的发生风险 |
| | PI-NCD：当成年人营养素的摄入量达到PI-NCD，可降低膳食相关疾病的发生风险 | PI-NCD：用以计划摄入量，增加成年人营养素的摄入量达到PI-NCD的比例，可降低人群膳食相关疾病的发生风险 |

## 第二节 营养学发展史

### 一、世界营养学发展史

人类自诞生之日起，便开始了对食物的认知与创造，食物和生命关系的探索也由此开启。

**（一）萌芽时期**

公元前400多年的古希腊名医希波克拉底（Hippocrates）提出了“饮食是最好的药物，药物是第二好的饮食”的思想。他认为通过合理的饮食可以预防和治疗疾病，强调了饮食在维持健康中的重要性。这一理念对后世的营养学产生了深远的影响，成为现代健康饮食观念的重要基础之一。

1747年，英国医师詹姆斯·林德（James Lind）通过一系列实验和观察，发现摄入柑橘类水果可以治愈坏血病的症状，并提出了用柑橘类水果治疗坏血病的方法。尽管当时他的观点并没有得到广泛认可，但他的工作为后来对维生素C的发现和对营养学的认识奠定了基础。

1768年，法国化学家安托万洛朗·拉瓦锡（Antoine-Laurent de Lavoisier）发表了《燃烧概论》，并创立了氧化学说。这一理论彻底改变了人们对燃烧和呼吸过程的理解，为后续的生物学和营养学研究提供了化学知识的基础。

1816年，弗朗索瓦·马让迪（Francois Magendie）进行了著名的“单一食物喂养实验”。他的实验表明，仅用一种不含氮的食物（如糖或橄榄油）喂养狗，会造成狗在30日内出现严重的健康问题甚至死亡。由此，他提出了含氮的“动物化物质”可能是动物生长或替换身体器官所必需的关键要素的观点。这一观点推动了对必需营养素，尤其是蛋白质和氨基酸的研究，为后来营养学的进一步发展奠定了基础。

1839年，荷兰化学家葛哈德·穆德勒（Gerhard Mulder）通过观察和研究，发现了所有有生命的物体都离不开蛋白质，从而揭示了蛋白质在生命体中的重要性。这一发现推动了营养学的发展，使蛋白质成为营养学中的基石。同时期，德国化学家尤斯图斯·冯·李比希（Justus von Liebig）和其他研究者对蛋白质的化学性质进行了更深入的研究，并确立了蛋白质作为生命基本组成部分的概念。

**（二）黄金发展时期**

19世纪中叶之后，随着科学方法的发展和实验技术的改进，营养学作为一个科学领域开始逐步形成。1917年，世界上第一个膳食营养协会—美国饮食协会（American Dietetic Association，ADA）在美国成立。该机构的成立标志着营养学作为一个专业领域的正式确立。

随着营养科学的发展和对公共卫生的重视，各国开始建立起自己的营养学会和相关组织。1928年，美国营养学会（The American Society for Nutrition，ASN）成立。同年，其官方期刊《营养学杂志》（*Journal of Nutrition*）创刊。1936年，英国营养师协会（The British Dietetic Association，BDA）成立，进一步推动了英国在营养科学领域的研究和应用。1945年，中国营养学会（Chinese Nutrition Society）成立。这些营养专业团体的成立及相关学术期刊的创立，标志着营养学作为一门独立现代学科的成熟与壮大。

19世纪末期，美国的营养学家威尔伯·奥林·阿特沃特（Wilbur Olin Atwater）对食物的热量进行了系统的研究，提出了著名的“阿特沃特定律”，即食物中的热量来自三种基本营养素：碳水化合物、蛋白质和脂肪。他进行了广泛的研究，创建了一套食物热量的评价方法，通过燃烧食物样品，测量产生的热量来确定它们的热量值。他提出了一些早期的膳食标准和营养摄入推荐，对后来的膳食指南和营养政策产生了影响。阿特沃特的研究奠定了现代营养学的基础。

1883年，荷兰科学家克里斯蒂安·艾克曼(Christiaan Eijkman)作为军医前往东印度群岛，在那里他开始对脚气病进行研究。在研究过程中，艾克曼发现脚气病与食物中的某些成分有关。他的研究最终表明，脚气病是由于缺乏维生素 $B_1$(硫胺素)引起的。他的研究成果是营养学领域的一个重大突破，不仅帮助解决了当时困扰许多亚洲地区的脚气病问题，也为今天人们对维生素和微量营养素的理解提供了重要的历史背景。

食物成分及维生素的发现、提取与合成在20世纪初达到了巅峰。1912年，波兰生物化学家卡西米尔·冯克(Casimir Funk)从糠皮中提炼出一种对人体健康至关重要的物质，并将其命名为"Vitamin"，这个词来源于拉丁文的"Vita"(生命)和"－amin"(氨)，因为他最初认为这类物质属于胺类化合物。尽管后来的研究表明维生素并非都是胺类，但这个名称仍然被保留下来。他的研究不仅帮助人们认识到了维生素的重要性，还促进了后续对各种维生素的具体发现和研究。1913年，美国生物化学家埃尔维·鲍姆(Elmer Verner McCollum)与玛格丽特·戴维斯(Marguerite Davis)等人通过对鱼肝脏的研究，从鱼肝油中提纯出一种黄色黏稠液体。他们认为这是一种脂溶性维生素，即后来被命名的维生素A。维生素A的发现是营养学领域的一个里程碑事件，它不仅丰富了科学家们对维生素的理解，也为预防相关缺乏症提供了科学依据。

英国生物化学家霍普金斯(Frederick Gowland Hopkins)关于维生素的研究对现代营养学的发展同样产生了深远的影响，他与克里斯蒂安·艾克曼(Christiaan Eijkman)因发现了多种维生素，共同获得了1929年的诺贝尔生理学或医学奖。他的工作不仅推动了维生素的发现和提取技术的发展，也为今天我们对健康饮食的认识提供了科学依据。

在这一时期，膳食营养素可致坏血病、脚气病、佝偻病、癞皮病、眼干燥症等致残、致死性疾病的观点得到普遍认可，而且在检测、提取、合成化学物质的结构等方面也成为研究热点。更重要的是，营养学已逐渐从经验科学转变为具有科学规律、初具规模、条理井然的理论体系。这一转变使得营养学在人类生命养护、疾病预防和健康管理中发挥了越来越重要的作用。

1941年，美国国家研究院率先提出了推荐营养素供给量(RDA)的概念，并给出了一系列具体的数值建议。随后，欧洲和亚洲的众多国家也相继制定了各自国家的营养素供给量指南，这些指南通常基于当地的饮食习惯、食物供应情况以及居民的健康状况。经过数十年的持续研究，学者们对合理摄入膳食营养素的理论和实践取得了显著进展。现代营养学已经从简单的营养素缺乏疾病模型，转变为关注营养素在预防慢性疾病、提升机体适应能力和延缓衰老等方面的多重作用。

### (三) 多元化发展时期

自20世纪中叶起，膳食纤维逐渐成为营养学领域的关注焦点。英国营养学家丹尼斯·伯基特(Denis Burkitt)在20世纪60年代对非洲人的饮食和健康进行研究时注意到，与西方人相比，非洲人患肠道疾病的风险更低。他提出了"纤维假说"，将这一差异归因于非洲人饮食中富含的纤维素，特别是未经加工的食物，如谷类、蔬菜和水果。他的研究引起了人们的广泛关注，膳食纤维也成为了营养学研究的一个重要领域。

20世纪70年代，在营养学领域，越来越多的研究重点倾向于饮食与慢性疾病(如心血管疾病、糖尿病、肥胖等)之间的关系。1975年，美国农业部(USDA)和美国卫生及公众服务部(DHHS)联合起草并发布了美国第一部《膳食指南》。其内容主要是为美国居民提供了关于如何选择健康食物和饮料的指导。此后，许多国家开始制定膳食指南，为公众提供科学的饮食建议，以改善健康状况并预防慢性疾病。目前，全球已有96个国家(地区)拥有适用本国居民的膳食指南，占全球国家和地区的42.8%。这些膳食指南的形式各异，但它们的共同目标是提供营养建议，以促进健康和预防慢性疾病。世界卫生组织(WHO)和联合国粮食及农业组织(FAO)也发布了膳食指南制定标准，这些标准强调了限制脂肪、糖和钠的摄入量与预防慢性疾病之间的关联。

20世纪80年代后期，随着分子生物学和遗传学的发展，人们开始探索营养素与基因之间的相互作用，以了解个体对不同营养素的代谢和利用情况。这一领域的研究为个性化营养和基因治疗提供了理论基础。除了关注单一营养素与疾病之间的关系外，也开始出现更多综合考虑营养、生活方式和环境因素对健康的影响的研究。这种综合研究有助于更全面地理解营养对人体健康的影响，并提出更科学的健康推荐建议。这些标志着营养学领域迈向多样化、综合化研究，奠定了现代营养学研究的基础，对人类健康产生了深远的影响。

20世纪90年代之后，营养学科发展更加向多元化发展，包括营养转化医学、营养基因组、营养代谢组学、营养蛋白质组学、营养信息学等。同时，膳食行为、营养教育、营养流行病、社区营养等开始渗透各个领域。营养学已经从营养缺乏病预防和治疗，发展到以慢性病为核心的研究实验科学和行为改变、营养教育等社会科学。

## 二、我国营养学发展史

### （一）古代发展史

中华民族对食物营养及其对人体健康影响的认识历史悠久，源远流长。早在3000多年前我国古代的西周时期，官方医政制度就已经出现了“掌和王之六食、六饮、百馐、百酱、八珍之奇”的“食医”，是文字记载最早的营养师。2000多年前，春秋战国时期的《黄帝内经·素问》中，就提出了“五谷为养、五果为助、五畜为益、五菜为充、气味合而服之，以补精益气”的膳食平衡理念。唐代著名的医药学家孙思邈主张食疗、药疗、养生、养性、保健相结合的防病治病方法。他认为饮食和药物是维护健康的两个重要方面，两者之间相辅相成，共同抵御疾病，在其著作《千金食治》中详细描述了各种食物的药理性和功能。明代李时珍的《本草纲目》记载了1982种药物，其中包括大量的植物性和动物性食物，并对其性质进行了分类。

### （二）近现代发展史

我国约在20世纪建立现代营养学，并于1913年前后首次报告了我国自己的食物营养成分分析和一些人群营养状况调查报告。1927年，《中国生理学杂志》创刊，营养学文献的论文绝大多数在该刊发表。1939年，中华医学会参照国际联盟建议提出了我国历史上第一个营养素供给量建议。1941年，中央卫生实验院召开了全国第一次营养学会议，组建了中国营养学会，并于1945年创办中国营养学杂志《营养学报》，这为营养学在中国的发展奠定了基石，对我国营养学的壮大产生了深远的影响。

---

**【知识链接】**

吴宪（1893年11月—1959年8月），字陶民，是中国近代著名的生物化学家、营养学家和医学教育家，中央研究院第一届院士。他被誉为中国生物化学及营养学的奠基人，他在临床生物化学、免疫化学及营养学研究领域都有杰出的贡献，为我国生物化学和营养学教学和研究的主要创始人之一。

吴宪教授在1931年正式发表了关于蛋白质变性理论的论文，首次提出了蛋白质变性机制，这一理论对营养学领域的研究产生了深远的影响。此外，他和他团队还对我国食物进行了大量而系统的分析研究，比较了纯素食与杂食对动物生长、生殖、基础代谢、自发性活动及寿命的影响，揭示了我国民众体质较弱和身材较矮小的现象与膳食质量有直接关系，而非种族或遗传因素。他撰写的《营养概论》，标志着我国现代营养学研究的开端。他还编著了我国第一部《食物成分表》，并领导了第一次营养普查，为不同人群设计了特定的营养目录。

吴宪教授的研究工作不仅提高了人们对营养学的认识，也为改善民众的膳食结构和提升公共健康水平做出了重要的贡献。他的科研成果和教育工作为中国营养学的发展奠定了坚实的基础，并对后续的营养学研究和实践产生了持久的影响。

---

1949年中华人民共和国成立后，我国成立了以中央卫生研究院营养系(现在的中国疾病预防控制中心营养与健康所)为首的国家院所，逐渐形成一支专业的营养工作者队伍，先后进行了粮食适宜碾磨度的研究、提高粗粮消化率的研究、军粮抗氧化的研究、儿童代乳品的研制、各地食物营养成分分析以及食物成分表的编制、完善、补充与出版研究等。1953年，《中华预防医学杂志》的前身《中华卫生杂志》创刊，1956年，《营养学报》创刊。这两本杂志为营养学的发展起到巨大的推动作用。

1954年，我国成立了中国生理学会，下设营养专业委员会。1963年中华医学会营养学会提出我国建国后第一个营养素供给量(RDA)建议。1988年，中国营养学会修订了我国《每人每日膳食营养素供给量》，并于1989年首次发布了《中国居民膳食指南》，于1997年、2007年、2016年和2022年先后进行了修订。1993年，国务院发布了《九十年代食物结构改革与发展纲要》，此后在2001年、2014年相继发布《中国食物与营养发展纲要(2001—2010年)》《中国食物与营养发展纲要(2013—2020年)》等。2016年，国务院相继发布《"健康中国2030"规划纲要》《国民营养计划(2017—2030年)》，提出了关于老年营养、临床营养等六大任务和七大政策保障措施。同年，《关于印发中国防治慢性病中长期规划(2017—2025年)的通知》提出，到2025年，慢性病危险因素得到有效控制，实现全人群全生命周期健康管理，逐步提高居民健康期望寿命，有效控制慢性病疾病负担。2019年，国务院发布《健康中国行动(2019—2030年)》，统筹推进合理膳食、健康教育、重大疾病预防、治疗、康复、健康促进。2000年，中国营养学会发布了我国第一部《中国居民膳食营养素参考摄入量》，并于2013年、2023年进行了修订。这一系列成果均标志着我国营养学在理论研究与实践应用结合方面取得了显著进展。

我国居民的食物结构正面临快速变革，营养水平也在稳步提升。针对这一趋势，对我国居民的膳食营养状况进行深入且系统的科学研究，旨在为人民创造更为丰富的饮食资源，提升整体营养水平，进而优化国民素质，为健康中国建设贡献力量。

---

**课程思政**

中国作为一个文明古国，其营养学的发展与其他自然科学一样，历史悠久，源远流长。早在西周时期，官方医政制度就将医学分为四大类：食医、疾医、疡医和兽医。专事饮食营养的食医排在诸医之首，可以说是世界上最早的专业营养师。中医经典著作《黄帝内经》中，提出了"五谷为养，五果为助，五畜为益，五菜为充，气味合而服之，以补精益气"的饮食原则，可以认为是世界上最早的"膳食指南"。唐代名医孙思邈在饮食养生方面，强调顺应自然，避免"太过"和"不足"的危害，与现代营养学平衡膳食的观点非常接近。他还明确提出了"食疗"的概念，认为就食物功能而言，"用之充饥则谓之食，以其疗病则谓之药"。此外，在《神农本草经》和《本草纲目》中记载了数百种食物的性质及其对人体的影响。这些都反映了我国古代文化在营养学方面的骄人成就，弘扬了古代医药学家不懈追求、为人类无私奉献的精神。

大学生作为民族的希望和祖国的未来，应该努力将民族精神转化为青春行动，勇做弘扬和践行民族精神的时代先锋，为国家富强、民族振兴、人民幸福贡献自己的智慧和力量。

---

# 第二章　营养学基础

教学课件

【学习目标】

知识目标

1. 掌握各种营养素的生理功能及营养价值评价，能量的来源与消耗。
2. 熟悉能量系数的概念，各种营养素的食物来源和推荐摄入量，常见营养缺乏性疾病。
3. 了解营养素摄入水平与健康之间的关系，重要营养素的消化、吸收和代谢过程。

能力目标

1. 学会根据个体差异和健康状况制订合理的饮食计划，以满足不同人群的营养需求。
2. 具有进行营养评估和分析的能力。
3. 能独立完成营养咨询和教育工作，向不同人群提供个性化的营养建议和指导。

素养目标

具有良好的沟通和协作能力，能够与患者、家属和其他医疗专业人员有效地交流和合作。

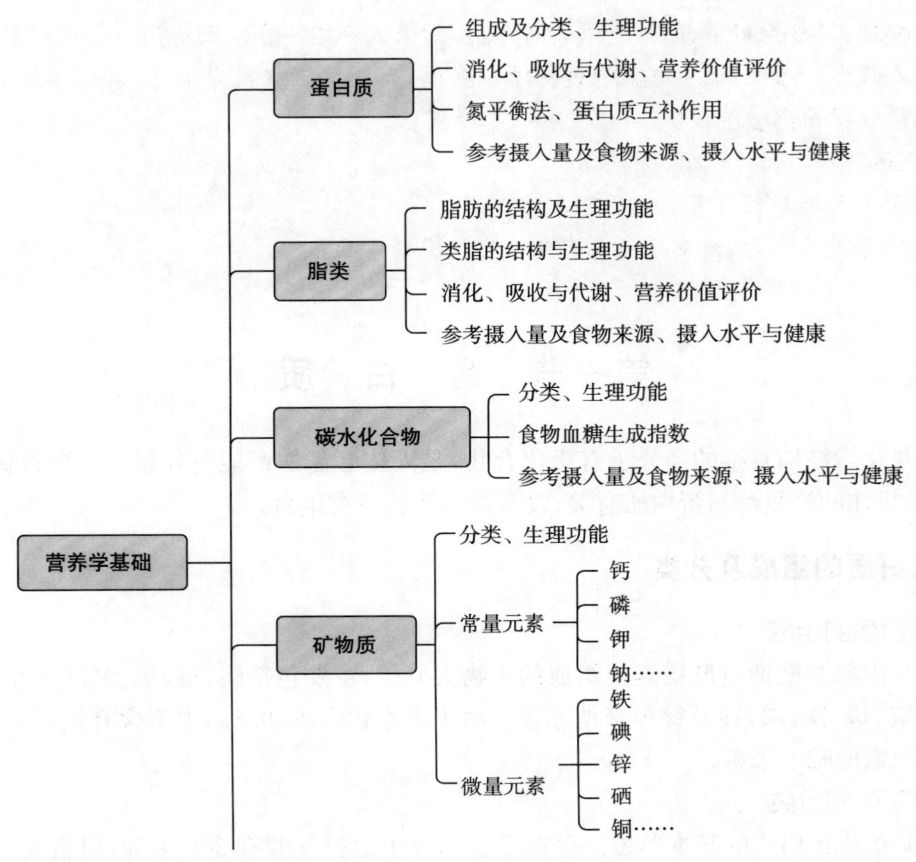

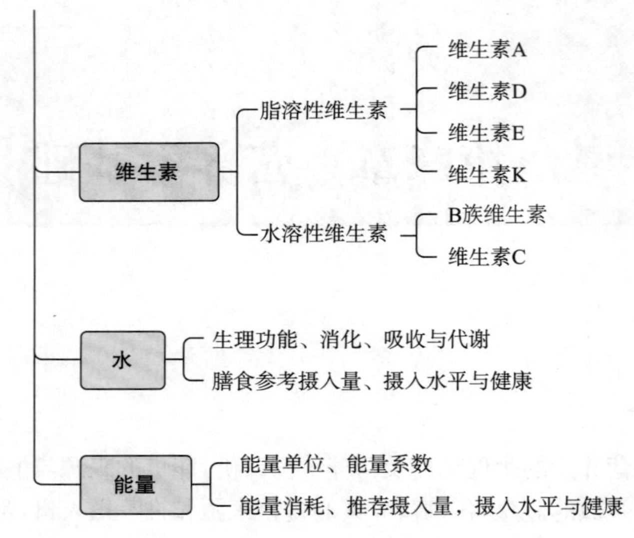


**第二章　思维导图**

营养学基础主要研究营养素的生理功能、消化、吸收、代谢过程，探讨食物中的营养素来源，以及营养素在缺乏或过量情况下对人体健康的影响，进而指导人们合理搭配膳食，达到身体健康的目的。

**岗位情景模拟**

**情景描述：**某9月龄婴儿，母乳喂养3个月后，家人开始主要以米粉为其添加辅食，鱼和肉类食品摄入较少。近期，该名婴儿出现持续性腹泻，大便呈稀水状或蛋花状，并伴随明显的体重减轻和生长发育迟缓的现象。

**请思考：**

1. 该患儿可能患何种营养缺乏疾病？
2. 在治疗过程中，如何对该患儿实施恰当的膳食指导？

# 第一节　蛋　白　质

蛋白质是化学结构复杂的高分子有机化合物，是人体必需的产能营养素之一。机体的生长发育、繁殖以及机体的修复都与蛋白质有关，没有蛋白质就没有生命。

## 一、蛋白质的组成及分类

### （一）蛋白质的组成

蛋白质是由氨基酸通过肽键连接组成的生物大分子，主要包括碳、氢、氧、氮四种元素，有些蛋白质还含有硫、磷、铁、碘、锰及锌等其他元素。由于碳水化合物和脂肪中不含有氮元素，所以蛋白质是人体氮元素的唯一来源。

### （二）氨基酸的分类

氨基酸是组成蛋白质的基本单位。存在于自然界中的氨基酸有300多种，但组成人体蛋白质的氨基酸只有21种(表2-1-1)。

1. 必需氨基酸(essential amino acid,EAA)　是指人体不能合成或合成速度不能满足机体需要,必须由食物提供的氨基酸。成年人体内的必需氨基酸包括异亮氨酸、亮氨酸、赖氨酸、蛋氨酸、苯丙氨酸、苏氨酸、色氨酸、缬氨酸八种。婴儿还需要组氨酸满足生长发育的需求。

2. 条件必需氨基酸(conditionally essential amino acid)　半胱氨酸和酪氨酸在体内可分别由蛋氨酸和苯丙氨酸转变生成,如果膳食中能提供足量的这两种氨基酸,则人体对蛋氨酸和苯丙氨酸的需要量可分别减少30%和50%。因此,半胱氨酸和酪氨酸被称为条件必需氨基酸或半必需氨基酸。

3. 非必需氨基酸(nonessential amino acid)　是指人体可以自身合成,不一定需要从食物中直接供给的氨基酸,包括甘氨酸、丙氨酸、丝氨酸、天冬氨酸、谷氨酸、脯氨酸、精氨酸等。

**表2-1-1　构成人体蛋白质的氨基酸**

| 必需氨基酸 | 非必需氨基酸 | 条件必需氨基酸 |
|---|---|---|
| 异亮氨酸(Ile) | 丙氨酸(Ala) | 半胱氨酸(Cys) |
| 亮氨酸(Leu) | 精氨酸(Arg) | 酪氨酸(Tyr) |
| 赖氨酸(Lys) | 天门冬氨酸(Asp) | |
| 蛋氨酸(Met) | 天门冬酰胺(Asn) | |
| 苯丙氨酸(Phe) | 谷氨酸(Glu) | |
| 苏氨酸(Thr) | 谷氨酰胺(Gln) | |
| 色氨酸(Trp) | 甘氨酸(Gly) | |
| 缬氨酸(Val) | 脯氨酸(Pro) | |
| *组氨酸(His) | 丝氨酸(Ser) | |
| | 胱氨酸(Cys) | |

*组氨酸为婴儿必需氨基酸,成人需要量可能较少。

**【知识链接】**

**牛　磺　酸**

牛磺酸(taurine),又名β-氨基乙磺酸,是一种含硫的条件必需氨基酸,以游离的形式广泛分布于哺乳动物的组织中,尤其是在骨骼肌、心脏、视网膜和胎盘中含量较高。机体可以通过膳食摄入和内源性合成两种途径获得牛磺酸,其中内源性合成需要以蛋氨酸、半胱氨酸作为前体物质,在肝脏中进行。研究表明,牛磺酸作为一种功能性的氨基酸,并不参与蛋白质合成,但能够调节骨骼肌、脂肪、肝脏组织的能量代谢,确保组织功能的正常发挥。此外,它还可以作为神经保护剂,并调节神经传递过程,促进大脑发育等。

### (三)氨基酸模式

氨基酸模式是指某种蛋白质中各种必需氨基酸的构成比例。其计算方法是将含量最少的色氨酸量设为1,依次计算出其他各种必需氨基酸的相应比值。食物蛋白质氨基酸组成与人体必需氨基酸需要量模式接近,必需氨基酸被机体的利用程度就越高,食物蛋白质的营养价值也相对较高,反之则低。这类含必需氨基酸种类齐全,氨基酸模式与人体蛋白质氨基酸模式接近,营养价值较高,不仅可维持成人的健康,也可促进儿童生长、发育的蛋白质被称为优质蛋白质(或称完全蛋白质),

如蛋、奶、肉、鱼等动物性蛋白质以及大豆蛋白等。鸡蛋蛋白质与人体蛋白质氨基酸模式最接近，在实验中常以它作为参考蛋白。参考蛋白是指可用来测定其他蛋白质质量的标准蛋白。几种常见食物和人体蛋白质的氨基酸模式见表 2-1-2。

表 2-1-2 几种常见食物和人体蛋白质的氨基酸模式

| 氨基酸 | 全鸡蛋 | 牛奶 | 牛肉 | 大豆 | 面粉 | 大米 | 人体 |
|---|---|---|---|---|---|---|---|
| 异亮氨酸 | 3.2 | 3.4 | 4.4 | 4.3 | 3.8 | 4.0 | 4.0 |
| 亮氨酸 | 5.1 | 6.8 | 6.8 | 5.7 | 6.4 | 6.3 | 7.0 |
| 赖氨酸 | 4.1 | 5.6 | 7.2 | 4.9 | 1.8 | 2:3 | 5.5 |
| 蛋氨酸＋半胱氨酸 | 3.4 | 2.4 | 3.2 | 1.2 | 2.8 | 2.8 | 2.3 |
| 苯丙氨酸＋酪氨酸 | 5.5 | 7.3 | 6.2 | 3.2 | 7.2 | 7.2 | 3.8 |
| 苏氨酸 | 2.8 | 3.1 | 3.6 | 2.8 | 2.5 | 2.5 | 2.9 |
| 缬氨酸 | 3.9 | 4.6 | 4.6 | 3.2 | 3.8 | 3.8 | 4.8 |
| 色氨酸 | 1.0 | 1.0 | 1.0 | 1.0 | 1.0 | 1.0 | 1.0 |

#### （四）限制氨基酸

食物蛋白质中一种或几种必需氨基酸含量相对较低，导致其他必需氨基酸在体内不能被充分利用而使蛋白质营养价值降低，这些含量相对较低的必需氨基酸称为限制氨基酸（limiting amino acid，LMA）。含量最低的称为第一限制氨基酸，以此类推。谷类蛋白质的第一限制氨基酸为赖氨酸，豆类蛋白质的第一限制氨基酸则为蛋氨酸。

### 二、蛋白质的生理功能

#### （一）构成人体细胞和组织

蛋白质是构成人体细胞、组织、器官结构的主要物质。除水分外，蛋白质约占细胞内物质的 80%。人体的生长发育，孕妇孕育及乳母哺喂，成年人体内细胞和组织的更新，机体各种损伤修补，消耗性疾病的恢复以及组织的更新，都需要合成大量的蛋白质。研究证实，成年人体内每日有 1%～3%的蛋白质需要更新。

#### （二）维持生命活动和调节生理功能

蛋白质是酶、激素、抗体、核蛋白等生理活性物质的组成成分，这些物质对维持生命、调节生理功能有着重要的作用。此外，蛋白质对维持体内酸碱平衡和胶体渗透压，调节水分在体内的分布，遗传信息的传递和物质的转运都具有重要的作用。

#### （三）供给能量

供给能量是蛋白质的次要功能。蛋白质在体内可被代谢分解，释放出能量，每克蛋白质在体内氧化约产生 16.74 kJ(4.0 kcal)能量。当机体摄入的蛋白质超过其实际需求或体内的碳水化合物、脂肪无法满足机体能量需求时，蛋白质才会发生分解产生能量。

#### （四）免疫功能

蛋白质在构成免疫器官、免疫细胞及生成免疫活性物质等方面发挥基础性作用。当免疫细胞及免疫球蛋白充足时，它们能够有效地对抗外来微生物及其他有害物质的入侵，维护身体健康。大量研究表明，几乎所有的免疫功能均受蛋白质营养状况的影响。蛋白质缺乏严重时会对宿主的免疫力造成损害，进而增加感染的风险。因此，保持适当的蛋白质摄入对于维护免疫系统的正常功能至关重要。

### （五）维持机体内环境稳定

蛋白质因其独特的结构和性质，在体内发挥着多种重要的生理功能。如血液中的白蛋白和球蛋白在维持体内酸碱平衡、胶体渗透压以及水分分布等方面起着关键作用，从而确保机体内环境的稳定，为神经冲动的传导、信息传递以及思维活动等提供必要的条件。此外，机体内许多重要物质的转运都与蛋白质有关，如有脱氧核糖核酸的核蛋白在遗传信息的传递过程中扮演着重要的角色。

## 三、消化、吸收与代谢

一般食物蛋白质需水解成氨基酸或小肽后才能被吸收。由于唾液中不含水解蛋白质的酶，所以食物蛋白质的消化从胃开始，但食物在胃中停留的时间较短，对蛋白质的消化有限。蛋白质消化的主要部位是小肠，在胰腺和小肠黏膜细胞分泌的各种蛋白酶的作用下，未经消化或消化不完全的蛋白质被进一步水解成氨基酸和短肽后才能被吸收。被吸收的氨基酸通过肠黏膜细胞进入肝门静脉，被运送到肝脏和其他组织器官被利用。

机体肠道中的蛋白质不仅包括食物中的外源性蛋白质，还包括肠道脱落的黏膜细胞和分泌的消化液中的内源性蛋白质，如酶类。每日约有 70 g 内源性蛋白质进入消化道，其中大部分被消化和重吸收进入氨基酸池。未被合成代谢利用的氨基酸则可转变成尿素、氨、尿酸及肌酐等含氮物质，由尿和其他途径排出体外或进入糖脂代谢。健康成年人每日从尿中排出的氮约为 12 g。若摄入的蛋白质增多，随尿排出的氮也增多；若减少，随尿排出的氮也减少。即使完全不摄入蛋白质或禁食，机体每日仍会排出 2～4 g 的氮。蛋白质在机体内分解的同时，也在不断合成，维持着动态平衡。

## 四、蛋白质的营养价值评价

营养学上，蛋白质的质量评价主要从食物中蛋白质的含量、蛋白质的消化率和利用率等方面进行。

### （一）蛋白质的含量

蛋白质的含量是评价食物蛋白质营养价值的基础。同类食物，其蛋白质的含量越高，营养价值也相对越高。不同蛋白质的含氮量存在差异，但平均含氮量约为 16%，也就是 1 g 氮相当于 6.25 g 蛋白质，故一般蛋白质的折算系数为 6.25。食物中的氮含量常用凯氏定氮法测定。食物中蛋白质含量的计算公式为：

$$\text{食物中的蛋白质含量(g/100 g)}=(\text{食物含氮量}\times 6.25)/\text{食物总量}\times 100$$

### （二）生物学评价

1. 蛋白质的消化率(digestibility)　是食物蛋白质在机体内被消化酶分解和吸收的程度，可用吸收的氮量与摄入总氮量的比值表示。测定蛋白质消化率时，必须检测试验期内摄入的食物氮、排出体外的粪氮和粪代谢氮。

粪代谢氮是指肠道内源性氮，来自脱落肠黏膜细胞、消化酶和肠道微生物，是试验对象完全不摄入蛋白质时，粪中的含氮量。成年人 24 h 内的粪代谢氮一般为 0.9～1.2 g。蛋白质真消化率的计算公式为：

$$\text{蛋白质真消化率}=\frac{\text{摄入氮}-(\text{粪氮}-\text{粪代谢氮})}{\text{摄入氮}}\times 100\%$$

在评价蛋白质消化率时，往往不考虑粪代谢氮，这种消化率叫作表观消化率，所测得的结果比真消化率要低，具有一定安全性。蛋白质表观消化率的计算公式为：

$$蛋白质表观消化率=\frac{摄入氮-粪氮}{摄入氮}\times 100\%$$

食物蛋白质消化率受蛋白质性质、构成、食物加工程度、烹调方法、膳食纤维以及机体蛋白质营养状况等因素的影响。例如，动物性食物中蛋白质的消化率一般高于植物性食物。整粒大豆的消化率仅为60%，而在经过加工制作成豆腐之后，其消化率可显著提升至90%以上。这是因为加工后的制品中去除了大豆中的纤维素和其他不利于蛋白质消化吸收的影响因素。常用食物的蛋白质消化率见表2-1-3。

**表2-1-3 常用食物的蛋白质消化率**

| 食物 | 真消化率 | 食物 | 真消化率 | 食物 | 真消化率 |
|---|---|---|---|---|---|
| 鸡蛋 | 97%±3% | 大米 | 88%+4% | 大豆粉 | 87%±7% |
| 牛奶 | 95%±3% | 面粉 | 96%±4% | 菜豆 | 78% |
| 肉、鱼 | 94%±3% | 燕麦 | 86%±7% | 花生酱 | 88% |
| 玉米 | 85%±6% | 小米 | 79% | 混合饮食 | 96% |

2. 蛋白质生物价(biological value，BV) 是指食物蛋白质被吸收后在体内储留的氮与被吸收氮的比值，反映的是食物蛋白质消化吸收后被机体真正利用的程度。生物价的值越高，表明其被机体利用的程度越高，最大值为100。生物价的计算公式为：

$$生物价=\frac{储留氮}{吸收氮}\times 100$$

式中：

吸收氮=食物氮-(粪氮-粪代谢氮)

储留氮=吸收氮-(尿氮-尿内源性氮)

生物价对指导肝、肾病患者的膳食有很多意义。生物价高，表明食物蛋白质中氨基酸主要用来合成人体蛋白，避免有过多的氨基酸经肝肾代谢，从而大大地减少肝肾负担。

3. 蛋白质功效比值(protein efficiency ratio，PER) 是用处于生长阶段中的幼年动物，在实验期内摄入1 g蛋白质时所增加的体重(g)数，来反映蛋白质营养价值的指标。实验常以酪蛋白(功效比值为2.5)作为参考标准来校正被测蛋白的PER。如果被测蛋白的PER低于酪蛋白的PER，这表明被测蛋白的营养价值低于酪蛋白。如果高于酪蛋白的PER，则表明被测蛋白的营养价值更高。由于所测蛋白质主要被用来提供生长的需要，所以该指标被广泛用来作为婴幼儿食品中蛋白质的评价。蛋白质功效比值的计算公式为：

$$蛋白质功效比值=\frac{动物体重增长量(g)}{摄入食物蛋白质量(g)}$$

### (三) 化学分析评价-氨基酸评分

氨基酸评分(amino acid score，AAS)也称为氨基酸化学评分，是反映被测食物蛋白质氨基酸构成和利用率的指标。AAS不仅适用于单一食物蛋白质的评价，还可用于混合食物蛋白质的评价，缺点是没有考虑食物蛋白质的消化率。

该方法是将被测食物蛋白质中某种必需氨基酸含量与推荐的参考蛋白质该种必需氨基酸含量相比较，一般常用赖氨酸、含硫氨基酸、苏氨酸和色氨酸等作为参考蛋白质。氨基酸评分的计算公式为：

$$\text{氨基酸评分} = \frac{\text{每克被测食物蛋白质中氨基酸含量(mg)}}{\text{每克参考蛋白质中氨基酸含量(mg)}}$$

常见食物中蛋白质的利用率指标，见表2-1-4。

表2-1-4　常见食物中蛋白质的利用率指标

| 食物 | BV | NPU | PER | AAS |
|---|---|---|---|---|
| 全鸡蛋 | 94 | 84% | 3.29 | 1.06 |
| 全牛奶 | 87 | 82% | 3.09 | 0.98 |
| 鱼 | 83 | 81% | 4.55 | 1.00 |
| 牛肉 | 74 | 73% | 2.30 | 1.00 |
| 大豆 | 73 | 66% | 2.32 | 0.63 |
| 土豆 | 67 | 60% | — | 0.48 |
| 大米 | 63 | 63% | 2.16 | 0.59 |
| 精制面粉 | 52 | 51% | 0.60 | 0.34 |

## 五、氮平衡

氮平衡是指人体氮元素的摄入量和排出量之间的关系，氮平衡关系式如下：

$$B = I - (U + F + S)$$

其中，B为氮平衡；I为摄入氮；U为尿氮；F为粪氮；S为皮肤等氮损失。

氮平衡常用于描述机体蛋白质的营养状况，主要存在以下三种类型：

1. 摄入氮等于排出氮　摄入氮和排出氮相等为零氮平衡，表示体内蛋白质的分解与合成处于平衡状态，是蛋白质的动态平衡。健康成年人一般处于零氮平衡并富裕5%。

2. 摄入氮大于排出氮　摄入氮大于排出氮为正氮平衡，表示体内蛋白质合成大于分解。生长发育的儿童、青少年、孕妇、乳母以及疾病、创伤恢复期患者均应维持适当的正氮平衡，以满足机体对蛋白质额外的需要。

3. 摄入氮小于排出氮　摄入氮少于排出氮为负氮平衡，表示体内蛋白质分解大于合成。蛋白质摄入不足、吸收不良以及消耗性疾病患者往往处于负氮平衡。

氮平衡可以体现人体蛋白质摄入和排出之间的关系，但无法直接反映蛋白质代谢和功能状况，也难以准确测定各种途径的氮损失，可能低估实际蛋白质的需要量。

## 六、蛋白质的互补作用

为了提高植物性蛋白质的营养价值，往往将两种或两种以上的食物混合食用，相互补充必需氨基酸的不足。这种不同食物间相互补充必需氨基酸不足的作用称为蛋白质互补作用。例如，小米、玉米和大豆单独食用时，其生物价分别为57、60和64，若按40%、40%和20%的比例混合食用，生物价可提高到73。这是因为小米和玉米蛋白质中赖氨酸含量较低，蛋氨酸含量相对较高，而大豆中赖氨酸含量较高，蛋氨酸含量相对较低，故将它们混合食用，可相互弥补不足，整体上提高了食物蛋白质的利用率。

## 七、膳食参考摄入量及食物来源

### （一）膳食参考摄入量

《中国居民膳食营养素参考摄入量（2023版）》推荐我国成年人每日蛋白质的RNI为男性65 g，

女性 55 g。蛋白质供给能量占总能量的百分比(%E),其中 4～5 岁儿童为 8%E～20%E,6～17 岁儿童、青少年为 10%E～20%E,18～64 岁成年人为 10%E～20%E,65 岁以上老年人为 15%E～20%E,孕妇和乳母为 10%E～20%E。蛋白质膳食参考摄入量,见表 2-1-5。

**表 2-1-5　蛋白质膳食参考摄入量**

| 年龄/阶段 | EAR/(g·d⁻¹) | | RNI/(g·d⁻¹) | | AMDR/%E |
|---|---|---|---|---|---|
| | 男性 | 女性 | 男性 | 女性 | |
| 18 岁～ | 60 | 50 | 65 | 55 | 10～20 |
| 65 岁～ | 60 | 50 | 72 | 62 | 15～20 |
| 孕早期 | — | +0 | — | +0 | 10～20 |
| 孕中期 | — | +10 | — | +15 | 10～20 |
| 孕晚期 | — | +25 | — | +30 | 10～20 |
| 乳母 | — | +20 | — | +25 | 10～20 |

注:"—"表示未制定或未涉及。

"+"表示在相应年龄阶段的成年女性需要量基础上增加的需要量。

### (二) 食物来源

蛋白质的食物来源可分为植物性和动物性两大类。植物性食物中,谷类蛋白质含量约为 8%,由于摄入量大,是我国膳食蛋白质的主要来源之一。植物中大豆蛋白质含量较高,可达 35%～40%,氨基酸组成也比较合理,在体内的利用率较高,是蛋白质的优质来源。

动物性食物中,蛋类含蛋白质 11%～14%,奶类一般含蛋白质约 3%,均是优质蛋白质。此外,肉类中家禽、畜和鱼的肌肉,蛋白质的含量可达 15%～22%,其营养价值优于植物蛋白质,是人体蛋白质的重要来源。

## 八、摄入水平与健康

人体蛋白质的营养状况可通过膳食蛋白质摄入量、体格测量和生化检验来进行判断,缺乏与过量均会对机体产生危害。

### (一) 摄入不足

长期摄入蛋白质不足、消化吸收不良和需要量增加会导致机体出现负氮平衡,引起组织细胞的分解、萎缩和凋亡,从而导致器官结构和功能受到影响。蛋白质缺乏临床表现为疲倦、体重减轻、贫血、免疫和应急能力下降、血浆蛋白含量下降,尤其乳清蛋白降低,并出现水肿。

蛋白质-能量营养不良(protein-energy malnutrition,PEM)是由于长期缺乏能量和/或蛋白质导致的营养缺乏症。其主要见于三岁以下的婴幼儿,临床特征表现为体重减轻、皮下脂肪减少和皮下水肿,伴有各器官不同程度功能紊乱和性格、行为、心理等改变。临床上常见三种类型:蛋白质供应不足为主的水肿型、能量供应不足为主的消瘦型和介于两者之间的消瘦水肿型。

1. 水肿型　是指能量摄入基本满足而蛋白质严重不足,临床表现以全身水肿为其特点,患者虚弱、表情淡漠、生长滞缓、头发变色变脆易脱落、易感染其他疾病。

2. 消瘦型　是指由能量严重不足,临床表现为消瘦、皮下脂肪消失、皮肤干燥松弛、体弱无力等。

3. 消瘦水肿型　是指蛋白质和能量同时缺乏,临床表现为上述二型之混合。

### (二) 摄入过量

蛋白质,尤其是动物性蛋白摄入过多,对人体同样有害。过多的动物性蛋白质的摄入,就必定伴有较多的动物脂肪和胆固醇摄入，可能增加患肥胖、高血压、高血脂等疾病的风险。过多的蛋白质摄入可能对肾脏造成负担，可能导致肾脏功能受损。对于已经存在肾脏问题的人来说，过多的蛋白质摄入可能会加重病情。此外，过多的蛋白质摄入还可能导致钙的排泄增加，从而影响骨密度和骨骼健康。

# 第二节　脂　类

脂类(lipids)包括脂肪和类脂，是人体必需产能的宏量营养素之一。脂肪约占体内脂类总量的95%，是体内重要的储能和供能物质，易受营养状况和机体活动影响，称为“储脂”。类脂主要包括磷脂和固醇类，约占全身脂类总量的5%，是细胞膜、机体组织器官，尤其是神经组织的重要组成成分，在体内稳定，不易受营养状况和机体活动影响，称为“定脂”。

## 一、脂肪的结构及生理功能

### (一) 脂肪

脂肪又称甘油三酯(triglyceride，TG)、三酰甘油或三酸甘油酯，是由1分子甘油和3分子脂肪酸通过酯键结合而成。在体内也有少量被2个或1个脂肪酸酯化的甘油二酯或甘油一酯存在。

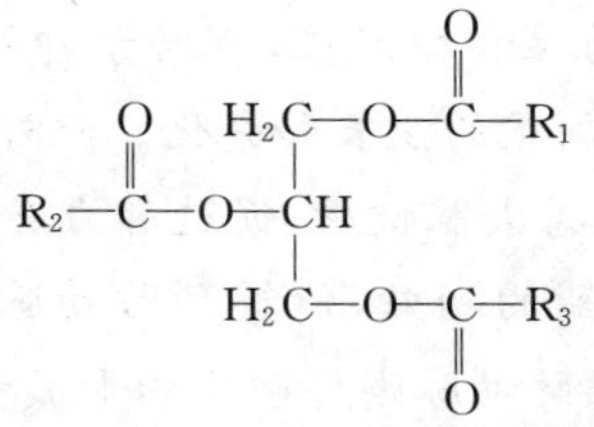

```
                       O
                       ‖
       O     H₂C—O—C—R₁
       ‖      |
R₂—C—O—CH
              |
             H₂C—O—C—R₃
                       ‖
                       O
```

**图2-2-1　甘油三酯的基本结构**

甘油三酯中的三个酯酰基相同，称为简单TG。三个酯酰基任何两个不同或三个各不相同时，称为混合TG。一般来说，来自动物性食物的甘油三酯由于碳链长、饱和程度高，熔点高，常温下呈固态，称为脂；来自植物性食物中的甘油三酯由于不饱和程度高，熔点低，常温下呈液态，称为油。脂肪因其所含的脂肪酸链的长短、饱和程度和空间结构不同，而呈现出不同的特性和功能。

### (二) 脂肪酸的分类

脂肪酸是由不同数量的碳原子组成的直链烃，其末端氢原子被羧基取代，是构成TG、磷脂的重要成分，自然界游离脂肪酸很少。

脂肪酸可根据碳链的长短、饱和程度和空间结构的不同分类：

1. 按碳链长度分类　脂肪酸按其碳链长度可分为短链脂肪酸(4～6碳)，中链脂肪酸(8～12碳)，长链脂肪酸(14～20碳)，极长链脂肪酸(22碳以上)。高等动植物脂肪中的脂肪酸碳链长度多在14～22碳，且多为偶数。极长链脂肪酸主要分布在大脑和一些特殊的组织中，如视网膜和精子。脂肪组织中含有各种长度的脂肪酸。食物中主要以18碳脂肪酸为主，并且具有重要的营养学价值。

2. 按饱和程度分类

(1) 饱和脂肪酸(saturated fatty acid，SFA)　饱和脂肪酸碳链中不含双键。由中、短链饱和脂肪酸构成的脂肪熔点较低，易于消化吸收。饱和脂肪酸随碳原子数目的增加，熔点逐渐增高，如黄油，必须经胆汁乳化才能被消化吸收。

(2) 不饱和脂肪酸(unsaturated fatty acid,UFA)　不饱和脂肪酸含有一个或多个不饱和双键,主要存在于绝大多数植物种子和坚果中。随脂肪酸不饱和程度的增加,熔点降低,在体内易被胆汁乳化,比饱和脂肪酸更易于消化吸收。

根据不饱和双键的数量可将不饱和脂肪酸分为:

1) 单不饱和脂肪酸(monounsaturated fatty acids,MUFA):单不饱和脂肪酸的碳链中仅含有一个不饱和键,如棕榈油酸($C_{16:1}$)、油酸($C_{18:1}$)、芥子酸($C_{22:1}$)。其中油酸是最常见的单不饱和脂肪酸,广泛存在于动物脂肪和植物油中。

2) 多不饱和脂肪酸(polyunsaturated fatty acid,PUFA):多不饱和脂肪酸碳链中含有两个或两个以上不饱和键。根据第一个双键的位置,可分为 ω-3 系列和 ω-6 系列,其中 ω-3 系列的 α-亚麻酸($C_{18:3}$)和 ω-6 系列的亚油酸($C_{18:2}$)是人体必需脂肪酸,能在体内衍生出多种重要产物,如 ω-6 系列衍生物花生四烯酸($C_{20:4}$),ω-3 系列衍生物二十碳五烯酸(EPA,$C_{20:5}$)和二十二碳六烯酸(DHA,$C_{22:6}$)。

---

**【知识链接】**

**DHA 和 EPA 的生理功能**

DHA 在大脑中的分布主要集中在灰质和白质区域,尤其是在神经细胞膜中含量较高。DHA 在大脑中能够促进神经细胞膜的流动性和稳定性,有助于神经信号的传递和神经细胞的保护。参与神经递质的合成和释放,调节神经细胞的生长和分化。此外,还有助于减轻神经细胞受氧化应激损伤的程度。适量补充 DHA 对于维持大脑健康、促进智力发展和视力健全具有重要的意义。

EPA 具有降低胆固醇和甘油三酯的功效,能够预防动脉粥样硬化等心血管疾病的发生。此外,可以防止脂肪在血管壁的沉积,预防动脉粥样硬化的形成和发展。

DHA 和 EPA 可以通过食物摄入,如富含 ω-3 脂肪酸的深海鱼类,或者通过补充剂摄入。这两种营养素对于特定人群尤其重要,如孕妇、哺乳期妇女、婴幼儿以及有心脑血管疾病风险的人群。

---

3. 按空间结构分类　脂肪酸空间结构不同,可分为顺式脂肪酸和反式脂肪酸。在自然状态下,大多数的不饱和脂肪酸为顺式脂肪酸,只有少数的是反式脂肪酸。反式脂肪酸是含有反式非共轭双键结构的不饱和脂肪酸的总称,不具有必需脂肪酸的生物活性。

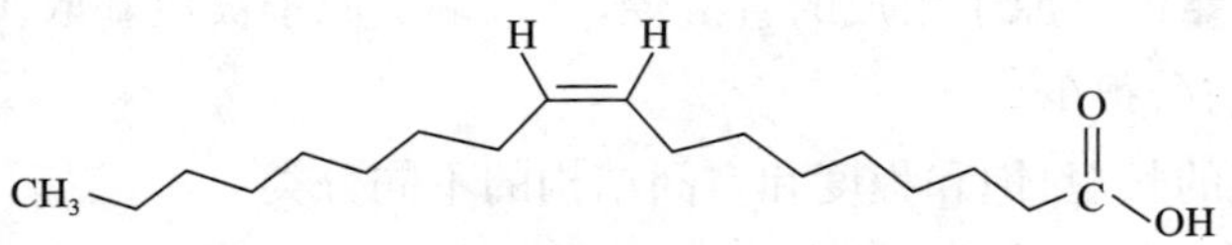

H　H　O　$CH_3$　C　OH

图 2-2-2　油酸的结构

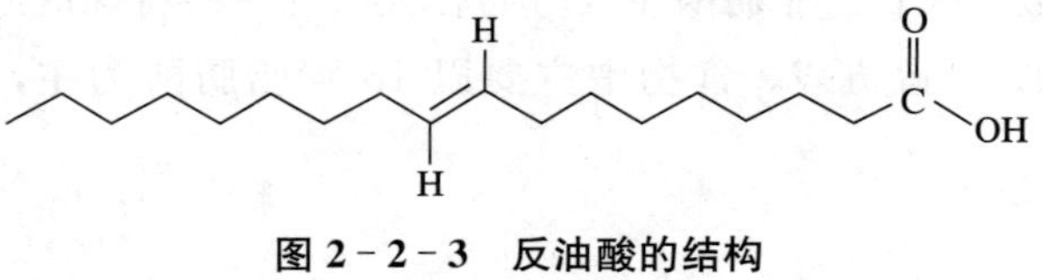

H　O　C　OH　H

图 2-2-3　反油酸的结构

【知识链接】

### 反式脂肪酸

反式脂肪酸具有特殊的空间构象，其中双键上两个碳原子结合的两个氢原子位于碳链两侧，呈线性排列。在常温下多呈现固态或半固态，熔点较高。反式脂肪酸能够干扰机体多不饱和脂肪酸的代谢过程，对血脂和脂蛋白产生不良影响，同时还会抑制胎儿的正常生长发育。研究表明，反式脂肪酸的摄入量与心血管疾病、乳腺癌和结肠癌等多种癌症的发生存在正相关关系。因此，为了维护人体健康，应尽量减少反式脂肪酸的摄入。

### （三）脂肪的生理功能

人体内的脂肪主要分布于皮下、腹腔及肌肉纤维之间，因其脂肪酸碳链长度、饱和状态及结构的差异，而发挥不同的生理功能。

1. 构成人体成分及提供和储存能量　脂肪是构成人体成分的重要物质，一般占体重的14%～19%。脂肪也是人体重要的能量来源，每克脂肪在体内氧化可产生约37.56 kJ(9.0 kcal)能量。人体在摄入过多能量时，会将多余的能量转化为脂肪形式储存于体内，脂肪细胞可以不断地储存脂肪，导致机体肥胖。当机体需要能量时，细胞内的脂肪在脂肪酶的作用下可分解为甘油和脂肪酸，并进入血液循环，经过氧化过程释放能量，满足机体需求。

2. 提供必需脂肪酸　必需脂肪酸是指人体不可缺少而自身又不能合成或体内合成远不能满足需要，必须通过食物供给的脂肪酸。主要包括ω-3系列的α-亚麻酸和ω-6系列的亚油酸。

必需脂肪酸及其衍生物在机体内不仅参与维持生物膜的正常功能，还参与胆固醇转运代谢，同时是合成前列腺素的前体。此外，必需脂肪酸在脑、神经组织以及视网膜中含量尤其丰富。若机体缺乏必需脂肪酸可能会导致生长迟缓，并增加罹患神经和视觉相关疾病的风险。

3. 提供脂溶性维生素　脂溶性维生素与食物中的脂类物质共存，其被机体吸收的过程与肠道内的脂类成分紧密相关。脂肪的摄入能够刺激机体产生更多的胆汁，从而有助于脂溶性维生素的吸收过程。

4. 维持体温及保护脏器　机体皮下的脂肪组织可隔热保温，维持体温正常和恒定，同时对各器官具有支撑和衬垫作用，降低震动对脏器的损害，保护脏器。此外，腹腔中的脂肪在胃肠蠕动中起到润滑作用。如心脏、肾脏等脏器四周脂肪对内脏可起到保护和减震作用，腹腔大网膜中大量脂肪在胃肠蠕动中起润滑作用。

5. 改善食物感官及增强饱腹感　膳食中的脂肪可改善食物的感官性状，如色泽、香气、口感和外观形态等，从而促进食欲。此外，食物脂肪由胃进入十二指肠时，可刺激十二指肠产生肠抑胃素，使胃蠕动受到抑制，造成食物由胃进入十二指肠的速度相对缓慢。食物中脂肪含量越多，胃排空的速度越慢，从而增强饱腹感。

## 二、类脂的结构及生理功能

类脂包括磷脂、固醇类及固醇酯等。

### （一）类脂

1. 磷脂　磷脂是脂类中含量最为丰富的成分，仅次于甘油三酯。磷脂按其组成结构可以分为两类：一类是磷酸甘油酯，即甘油三酯中一个或两个脂肪酸被磷酸或含磷酸的其他基团所取代的一类脂类物质，常见有卵磷脂、脑磷脂、肌醇磷脂等，其中最重要的是卵磷脂，它是由一个磷酸胆碱基团取代甘油三酯中一个脂肪酸而形成的；另一类是神经鞘磷脂，其分子结构中含有脂肪酰基、磷酸胆碱和神经鞘氨醇，但不含甘油。神经鞘磷脂是膜结构的重要磷脂，它与卵磷脂并存于细胞膜外侧。磷脂的主要生理功能如下：

(1) 维持生物膜的结构与功能　磷脂是生物膜的主要成分，约占生物膜的 50%～70%。磷脂可帮助脂类和脂溶性物质通过细胞膜，促进细胞内外的物质交流。磷脂缺乏会造成细胞膜结构受损，细胞膜通透性改变，从而引发皮疹。

(2) 参与脑和神经组织的构成　磷脂是脑和神经组织的结构脂，约占脑组织干重的 25%。食物磷脂经消化吸收，会释放出胆碱，与乙酰结合形成神经递质-乙酰胆碱，能够加快大脑细胞间的信息传递，增强学习记忆力和思维功能。

(3) 改善脂肪吸收和利用　磷脂能够有效促进脂肪的消化吸收、运输和代谢过程。其与蛋白质结合形成的脂蛋白，可通过血液运输至身体各组织器官，防止胆固醇在血管内壁沉积，降低血液黏稠度，对预防动脉粥样硬化具有一定的作用。

(二) 固醇类

固醇类是一类含有多个环状结构的脂类化合物，因其环外基团不同而不同，包括动物体内的胆固醇和植物体内的植物固醇。胆固醇是最重要的一种固醇，是细胞膜的重要成分，人体内 90%的胆固醇存在于细胞之中。同时，它也是人体内许多重要的活性物质的合成材料，如胆汁、性激素(如睾酮)、肾上腺素(如皮质醇)等。胆固醇还可在体内转变成 7-脱氢胆固醇，后者在皮肤中经紫外线照射可转变成维生素 $D_3$。植物固醇主要有 β-谷固醇、豆固醇，存在于谷类和豆类中。麦角固醇则存在于酵母和真菌类植物中，在紫外线照射下可合成维生素 $D_2$。

## 三、消化、吸收与代谢

膳食中的脂类主要为脂肪，还含有少量磷脂、胆固醇及胆固醇酯，均需经消化吸收才能被机体利用。食物进入口腔后，唾液腺分泌的脂肪酶可水解部分食物脂肪，但消化能力较弱，而婴儿口腔中的脂肪酶则可有效地分解乳汁中短链脂肪酸和中链脂肪酸。脂肪在胃里的消化有限，主要的消化场所是小肠。胃的蠕动磨碎食物，食糜对胃肠道的刺激而引起胆囊收缩素(cholecystokinin, CCK)的释放，CCK 进而刺激胰液和胆汁的合成和分泌。当脂肪随食糜进入小肠时，经胆汁中胆盐、胆固醇和卵磷脂的乳化作用，形成脂肪微粒，与胰脂酶充分接触，约 70%的甘油三酯被水解生成 2-单酰甘油及 2 分子脂肪酸。其余约 20%的甘油三酯被小肠黏膜细胞分泌的肠脂酶继续水解为脂肪酸和甘油。未被消化的少量脂肪则随胆盐由粪便排出。

## 四、脂肪的营养价值评价

脂肪的营养价值可从脂肪消化率、必需脂肪酸含量、各种脂肪酸比例、脂溶性维生素含量等方面进行评价。

1. 脂肪的消化率　食物脂肪的消化率与其熔点密切相关。熔点低于体温的脂肪消化率可高达 98%，熔点高于体温的脂肪消化率约为 90%。含不饱和脂肪酸和短链脂肪酸越多的脂肪，熔点越低，越容易消化，多见于植物脂肪。一般植物脂肪的消化率要高于动物脂肪。

2. 必需脂肪酸含量　一般植物油中亚油酸和 a-亚麻酸含量高于动物脂肪，其营养价值优于动物脂肪。但椰子油中亚油酸含量很低，不饱和脂肪酸含量也少，故营养价值低于其他植物油。

3. 脂溶性维生素含量　脂溶性维生素多存在于食物脂肪中。其中，植物油中富含维生素 E，特别是在谷类种子的胚油中含量丰富。动物皮下脂肪几乎不含维生素，但在肝脏脂肪中富含维生素 A、维生素 D，某些海产鱼肝脏脂肪中维生素 A、维生素 D 含量更高。

## 五、膳食参考摄入量及食物来源

### （一）膳食参考摄入量

《中国居民膳食营养素参考摄入量（2023 版）》推荐我国成年人膳食脂肪 AMDR 值为 20%E～30%E。居民成年人 ω-3 PUFA 的 AMDR 值为 0.5%E～2.0%E（表 2-2-1）。0～2 岁婴儿 DHA 的 AI 值为 100 mg/d，成年人 EPA＋DHA 的 AMDR 值为 250～2000 mg/d，孕妇和乳母 EPA＋DHA 的 AI 值为 250 mg/d，其中 200 mg 为 DHA（表 2-2-2）。

**表 2-2-1　中国居民膳食脂肪和脂肪酸 AMDR**

| 年龄/阶段 | 总脂肪/%E | SFA /%E | ω-6 PUFA /%E | ω-3 PUFA /%E | EPA＋DHA /($mg \cdot d^{-1}$) |
|---|---|---|---|---|---|
| 18 岁～ | 20～30 | ＜10 | 2.5～9.0 | 0.5～2.0 | 250～2000 |
| 孕期 | 20～30 | ＜10 | 2.5～9.0 | 0.5～2.0 | — |
| 乳母 | 20～30 | ＜10 | 2.5～9.0 | 0.5～2.0 | — |

注：%E 表示该营养素提供的能量占总能量的百分比。

**表 2-2-2　中国居民膳食脂肪及脂肪酸适宜摄入量**

| 年龄/阶段 | 总脂肪/%E[a] | LA/%E[a] | AIA/%E[a] | EPA＋DHA/($mg \cdot d^{-1}$) |
|---|---|---|---|---|
| 18 岁～ | — | 4.0 | 0.60 | — |
| 孕期 | — | ＋0 | ＋0 | 250(DHA200) |
| 乳母 | — | ＋0 | ＋0 | 250(DHA200) |

注：%E[a]表示该营养素提供的能量占总能量的百分比。
“—”表示未制定。

### （二）食物来源

膳食中脂肪主要来源于动物脂肪组织、植物油及坚果类食物。畜禽等动物脂肪中饱和脂肪酸和单不饱和脂肪酸含量较多，而多不饱和脂肪酸含量相对较少。水产品，特别是深海鱼类和贝类中，富含较多的不饱和脂肪酸，如 EPA 和 DHA。植物脂肪（或油）主要以不饱和脂肪酸为主，其普遍含有亚油酸，豆油和紫苏籽油、亚麻籽油中 α-亚麻酸含量较高，但可可油、椰子油和棕榈油则含饱和脂肪酸较多。磷脂含量较多的食物包括蛋黄、动物肝脏、大豆、麦胚和花生等。胆固醇含量较多的食物包括动物脑、肝、肾等内脏和蛋类。此外，肉类和奶类也含有一定量的胆固醇。

## 六、摄入水平与健康

### （一）摄入不足

脂肪作为机体能量的来源之一，缺乏可导致能量摄入不足。由膳食脂肪摄入不足造成的必需脂肪酸缺乏可引起生长迟缓、生殖障碍、皮疹以及肾脏、肝脏、神经和视觉疾病。膳食脂肪缺乏还可引起脂溶性维生素不足或缺乏，进而出现脂溶性维生素缺乏症。此外，磷脂参与脂肪的转运和代谢，长期缺乏可使脂肪代谢受阻。

### （二）摄入过量

膳食总脂肪过量可增加肥胖症、高血压以及心血管疾病的发生风险。饱和脂肪酸多存在于动物脂肪和乳脂中（主要是由 14 个及以上碳原子构成的长链 SFA），长期摄入过量可增加心血管疾病发生以及死亡风险。

研究表明，反式脂肪酸可升高血浆低密度脂蛋白水平，同时降低高密度脂蛋白水平，增加冠心病的发生风险。长期高反式脂肪酸摄入可引起血管炎症、氧化应激等反应，从而加速动脉粥样硬化。此外,反式脂肪酸的过量摄入还是糖尿病、肿瘤等疾病发生的危险因素。

## 第三节 碳水化合物

碳水化合物(carbohydrate)是由碳、氢、氧三种元素组成,含有多羟基醛类或酮类的有机化合物,广泛存在于动植物中,是三大产能营养素中最经济的营养素。

### 一、碳水化合物的分类

#### (一) 单糖

单糖是最简单的碳水化合物,通常情况下不能再被直接水解为分子更小的糖类,是构成各种寡糖和多糖的基本单位。常见的单糖包括葡萄糖和果糖。

1. 葡萄糖　是构成蔗糖、淀粉、糖原、纤维素等多种糖类的最基本单位,多以游离或结合的形式存在于自然界中。存在于人体血液中的葡萄糖被称为血糖。

2. 果糖　是易被动物体吸收的单糖,主要存在于水果和蜂蜜中。它是天然碳水化合物中甜度最高的糖类,其甜度是蔗糖的 1.2～1.8 倍。

3. 半乳糖　以结合的形式存在于乳糖中,在人体中需先转化为葡萄糖才可被利用。

#### (二) 双糖

双糖是由两个单糖分子通过糖苷键连接而形成的化合物。常见的双糖包括蔗糖、麦芽糖和乳糖。

1. 蔗糖　由一分子葡萄糖和一分子果糖结合而成,主要存在于甘蔗和甜菜中,是具有商业意义的双糖。

2. 乳糖　由一分子葡萄糖和一分子半乳糖结合而成,主要存在于哺乳动物乳汁中,在婴幼儿的饮食中具有重要的作用。乳糖的分解需要乳糖酶的参与,当人体缺乏乳糖酶时,就会出现乳糖不耐受的症状,如腹泻、腹胀等。

3. 麦芽糖　由两分子葡萄糖结合而成,大量存在于发芽的谷粒中,尤其在麦芽中含量丰富。

#### (三) 寡糖

寡糖又称低聚糖,是由 3～10 个单糖分子构成的聚合物,甜度通常只有蔗糖的 30%～60%,如低聚果糖、低聚木糖、低聚异麦芽糖、低聚半乳糖、海藻糖等。一些低聚糖存在于水果和蔬菜中,多数低聚糖不能或只能部分被吸收,但能被结肠益生菌利用,产生短链脂肪酸。

#### (四) 多糖

多糖是由大于或等于 10 个以上单糖分子聚合而成的复杂的高分子有机化合物。在自然界中分布广泛,常见的多糖包括淀粉、纤维素、果胶等。它是重要的能量储存形式,也是细胞骨架类物质。

1. 淀粉　是植物中最重要的多糖,主要存在于谷类、根茎类等植物中,是植物体内储存能量的主要形式。淀粉由葡萄糖聚合而成,因聚合方式不同可分为直链淀粉和支链淀粉。直链淀粉易老化,形成难消化的抗性淀粉,而支链淀粉易糊化,消化率较高。

2. 糖原　也称动物淀粉,是一种广泛分布于哺乳类及其他动物肝脏、肌肉等组织中的葡聚糖。糖原能溶解于水并在酶的作用下,迅速分解为葡萄糖,给机体供给能量。

3. 非淀粉多糖　是植物细胞壁的组成成分,如纤维素、植物胶质等。纤维素主要存在于蔬菜、水果、全谷类食物中,是植物细胞壁的主要成分。虽然人体不能直接消化吸收纤维素,但它在肠道中可以促进有益菌的生长,有助于维持肠道健康。果胶是存在于多种水果中的一种多糖,由于其具有凝胶性和稳定性，在食品加工业中得到了广泛应用。

## 二、碳水化合物的生理功能

### （一）提供和储存能量

碳水化合物是人类最经济和最主要的能量来源。每克葡萄糖在体内氧化可以产生 16.81 kJ (4.0 kcal)的能量。糖原是肌肉和肝脏碳水化合物的储存形式，肝脏约储存机体内 1/3 的糖原。一旦机体需要，肝脏中的糖原可分解为葡萄糖以提供能量。葡萄糖在体内释放能量较快，是神经系统和心肌的主要能源，也是肌肉活动时的主要燃料，对维持神经系统和心脏的正常供能，增强耐力具有重要的意义。

### （二）构成组织结构及重要生命物质

碳水化合物是构成机体组织的重要物质，参与细胞的组成和多种代谢活动。细胞中的碳水化合物，主要以糖脂、糖蛋白和蛋白多糖的形式分布在细胞膜、细胞器膜、细胞质及细胞间基质中。同时，它也是一些重要生命物质的组成成分，如核糖核酸、抗体、酶和激素等。

### （三）节约蛋白质作用

机体获取能量的主要来源是碳水化合物。当膳食中的碳水化合物供应不足时，机体为了维持葡萄糖的稳定，会利用体内蛋白质通过糖异生作用产生葡萄糖，这一过程可能对人体器官或组织造成损害。摄入足够量的碳水化合物，能够保证膳食蛋白质的合理利用，减少蛋白质的消耗，被称为节约蛋白质作用。

### （四）抗生酮作用

脂肪在体内分解代谢需要葡萄糖协同，脂肪酸被分解产生的乙酰基需要与葡萄糖代谢产生的草酰乙酸结合，才能彻底氧化分解产能。当膳食碳水化合物供应不足时，草酰乙酸减少，脂肪酸无法彻底氧化，导致体内蓄积过多酮体，引发酮血症和酮尿症。由于充足的碳水化合物可促进酮体分解代谢，避免体内酮体堆积，因此碳水化合物具有抗生酮作用。

### （五）解毒作用

葡糖醛酸是葡萄糖与氨基酸结合形成的化合物。它在肝脏中可以与细菌毒素、酒精、重金属等有害物质结合，形成水溶性的结合物，通过尿液、胆汁等途径排出体外，减少这些物质在体内的积累，发挥解毒作用。

### （六）调节肠道功能

抗消化的碳水化合物，如果胶、抗性淀粉、功能性低聚糖等具有吸水性，能保持水分、扩大粪便容积，从而能刺激肠道蠕动，促进排便。此外，它们还有利于结肠内的发酵，能促进肠道菌群增殖和短链脂肪酸生成，进一步维护肠道健康。

## 三、食物血糖生成指数

食物血糖生成指数(GI)是反映食物引起人体血糖升高程度的指标，是人体进食后机体血糖生成的应答状况。

$$GI=\frac{\text{某食物在食后 2 h 血糖曲线下面积}}{\text{相当含量葡萄糖在食后 2 h 血糖曲线下面积}}\times 100\%$$

GI 值越高，说明这种食物升高血糖的效应越强。

标准食品(葡萄糖)GI 值为 100，GI 值≤55 为低 GI 食物，55<GI 值≤70 为中 GI 食物，GI 值>70 则为高 GI 食物。

GI 值高的食物或膳食，进入胃肠后吸收迅速，会导致血糖迅速上升并达到较高的峰值。GI 值低的食物则在胃肠内停留时间长，血糖上升的速度较慢，峰值也相对较低。营养学上建议摄取低GI值食物，有助于稳定血糖水平，避免血糖急剧波动，尤其适用于糖尿病患者及孕妇等特殊人群。

常见食物的血糖生成指数，见表2-3-1。

表2-3-1 常见食物的血糖生成指数

| 食物名称 | GI | 食物名称 | GI |
|---|---|---|---|
| 葡萄糖 | 100 | 蔗糖 | 65.0 |
| 馒头 | 88.1 | 果糖 | 23.0 |
| 面条 | 81.6 | 西瓜 | 72.0 |
| 大米 | 83.2 | 胡萝卜 | 71.0 |

## 四、膳食参考摄入量及食物来源

### （一）膳食参考摄入量

《中国居民膳食营养素参考摄入量（2023版）》推荐我国成年人碳水化合物的供能比以55%E～65%E为宜，碳水化合物EAR值为120 g/d（表2-3-2），其中包括所有糖和不消化碳水化合物的摄入量总和。1岁以上儿童和青少年，脑组织对葡萄糖需要量近似于成年人，推荐1～11岁人群碳水化合物EAR值为120 g/d。综合考虑青春期生长发育、身体活动和能量需要等因素，推荐12～17岁青少年碳水化合物EAR值为150 g/d。限制添加糖的摄入量，不超过50 g/d，最好限制在25 g/d以内。推荐成年人膳食纤维AI值为25～30 g/d。

表2-3-2 中国居民膳食碳水化合物的参考摄入量

| 年龄/阶段 | 碳水化合物 | | 年龄/阶段 | 碳水化合物 | |
|---|---|---|---|---|---|
| | EAR/(g·d⁻¹) | AMDR/%E | | EAR/(g·d⁻¹) | AMDR/%E |
| 0岁～ | 60(AI) | — | 孕早期 | +10 | 50～65 |
| 0.5岁～ | 80(AI) | — | 孕中期 | +20 | 50～65 |
| 1岁～ | 120 | 50～65 | 孕晚期 | +35 | 50～65 |
| 12岁～ | 150 | 50～65 | 乳母 | +50 | 50～65 |
| 18岁～ | 120 | 50～65 | | | |

注："+"表示在相应年龄阶段的成年女性需要量基础上增加的需要量。

### （二）食物来源

碳水化合物主要来源于植物性食物，如谷物、蔬菜、水果。一般谷物中碳水化合物的含量在60%～80%，薯类为15%～29%，豆类为40%～60%。单糖和双糖主要来源于蔗糖、水果、含糖饮料和蜂蜜等。

## 五、摄入水平与健康

### （一）摄入不足

人体储存葡萄糖的能力有限，成年人一般只能储存400～500 g葡萄糖，其中200～300 g作为肌糖原储存于肌肉中。由于碳水化合物资源丰富且廉价，很少出现摄入不足或缺乏现象。在饥饿、禁食或某些病理状态下，细胞中糖原耗竭，为维持血糖浓度的稳定和满足脑组织的供能，体内的糖异生反应被激活，大量的脂肪酸经氧化供能，伴随产生大量酮体，严重情况下可导致酮症酸中毒。

### （二）摄入过量

过量的碳水化合物摄入，可引起体内碳水化合物氧化率增加，长期高碳水化合物摄入可促进糖尿病的发生和发展，增加代谢综合征发生风险。添加糖摄入过多可能增加肥胖、龋齿和心血管疾病的发病风险。

## 第四节 膳 食 纤 维

膳食纤维是不能被人体消化系统中的酶消化、分解、吸收的多糖类物质，包括纤维素、半纤维素、木质素等。谷物、果蔬、豆类、薯类等食物的植物表皮、连接细胞壁和胞间的多糖复合物或聚合物均是“纤维”类物质，起到维持细胞壁结构完整性的作用。不同种类或不同成熟期下，植物的碳水化合物代谢是一个动态过程，因此天然来源的膳食纤维也具有复杂的生物多样性。

中国营养学会 2021 年发布了《膳食纤维定义与来源科学共识》，明确了膳食纤维的定义，即：糖聚合度(DP)≥3，不能被人体小肠消化吸收，且对人体有健康意义的可食用碳水化合物聚合物。根据来源，膳食纤维可分为三类：① 天然存在于植物中；② 通过物理、化学、酶法从植物中提取；③ 通过合成获得。其中，提取和合成的碳水化合物聚合物需要明确的有益健康的科学证据才能被认定为膳食纤维。

### 一、膳食纤维的结构

从化学结构和聚合度看，膳食纤维的组分构成可以分为非淀粉多糖、抗性淀粉(糊精)，抗性低聚糖等。不同组分的膳食纤维因化学结构不同，理化性质亦有所不同。

#### (一) 非淀粉多糖

非淀粉多糖(non-starch polysaccharide，NSP)是植物中主要的结构性多糖和储存性多糖，包括纤维素、半纤维素、植物多糖(如果胶)等。纤维素大多存在于植物细胞壁中，是以葡萄糖为基本单位的无支链的直链多糖，具有不溶于水和吸水性的特点。半纤维素与纤维素是蔬菜、水果、豆类和坚果植物细胞壁的主要组成成分。果胶主要存在于蔬菜、水果细胞壁的胞间层。果胶的聚合度和分子量差异较大，分子量较小且酯化程度较高的果胶溶解性较好。另外，溶液浓度、温度、pH 等也会影响其溶解性。

#### (二) 抗性淀粉

抗性淀粉(resistant starch，RS)是指部分淀粉由于物理包埋或化学聚合等因素，会抵抗淀粉酶的降解。

抗性糊精(resistant dextrin，RD)，也称抗性麦芽糊精(resistant maltodextrin)，是通过工业技术处理的葡聚糖，除构成淀粉结构中特有的 α-1,4 和 α-1,6 糖苷键外，还含有不易被小肠内 α-淀粉酶降解的 α-1,2、α-1,3、β-1,2、β-1,3、β-1,6 糖苷键等。

#### (三) 抗性低聚糖

有些天然存在于蔬菜、谷物和水果中的低聚果糖、低聚半乳糖等不易被小肠消化，被称为不可消化的低聚糖或抗性低聚糖。它们多易溶于水，具有高发酵特性，部分可作为益生元(prebiotics)。

低聚果糖广泛存在于各类植物中，如菊苣、菊芋、雪莲果等植物根茎或块根中含量较高。低聚半乳糖是指半乳糖或葡萄糖分子通过 β-1,3、β-1,4 或 β-1,6 糖苷键连接 1～7 个半乳糖基形成的低聚糖。

#### (四) 其他

植物细胞壁中一些结构性物质，虽不属于多糖，但随纤维素、半纤维素存在，与植物细胞壁多糖紧密相关，如木质素。

## 二、膳食纤维的生理功能

不同的膳食纤维，因理化特性不同，生理功能差异较大，但都具有能量密度低的特点。

### （一）影响肠道健康

膳食纤维具有膨胀性、持水性或黏性，能够维持粪便中的水分含量，可促进肠道蠕动，缩短不消化食糜通过肠道的时间。大部分膳食纤维能在结肠中发酵，如抗性低聚糖、抗性糊精、抗性淀粉等，可作为结肠微生物的底物。部分膳食纤维能刺激肠道有益菌（如双歧杆菌和乳酸菌）的生长。

### （二）调控血糖

膳食纤维能直接降低摄食后葡萄糖吸收率，从而使餐后血糖应答变得平缓，还可以改变与消化、发酵有关的激素释放，延迟淀粉水解及分解产物向小肠微绒毛的扩散。此外，膳食纤维能通过与黏膜相互作用形成吸收屏障层，有助于血糖调控。可溶性膳食纤维还可延缓食物与胃液及消化酶的混合，起到减缓胃排空、降低升血糖速度的作用。

### （三）影响血脂

可溶性膳食纤维，如燕麦纤维，可在小肠中形成黏性溶液，起到破坏微团形成，减少胆固醇向小肠刷状缘转运的作用，从而阻止胆固醇分子在肠上皮细胞的吸收。此外，还可以抑制胆汁酸的重吸收，并干扰其肠肝循环。

### （四）其他功能

膳食纤维可通过抑制食欲、延迟胃排空、增加饱腹感、对消化酶形成一种屏障，从而减缓葡萄糖吸收的速率等功能。

## 三、消化、吸收与代谢

膳食纤维的吸收代谢特征与其来源和结构有关，大部分膳食纤维均不能在小肠内被消化酶降解、吸收，进入结肠后会被结肠菌群部分或完全发酵，由聚合物分解为葡萄糖、半乳糖、木糖和糖醛酸等，从而增加机体对膳食纤维的利用率。

不同膳食纤维组分在肠道内发酵的程度以及代谢转运时间由其自身结构、肠道菌群构成及宿主因素共同决定。

## 四、膳食参考摄入量及食物来源

### （一）膳食参考摄入量

《中国居民膳食营养素参考摄入量（2023 版）》推荐我国成年人膳食纤维的 AI 值为 25～30 g/d（表 2－4－1），相对于能量为 8 g/1000 kcal～12 g/1000 kcal，主要从天然食物中获取。

表 2－4－1　中国居民膳食纤维适宜摄入量

| 年龄/阶段 | 膳食纤维/（g·d$^{-1}$） | 年龄/阶段 | 膳食纤维/（g·d$^{-1}$） |
|---|---|---|---|
| 0 岁～ | — | 18 岁～ | 25～30 |
| 0.5 岁～ | — | ＞65 岁 | 25～30 |
| 1 岁～ | 5～10 | 孕早期 | ＋0 |
| 4 岁～ | 10～15 | 孕中期 | ＋4 |
| 7 岁～ | 15～20 | 孕晚期 | ＋4 |
| 12 岁～ | 20～25 | 乳母 | ＋4 |
| 15 岁～ | 25～30 | | |

（二）食物来源

谷薯类、蔬菜、豆类、水果及菌藻类是膳食纤维的主要来源，坚果和种子中的膳食纤维含量也相当丰富。谷类食物如全谷物、黑大麦、荞麦、藜麦、玉米（面）、糙米中膳食纤维含量较高，而经过精加工后，膳食纤维含量显著减少。根茎类蔬菜膳食纤维含量高于其他蔬菜和大部分水果。菌藻类，如松蘑、竹荪、香菇、木耳中也含有一定量的膳食纤维。

### 五、摄入水平与健康

（一）摄入不足

短期摄入过低或无膳食纤维摄入，可引起便秘。长期膳食纤维摄入过低将增加心血管疾病、肠道疾病、2 型糖尿病等的发病风险。长期缺少蔬菜和全谷物，而摄入过多高蛋白、高脂食物的膳食模式，可能引起代谢紊乱，诱发多种慢性病。

（二）摄入过量

膳食纤维摄入过量的现象极少发生。即便在以植物性食物为主的膳食状况下，过量摄入膳食纤维引发的症状或疾病也并不常见，这可能与膳食纤维自限性和现代食品加工方式有关。

## 第五节　矿　物　质

**岗位情景模拟**

**情景描述：**张某，女性，20 岁。在过去的一年里，面色苍白，持续出现头晕、乏力等症状，最近症状有所加重，并且出现运动后心慌的现象。经过生化检查，医师确诊其患有贫血。针对这一诊断，医师为她提供了膳食调整的建议，以改善她的健康状况。

**请思考：**

1. 该患者可能缺乏哪种营养素？
2. 根据该患者的具体情况，如何提供相应的膳食建议？

人体组织几乎含有自然界存在的各种元素。目前发现构成人体组织、保持人体正常生理功能所必需的矿物质有 20 余种。

### 一、矿物质的分类

按照矿物质元素在机体内的含量多少，可分为常量元素和微量元素。在体内含量大于体重 0.01％的矿物质，称为常量元素或宏量元素，包括钙、磷、钠、钾、硫、氯、镁；在体内含量小于体重 0.01％的矿物质，称为微量元素。根据生物学的作用将微量元素分为以下三类：

1. 人体必需微量元素：包括铁、锌、碘、硒、铜、钼、铬及钴 8 种。
2. 人体可能必需的微量元素：包括锰、硅、镍、硼、钒 5 种。
3. 具有潜在的毒性，但在低剂量时可能具有人体必需功能的微量元素：包括氟、铅、镉、汞、砷、铝、锂、锡 8 种。

### 二、矿物质的生理功能

矿物质与其他营养物质不同，不能在体内合成，也不能在代谢中消失，为满足机体的需要，必须不断地从膳食中补充。矿物质在机体内发挥以下重要的生理功能：

1. 构成机体组织的重要成分　矿物质是构成机体组织的重要成分，如骨骼和牙齿中的钙、磷和镁，软组织中则含钾较多。

2. 维持渗透压　矿物质在细胞内外液与蛋白质一起调节细胞膜的通透性、控制水分流动、维持正常的渗透压和酸碱平衡。

3. 维持神经和肌肉的正常兴奋性　有些矿物质在维持神经肌肉正常兴奋性中起重要的作用，如钾、钠、钙等离子。

4. 构成酶的成分或激活酶的活性　某些矿物质元素是构成酶的成分或激活酶的活性，如镁离子激活磷酸转移酶等。

5. 其他　有些矿物质元素参与血液凝固过程，如钙离子。

## 三、常量元素

### （一）钙

钙在自然界多以离子状态或化合物形式存在，是自然界中分布最广泛的元素之一，是构成机体的重要组分，也是机体含量最多的矿物元素。机体中大约有 99％的钙集中在骨骼和牙齿中；其余 1％的钙分布于软组织、细胞外液和血液中，统称为混溶钙池。

1. 生理功能

(1) 构成骨骼和牙齿　钙是骨骼和牙齿的主要成分，对骨骼的正常生长发育和维持骨健康起着至关重要的作用。

(2) 调节神经肌肉的兴奋性　钙离子与钾、钠和镁离子维持着动态平衡，共同调节神经肌肉的兴奋性。当血钙浓度低于正常范围时，神经肌肉的兴奋性增强，可引起肌肉抽搐，而血钙浓度过高时可损害肌肉收缩功能，影响心率与正常呼吸。

(3) 维持生物膜的完整性和通透性　钙离子参与维持生物膜的完整性和通透性，维护细胞功能和参与部分酶的激活。

(4) 参与信号转导　细胞内钙离子参与调节多种激素和神经递质的释放，如调节消化、能量及脂肪代谢相关激素的产生等。

(5) 其他　钙还参与血液凝固、调节血压、铁的跨膜转运等。

2. 消化、吸收与代谢　膳食中的钙大多以不可溶的复合物形式存在。在膳食消化过程中，通过胃酸及酶的作用，钙从复合物中游离出来，只有溶解状态的钙才能被吸收。钙的吸收部位主要在小肠，其吸收率一般为 20％～60％。当钙摄入量较低时，肠黏膜细胞的钙结合蛋白通过跨细胞转运主动吸收钙，这一过程需要依赖于 $1,25-(OH)_2D_3$ 及肠道维生素 D 受体的作用。当钙摄入量较高时，钙以被动吸收的形式进入血液，这一过程主要在空肠和回肠段完成，吸收率取决于肠道与血液之间的钙离子浓度梯度。在钙摄入量增加时，总体吸收量呈现增加的趋势。

膳食中促进钙吸收的因素有维生素 D、乳糖和某些氨基酸，如赖氨酸、色氨酸、精氨酸等。其中，乳糖经肠道菌发酵产酸，降低肠内 pH，与钙形成乳酸钙复合物可增强钙的吸收；蛋白质消化过程中释放的某些氨基酸，如赖氨酸、色氨酸、组氨酸、精氨酸、亮氨酸等可与钙形成可溶性钙盐而促进钙的吸收。

膳食中抑制钙吸收的因素有植酸、草酸、碱性磷酸盐、脂肪酸和一些碱性药物，如抗酸药、四环素、肝素等。其中，谷类、蔬菜等植物性食物中含有的草酸、植酸、磷酸均可与钙形成难溶的盐类；膳食纤维中的糖醛酸残基可与钙结合；未被消化的脂肪酸与钙形成钙皂，影响钙的吸收；咖啡因和酒精的摄入也可以在一定程度上降低钙的吸收。

3. 膳食参考摄入量及食物来源

（1）膳食参考摄入量　《中国居民膳食营养素参考摄入量（2023 版）》中推荐 0～6 月龄和 7～12 月龄婴儿膳食钙的 AI 值分别为 200 mg/d 和 350 mg/d，18 岁以上成年人 EAR 和 RNI 值分别为 650 mg/d 和 800 mg/d。按低健康风险原则，18 岁及以上成年人（含孕妇和乳母）钙 UL 值建议为 2000 mg/d（表 2－5－1）。

**表 2－5－1　中国居民膳食钙参考摄入量**

| 年龄/阶段 | EAR/（mg・d$^{-1}$） | RNI/（mg・d$^{-1}$） | UL/（mg・d$^{-1}$） |
|---|---|---|---|
| 18 岁～ | 650 | 800 | 2000 |
| 孕期 | ＋0 | ＋0 | 2000 |
| 乳母 | ＋0 | ＋0 | 2000 |

注："＋"表示在相应年龄阶段的成年女性需要量基础上增加的需要量。

（2）食物来源　钙的主要食物来源为奶及其制品、豆腐等。鲜奶中含钙量可达 100～110 mg/100 g。豆腐中含钙量为 110～140 mg/100 g。畜禽肉类、瓜果、根茎类蔬菜和大多数水果含钙量低，一般小于 20 mg/100 g。

4. 摄入水平与健康

（1）摄入不足　① 血钙过低：在正常生理状态下，机体不会出现体液和细胞内液钙的缺乏或过量。在病理状态下，机体可出现血钙过低，会导致神经过度兴奋，引起腓肠肌和其他部位肌肉痉挛等。② 骨骼钙化不良与骨质疏松：生长期儿童长期缺钙会导致骨骼钙化不良，严重者出现骨骼变形和佝偻病。成年人钙缺乏可导致骨质疏松症，甚至骨折。

（2）摄入过量　钙摄入过量的主要不良后果表现为高钙血症、高钙尿症、血管和软组织钙化、肾结石、奶碱综合征以及干扰其他矿物质的吸收等。

**（二）磷**

磷是人体含量较多的元素之一，稍次于钙，约占人体重量的 1％。机体内的磷有 85％～90％以羟磷灰石形式存在于骨骼和牙齿中，其余 10％～15％与蛋白质、脂肪、糖及其他有机物结合，分布在细胞膜、骨骼肌、皮肤、神经组织及体液中。磷是机体重要的元素，是细胞膜和核酸的组成成分，也是骨骼的必需构成物质，还参与生命活动中重要的代谢过程。

1. 生理功能

（1）构成骨骼和牙齿　在骨骼和牙齿中磷主要以无定形的磷酸钙［$Ca_3(PO_4)_2$］和结晶的羟磷灰石［$Ca(PO_4)_6(OH)_2$］形式存在。骨骼组织是磷的主要储存器官，在维持体内磷平衡中发挥着重要的作用。

（2）参与能量和糖脂代谢　磷以化合物的形式直接参与能量的储存和释放，如腺苷三磷酸（ATP）、磷酸肌酸（CP）。磷参与多种酶系的辅酶或辅基组成，如焦磷酸硫胺素（TPP）、黄素腺嘌呤二核苷酸（FAD）等。此外，磷还参与糖脂代谢，如 6－磷酸葡萄糖、6－磷酸果糖、磷酸胆碱等。

（3）构成生物膜和遗传物质的重要成分　磷脂是一类含有磷酸基团的脂类，是细胞膜和其他生物膜的重要成分。磷酸参与构成核苷酸，是遗传物质 RNA 和 DNA 的重要成分，参与生物的遗传、发育、生长等基本生命活动。

（4）调节体内酸碱平衡　体内钠、钾等阳离子和碳酸、磷酸、蛋白质等阴离子构成体液缓冲系统，维持血液酸碱平衡，以保证人体正常的新陈代谢。

2. 消化、吸收与代谢　食物中的磷为有机态和无机态的混合物，经小肠磷酸酶水解后，转化为无机磷酸盐的形式，由小肠上皮细胞吸收，空肠吸收最快。当肠腔中磷浓度较低时，以载体转运主动吸收为主；当浓度较高时，则以浓度扩散被动吸收为主。人体对于无机磷的吸收率大于有机磷。在混合膳食中，成年人总磷净吸收率为 55%～70%，摄入含磷量较低的膳食，磷吸收率可增至 90%。

维生素 D、适宜的钙与磷之间的比值(1.4∶1)和酸性环境，均有助于磷的吸收。食物中的某些成分，如植酸、钙、铝等阳离子，以及含有氢氧化铝的解酸剂，都可能对磷的吸收产生抑制作用。此外，美拉德反应产生的物质也可能会降低磷的吸收。与钙的吸收类似，磷的吸收也受到甲状旁腺激素和 1,25-$(OH)_2D_3$ 等物质的调节。

3. 膳食参考摄入量及食物来源

(1) 膳食参考摄入量　《中国居民膳食营养素参考摄入量(2023 版)》中推荐我国成年人 RNI 值为 720 mg/d，UL 值为 3500 mg/d(表 2-5-2)。

**表 2-5-2　中国居民膳食磷参考摄入量**

| 年龄/阶段 | EAR/($mg \cdot d^{-1}$) | RNI/($mg \cdot d^{-1}$) | UL/($mg \cdot d^{-1}$) |
| --- | --- | --- | --- |
| 18 岁～ | 600 | 720 | 3500 |
| 30 岁～ | 590 | 710 | 3500 |
| 65 岁～ | 570 | 680 | 3000 |
| 75 岁～ | 570 | 680 | 3000 |
| 孕期 | +0 | +0 | 3500 |
| 乳母 | +0 | +0 | 3500 |

注："+"表示在相应年龄阶段的成年女性需要量基础上增加的需要量。

(2) 食物来源　磷在食物中分布广泛，动物性食物和植物性食物都富含磷。海产品、瘦肉、蛋、奶、动物肝脏等富含蛋白质的食物中磷含量丰富。此外，植物性食物，如紫菜、花生、干豆类、坚果、粗粮等也是磷的良好来源。除了天然食物，近年来加工食品和预包装食品中的含磷添加剂，也是膳食磷的重要来源。

4. 摄入水平与健康

(1) 摄入不足　由于许多食物富含磷，正常饮食一般不会造成磷摄入不足。纯母乳喂养的早产儿、甲状腺功能亢进的患者、长期静脉营养的患者、创伤和败血症患者，以及长期利尿剂的患者容易发生低磷血症。

(2) 摄入过量　一般情况下，天然食物来源的磷不会导致磷摄入过量。但对于透析患者，以及大量口服、灌肠或静脉注射含磷酸盐制剂的患者，可发生高磷血症。磷摄入过量主要影响钙的代谢，造成肾性骨病以及血管、肾脏等非骨组织的转移性钙化等。同时较高的血清磷水平和膳食磷摄入可显著增加心血管疾病、高血压、糖尿病、代谢综合征等疾病的风险以及全因死亡风险。

## (三) 钾

动植物体内都含有钾，主要以离子状态存在。

1. 生理功能

(1) 参与糖和蛋白质代谢　葡萄糖和氨基酸经过细胞膜进入细胞合成糖原和蛋白质时，必须有适量的钾离子参与。如果钾缺乏，将影响糖和蛋白质的代谢过程。

(2) 维持细胞正常的渗透压和酸碱平衡　钾离子主要存在于细胞内，维持细胞内渗透压。钾离子还能通过细胞膜，起到调节酸碱平衡的作用。

(3) 维持神经肌肉的应激性　细胞内的钾离子和细胞外的钠离子联合作用，可激活钠钾 ATP 酶而产生能量，维持细胞内外钾钠离子浓度梯度，产生膜电位。

(4) 维持心肌的正常功能 心肌细胞内外的钾浓度与心肌的自律性、传导性和兴奋性有密切关系。缺钾或钾过多均会影响心肌细胞的膜电位,导致心肌功能失常。

(5) 降低血压的作用 研究证实,补钾具有降低血压的作用,可能与钾直接促进尿中钠排除,抑制肾素血管紧张素系统和交感神经系统以及直接影响外周血管阻力等因素有关。

2. 消化、吸收与代谢 人体的钾主要来自食物,摄入的钾大部分由小肠吸收,吸收率约为85%。体内钾主要存在于细胞内,约占钾总量的98%,其他存在于细胞外液。摄入的钾主要由肾脏、肠道和皮肤排出体外,其中80%~90%由肾脏排出,约12%由粪便排出。钾的排泄量与膳食钾摄入量密切相关。膳食钾摄入量增加,尿钾排出量随之增高,因此尿钾含量变化可反映膳食钾的摄入状况。

3. 膳食参考摄入量及食物来源

(1) 膳食参考摄入量 《中国居民膳食营养素参考摄入量(2023版)》中推荐各年龄段儿童和青少年膳食钾的AI值分别为:1~3岁900 mg/d,4~6岁1100 mg/d,7~8岁1300 mg/d,9~11岁1600 mg/d,12~14岁1800 mg/d和15~17岁2000 mg/d。成年人、老年人、孕妇膳食钾的AI值为2000 mg/d,乳母膳食钾的AI值为2400 mg/d(表2-5-3)。如果肾功能正常,从日常膳食中摄入的钾不会引起代谢异常,因此不设定UL。

**表2-5-3 中国居民膳食钾参考摄入量**

| 年龄/阶段 | AI/($mg \cdot d^{-1}$) | PI-NCD/($mg \cdot d^{-1}$) | 年龄/阶段 | AI/($mg \cdot d^{-1}$) | PI-NCD/($mg \cdot d^{-1}$) |
|---|---|---|---|---|---|
| 0岁~ | 400 | — | 30岁~ | 2000 | 3600 |
| 0.5岁~ | 600 | — | 50岁~ | 2000 | 3600 |
| 1岁~ | 900 | — | 65岁~ | 2000 | 3600 |
| 4岁~ | 1100 | 1800 | 75岁~ | 2000 | 3600 |
| 7岁~ | 1300 | 2200 | 孕早期 | +0 | +0 |
| 9岁~ | 1600 | 2800 | 孕中期 | +0 | +0 |
| 12岁~ | 1800 | 3200 | 孕晚期 | +0 | +0 |
| 15岁~ | 2000 | 3600 | 乳母 | +400 | +0 |
| 18岁~ | 2000 | 3600 | | | |

注:"+"表示在相应年龄阶段的成年女性需要量基础上增加的需要量。

(2) 食物来源 大部分食物都含有钾,蔬菜和水果是钾主要的食物来源。常见食物钾含量较高的有黄豆、蚕豆、赤小豆、豌豆、冬菇、竹笋、紫菜等。

4. 摄入水平与健康

(1) 摄入不足 钾摄入不足,常见于长期禁食、少食、偏食或厌食者。体内钾总量减少可引起神经肌肉、消化、心血管、泌尿、中枢神经等系统发生功能性或病理性改变。长期缺钾,可出现肾功能障碍,表现为多尿、夜尿、口渴、多饮等,尿量多而比重低。

(2) 摄入过量 钾摄入过量可引起血钾浓度升高。当血钾浓度高于5.5 mmol/L时,可出现毒性反应,称为高钾血症。一般摄入富含钾的食物不会导致钾过量。非食物来源的摄入过多和/或排出困难会导致体内钾和血钾浓度增高。

### (四) 钠

钠是机体一种重要的电解质,在自然界中不能以游离态存在,而以化合物的形式分布。

1. 生理功能

(1) 调节细胞外液的容量与渗透压 钠主要存在于细胞外液,与其相对应的阴离子一起对细胞外液的容量和渗透压的维持具有重要的作用。人体细胞外液中的钠与细胞内液中钾含量的平衡，是细胞内外水分恒定的基本条件。

(2) 维持酸碱平衡　钠在肾脏重吸收时与氢离子交换，用以排出体内的酸性代谢产物，从而保持体液酸碱度的恒定。

(3) 维持正常血压　钠通过调节细胞外液的容量，维持正常血压。研究表明，膳食中的钠多，钾少，钠钾比值偏高，可引起血压升高。

(4) 其他功能　维持神经肌肉应激性，需要体液中钠、钾、钙、镁等离子保持一定的浓度和适当的比例。此外，钠还与能量代谢、ATP 的生成和利用有关。

2. 消化、吸收与代谢　人体摄入的钠在小肠几乎完全被吸收。在正常情况下，每日摄入的钠只有少部分是机体所需，大部分则通过尿液、粪便、皮肤排出。目前已知的促进钠在肠道吸收的因素有葡萄糖、血管紧张素Ⅱ，抑制因素有促胰液素、胰高血糖素及胆固醇等。

3. 膳食参考摄入量及食物来源

(1) 膳食参考摄入量　《中国居民膳食营养素参考摄入量(2023 版)》中推荐我国成年人钠的 AI 值为 1500 mg/d，65 岁以上老年人钠的 AI 值均为 1400 mg/d。0～6 月龄婴儿钠的 AI 值为 80 mg/d，7～12 月龄婴儿钠的 AI 值为 180 mg/d。

我国成年人钠的 PI－NCD≤2000 mg/d，65～74 岁人群 PI－NCD≤1900 mg/d、75 岁以上人群 PI－NCD≤1800 mg/d(表 2－5－4)，不设定钠的 UL。

**表 2－5－4　中国居民膳钠参考摄入量**

| 年龄/阶段 | AI/($mg \cdot d^{-1}$) | PI－NCD/($mg \cdot d^{-1}$) | 年龄/阶段 | AI/($mg \cdot d^{-1}$) | PI－NCD/($mg \cdot d^{-1}$) |
|---|---|---|---|---|---|
| 0 岁～ | 80 | — | 18 岁～ | 1500 | ≤2000 |
| 0.5 岁～ | 180 | — | 30 岁～ | 1500 | ≤2000 |
| 1 岁～ | 500 | — | 50 岁～ | 1500 | ≤2000 |
| 2 岁～ | 600 | — | 65 岁～ | 1400 | ≤1900 |
| 3 岁～ | 700 | — | 75 岁～ | 1400 | ≤1800 |
| 4 岁～ | 800 | ≤1000 | 孕早期 | +0 | +0 |
| 7 岁～ | 900 | ≤1200 | 孕中期 | +0 | +0 |
| 9 岁～ | 1100 | ≤1500 | 孕晚期 | +0 | +0 |
| 12 岁～ | 1400 | ≤1900 | 乳母 | +0 | +0 |
| 15 岁～ | 1600 | ≤2100 | | | |

注："+"表示在相应年龄阶段的成年女性需要量基础上增加的需要量。

(2) 食物来源　钠在食物中广泛存在。人体钠来源主要为食盐、含钠的调味品，如酱油、味精等。一般盐渍或腌制肉类、酱咸菜类、发酵豆制品等食物中钠含量较高。

食盐与钠的换算关系为：食盐(g)＝钠(g)×2.54

4. 摄入水平与健康

(1) 摄入不足　一般情况下，机体较少出现缺钠的情况。当禁食、过量出汗、肾性失钠等情况发生，血浆钠浓度＜135 mmol/L 时，为低钠血症。体内钠元素的含量低于健康人的正常含量，细胞的水分、渗透压、应激性、分泌以及排泄等都将受到影响。重度缺钠，可出现昏迷、外周循环衰竭等表现，严重时可导致休克及急性肾衰竭，甚至死亡。

(2) 摄入过量　在正常情况下，钠摄入过多并不会在体内蓄积，但某些疾病可引起体内钠过多，如心源性水肿、肝硬化腹水期、肾病综合征、肾上腺皮质功能亢进、蛛网膜下腔出血、脑肿瘤等都可能引发高钠血症。长期摄入过量的钠，可增加高血压、脑卒中和胃癌等疾病的发生风险。

## 四、微量元素

### （一）铁

铁是人体必需微量元素之一，也是人体最容易缺乏的元素。体内铁的水平随年龄、性别、营养状况和健康状况的不同而存在较大的差异。

1. 生理功能

（1）参与体内氧的运送和组织呼吸过程　铁为血红蛋白、肌红蛋白、细胞色素以及一些呼吸酶的组成成分，参与体内氧的运送和组织呼吸过程。血红蛋白具有携带氧的功能，参与体内二氧化碳的转运、交换和组织呼吸；肌红蛋白在肌肉组织中起转运和储存氧的作用；细胞色素在线粒体内具有电子传递作用，对细胞呼吸和能量代谢具有重要的意义。

（2）维持正常的造血功能　机体中的铁大多存在于红细胞中。铁与红细胞的形成和成熟有关，红细胞中的铁约占机体总铁的2/3。铁在骨髓造血细胞中与卟啉结合形成高铁血红素，再与珠蛋白合成血红蛋白。缺铁可影响血红蛋白合成，甚至影响DNA的合成及幼红细胞的增殖。

（3）参与其他重要功能　铁参与维持正常的免疫功能，缺铁可引起机体感染性增加。另外，脂类在血液中转运以及药物在肝脏解毒等方面均需铁的参与。

2. 消化、吸收与代谢　铁的吸收主要在十二指肠和空肠上端，胃和小肠的其余部分也吸收少量的铁。

膳食铁分为血红素铁和非血红素铁。血红素铁主要存在于动物性食物中，与血红蛋白和肌红蛋白中的原卟啉结合，不受食物中植酸和草酸的影响，吸收率较高，一般为10%～30%。非血红素铁主要存在于植物性食物中，食物中的植酸和草酸可与铁形成不溶性铁盐，一般必须在胃酸作用下分解成二价铁后才能被吸收，故吸收率较低，一般多在10%以下。铁的吸收率差异很大，与机体铁储存、生理病理状况、膳食中铁的含量及存在形式等都有密切关系。

正常人体内的铁含量为30～40 mg/kg，其中约2/3是功能性铁，其余以贮存性铁形式存在。功能性铁包括血红蛋白铁、肌红蛋白铁、血红素酶类和运输铁等。贮存性铁在体内主要储存在肝脏、网状内皮细胞和骨髓中。受个体铁营养状况和性别的影响，不同个体间储存铁的数量存在显著差异。

人体每日通过多种途径损失铁，其中粪便排出是主要途径。其他途径包括汗液、皮肤细胞脱落以及尿液中的微量排泄。此外，月经、出血等也是铁的排出途径。

3. 膳食参考摄入量及食物来源

（1）膳食参考摄入量　《中国居民膳食营养素参考摄入量（2023版）》中推荐我国0～6月龄婴儿铁的AI值为0.3 mg/d，7～12月龄婴儿铁的EAR值为7 mg/d，RNI值为10 mg/d。18岁以上成年男性EAR值为9 mg/d，RNI值为12 mg/d，成年女性EAR值为15 mg/d，RNI值为20 mg/d，UL值为42 mg/d（表2-5-5）。

**表2-5-5　中国居民膳铁参考摄入量**

| 年龄/阶段 | EAR/(mg·d$^{-1}$) | | RNI/(mg·d$^{-1}$) | | UL/(mg·d$^{-1}$) |
|---|---|---|---|---|---|
| | 男性 | 女性 | 男性 | 女性 | |
| 18岁～ | 9 | 12 | 12 | 18 | 42 |
| 50岁～ | 9 | 8(无月经)<br>12(有月经) | 12 | 10(无月经)<br>18(有月经) | 42 |
| 65岁～ | 9 | 8 | 12 | 10 | 42 |

续　表

| 年龄/阶段 | EAR/(mg·$d^{-1}$) | | RNI/(mg·$d^{-1}$) | | UL/(mg·$d^{-1}$) |
|---|---|---|---|---|---|
| | 男性 | 女性 | 男性 | 女性 | |
| 孕早期 | — | +0 | — | +0 | 42 |
| 孕中期 | — | +7 | — | +7 | 42 |
| 孕晚期 | — | +10 | — | +11 | 42 |
| 乳母 | — | +6 | — | +6 | 42 |

注:"+"表示在相应年龄阶段的成年女性需要量基础上增加的需要量。

(2) 食物来源　我国居民膳食铁主要来源于谷类和蔬菜,可超过总摄入来源量的 60%。铁含量较高的食物有动物肝脏、黑木耳、紫菜(干)、芝麻酱、鸭血、猪血、牛肉、羊肉和苋菜等。

4. 摄入水平与健康

(1) 摄入不足　铁缺乏或铁损耗是一个渐进过程,一般可分为三个阶段:第一阶段是铁储存减少,其特征是血清铁蛋白降低,但不会引起有害的生理学后果。第二阶段是无贫血的铁缺乏期,其特征是血红蛋白和其他必需铁化合物生成的生化改变,以运铁蛋白饱和度下降或红细胞原卟啉、血清运铁蛋白受体增加为主要特征,但尚无贫血表现。第三阶段是缺铁性贫血期,其严重程度取决于血红蛋白水平的下降程度。缺铁对机体的影响有以下几个方面:

1) 贫血:贫血患者常出现心慌、气短、头晕、目眩、精力不集中、学习能力下降。

2) 行为和智力:缺铁会引起心理活动和智力发育的损害以及行为改变,尤其是低龄儿童时期的铁缺乏可影响儿童的神经发育,甚至会造成不可逆的损伤,即使以后补铁也难以恢复。

(2) 摄入过量　服用大剂量铁剂后可能出现急性铁中毒现象,引发胃肠道出血性坏死,表现为恶心、呕吐和血性腹泻,严重时可出现低血压、休克、昏迷、凝血功能不良、代谢性酸中毒等症状。由于机体无主动排铁的功能,铁在身体中的长期过量蓄积可导致铁负荷过度,继而出现慢性中毒症状。

**(二) 碘**

碘在自然界分布广泛,主要以碘酸盐和碘化物的形式存在于岩石、土壤、水、动植物和空气中,海水中碘含量最高。

1. 生理功能　碘的生理功能是通过甲状腺激素来完成的,甲状腺利用碘和酪氨酸合成甲状腺激素,其生理功能如下:

(1) 促进生长发育　甲状腺激素与生长激素具有协同作用,调控婴幼儿、儿童和青少年的生长发育。

(2) 促进脑发育　在脑发育的临界期内(从妊娠开始至出生后 2 岁),神经元的分化和发育以及神经纤维髓鞘的形成都需要甲状腺激素的参与。

(3) 调节新陈代谢　甲状腺激素可通过促进产能物质的分解代谢,影响基础代谢率,增加能量代谢,调节新陈代谢和保持体温。

(4) 对其他器官系统功能的影响　甲状腺激素是维持机体基础性活动的激素,可影响心血管系统、神经系统、消化系统的功能。此外,甲状腺激素还可以维持神经肌肉的应激性和心肌的正常功能。

2. 消化、吸收与代谢　食物中的碘有无机碘和有机碘两种形式。无机碘在胃和小肠几乎 100%被吸收,有机碘一般在消化道被消化、脱碘后,以无机碘的形式被吸收。

膳食摄入的碘通过小肠上皮细胞进入血液,主要被甲状腺摄取和浓集,以甲状腺激素和其他碘化物形式储存于甲状腺组织中。当碘摄入停止后,甲状腺储存的碘只够维持机体 2～3 个月的需要。在正常情况下,人体摄取的碘与排出的碘基本相等,其中,肾脏排出碘占总排出量的 80%以上,而粪中的碘主要是未被吸收的有机碘，占总排出量的10%左右。肺及皮肤排出的碘较少，但在大量出汗的情况下，可达到总排出量的30%。此外，乳腺能从血浆中浓集碘通过乳汁分泌，乳母每日因哺乳损失至少30 μg碘。随着婴儿的成长和哺乳量的增加，乳母丢失的碘量也会相应增加，这也是其容易发生碘缺乏症的原因之一。

3. 膳食参考摄入量及食物来源

(1) 膳食参考摄入量 《中国居民膳食营养素参考摄入量(2023版)》中推荐我国成年人碘的RNI值为120 μg/d，1～11岁RNI值为90 μg/d，12～14岁RNI值为110 μg/d、15～17岁RNI值为120 μg/d。成年人碘的UL值约为600 μg/d(表2-5-6)。

**表2-5-6 中国居民膳食碘参考摄入量**

| 年龄/阶段 | EAR/(μg·d⁻¹) | RNI/(μg·d⁻¹) | UL/(μg·d⁻¹) | 年龄/阶段 | EAR/(μg·d⁻¹) | RNI/(μg·d⁻¹) | UL/(μg·d⁻¹) |
|---|---|---|---|---|---|---|---|
| 0岁～ | — | 85(AI) | — | 30岁～ | 85 | 120 | 600 |
| 0.5岁～ | — | 115(AI) | — | 50岁～ | 85 | 120 | 600 |
| 1岁～ | 65 | 90 | — | 65岁～ | 85 | 120 | 600 |
| 4岁～ | 65 | 90 | 200 | 75岁～ | 85 | 120 | 600 |
| 7岁～ | 65 | 90 | 250 | 孕早期 | +75 | +110 | 500 |
| 9岁～ | 65 | 90 | 250 | 孕中期 | +75 | +110 | 500 |
| 12岁～ | 80 | 110 | 300 | 孕晚期 | +75 | +110 | 500 |
| 15岁～ | 85 | 120 | 500 | 乳母 | +85 | +120 | 500 |
| 18岁～ | 85 | 120 | 600 | | | | |

注："+"表示在相应年龄阶段的成年女性需要量基础上增加的需要量。

(2) 食物来源 人体碘80%～90%来自食物，10%～20%来自饮水(高水碘地区除外)，来自空气的碘不足5%。消化道、皮肤、呼吸道和黏膜均可吸收碘。我国居民膳食的碘主要来源之一是碘盐。富含碘的食物有海带、紫菜等。此外，高水碘地区的饮用水也是膳食碘的主要来源。

4. 摄入水平和健康

(1) 摄入不足 机体因缺碘所导致的一系列障碍统称为碘缺乏病(IDD)，包括地方性甲状腺肿、地方性克汀病、地方性亚临床克汀病，以及碘缺乏导致的流产、早产、死产、先天畸形等(表2-5-7)，其临床表现取决于缺碘的程度、缺碘时机体所处的发育时期以及机体对缺碘的反应性或代偿适应能力。地方性甲状腺肿是最常见的表现形式，而地方性克汀病是最严重的表现形式。克汀病是先天性缺乏甲状腺或甲状腺功能严重不足所致的疾病，主要表现为痴呆、身材矮小、反应迟钝、畏寒，多伴有聋哑症。

**表2-5-7 不同发育时期碘缺乏病的表现**

| 发育时期 | 表 现 |
|---|---|
| 胎儿期 | 流产、死胎、先天畸形 |
| | 围生期死亡率增高、婴幼儿期死亡率增高 |
| | 地方性克汀病 |
| | 神经型：智力落后、聋哑、斜视、痉挛性瘫痪、不同程度的步态和姿态异常 |
| | 黏肿型：黏液性水肿、生长激素缺乏性侏儒症、智力落后 |
| | 神经运动功能发育落后 |
| | 胎儿甲状腺功能减退 |

续　表

| 发育时期 | 表　现 |
| --- | --- |
| 新生儿期 | 新生儿甲状腺功能减退、新生儿甲状腺肿 |
| 儿童期和青春期 | 甲状腺肿 |
| | 青春期甲状腺功能减退 |
| | 地方性亚临床克汀病（亚克汀） |
| | 智力发育障碍、体格发育障碍 |
| | 单纯聋哑 |
| 成人期 | 甲状腺肿及其并发症 |
| | 甲状腺功能减退 |
| | 智力障碍 |

（2）摄入过量　高水碘地区居民存在碘过量风险。碘过多病主要表现为甲状腺功能减退症、甲状腺肿大、自身免疫性甲状腺疾病、甲状腺功能亢进症、甲状腺癌等。

### （三）锌

锌在机体内广泛分布，主要以酶的形式，非均匀地分布于人体大部分组织、器官、体液中。

1. 生理功能

（1）催化功能　锌是动物、植物和微生物体内多种酶的组成部分，缺锌会影响这些酶的催化功能，导致代谢紊乱以及病理性变化。

（2）结构功能　锌指结构存在于各种参与细胞分化和增殖、信号转导、细胞黏附或转录的蛋白中。丰富的锌指结构可为锌代谢的平衡提供物质基础。此外，锌也参与维持酶的结构功能，如铜锌超氧化物歧化酶。

（3）调节基因表达　锌转运蛋白将锌和其他金属离子从细胞质内转入细胞器内腔或细胞外。膳食锌可调节锌和其他金属元素的吸收，影响能量和代谢平衡。

2. 消化、吸收与代谢　口服锌的吸收主要在十二指肠和近侧小肠处。当锌与某些氨基酸、有机酸或螯合物，如乙二胺四乙酸（EDTA）形成复合物时，可促进锌的吸收。食物中蛋白质含量增加可提高锌的吸收和生物利用率。铁锌比高时，铁会抑制锌的吸收。此外，植酸也是抑制锌吸收的主要因素之一。

3. 膳食参考摄入量及食物来源

（1）膳食参考摄入量　《中国居民膳食营养素参考摄入量（2023 版）》中推荐我国成年男性锌的 RNI 值为 12.0 mg/d，成年女性锌的 RNI 值为 8.5 mg/d，孕妇锌的 RNI 值为 10.5 mg/d（表 2－5－8）。

**表 2－5－8　中国居民膳食锌参考摄入量**

| 年龄/阶段 | EAR/(mg·d$^{-1}$) | | RNI/(mg·d$^{-1}$) | | UL/(mg·d$^{-1}$) |
| --- | --- | --- | --- | --- | --- |
| | 男 | 女 | 男 | 女 | |
| 18 岁～ | 10.1 | 6.9 | 12.0 | 8.5 | 40 |
| 孕期 | — | ＋1.7 | — | ＋2 | 40 |
| 乳母 | — | ＋4.1 | — | ＋4.5 | 40 |

（2）食物来源　锌广泛存在于食物中，但含量和吸收利用率差别很大。锌含量较高的食物有肉类、蛋类、豆类和水产类，其次是谷类和乳制品。我国居民膳食锌的主要来源是谷类和肉类，占总摄入来源的 70％以上。谷类精加工会导致大量的锌丢失，如小麦精加工成面粉约丢失 80％的锌含量。

4. 摄入水平与健康

（1）摄入不足　锌缺乏会减少内源性锌损失并产生代偿性适应。初期表现为生长缓慢而组织锌浓度无明显减少。当体内稳定机制的调节仍不能满足机体锌需要时，会出现锌缺乏的临床症状，如味觉障碍、生长发育不良、腹泻、皮肤干燥或皮疹、反复性口腔溃疡、免疫力减退、性发育或功能障碍、认知能力差、胎儿宫内发育迟缓、畸形率增高、流产早产等。

（2）摄入过量　急性锌中毒较少见，一般见于职业中毒、口服或静脉注射大剂量的锌或误服，中毒症状表现为恶心、呕吐、腹泻、发热和嗜睡等。

**（四）硒**

硒是地壳中含量极微、分布不均的稀有元素，是谷胱甘肽过氧化物酶的必要组成成分。

1. 生理功能

（1）抗氧化作用　硒是若干抗氧化酶的必需组分。它通过消除脂质过氧化物，阻断活性氧和自由基的致病作用，延缓衰老及预防某些慢性病。

（2）免疫作用　硒存在于脾、肝、淋巴结等免疫器官中，有助于保持细胞免疫和体液免疫。补硒可以明显提高宿主抗体和补体的应答能力。

（3）调节甲状腺激素　硒是碘化甲腺原氨酸脱碘酶的必需组分，可通过调节甲状腺激素水平影响机体全身代谢。

（4）解毒、排毒　硒具有很强地结合金属的能力。硒蛋白可与体内的汞、铅、镉等许多重金属结合，形成金属硒蛋白复合物而发挥解毒、排毒作用。

（5）其他　硒在精子发生发展的过程中发挥重要的作用，硒缺乏可能影响精子的数量、活力和形态，从而影响男性的生育能力。

2. 消化、吸收与代谢　硒广泛分布于人体各个组织器官及体液中，以肝和肾中浓度最高，以肌肉中总量最多，约占人体总硒量的50%。硒主要在小肠中以不同的方式被吸收。硒在体内的吸收、转运、贮存与分布以及排出过程，会受到膳食中硒的化学形态及其含量的影响。此外，性别、年龄、健康状态以及食物中是否存在硫、重金属、维生素等化合物，也会对硒的吸收与代谢产生影响。

硒的排出量随摄入量变化而变化，肾脏起到关键的调节作用，经尿排出的硒占总排出总量的50%～60%。当硒摄入量维持在一定范围内（8.8～226 μg/d）时，粪硒排出量稳定在40%～50%。通过呼气和汗液排出的硒极为有限，只有在硒摄入剂量很高时，才会通过呼气排出体外。

3. 膳食参考摄入量及食物来源

（1）膳食参考摄入量　《中国居民膳食营养素参考摄入量（2023版）》推荐我国成年人硒的RNI值为60 μg/d（表2-5-9）。老年人的推荐摄入量与成年人相一致。

**表2-5-9　中国居民膳食硒参考摄入量**

| 年龄/阶段 | EAR/（μg·d$^{-1}$） | RNI/（μg·d$^{-1}$） | UL/（μg·d$^{-1}$） | 年龄/阶段 | EAR/（μg·d$^{-1}$） | RNI/（μg·d$^{-1}$） | UL/（μg·d$^{-1}$） |
|---|---|---|---|---|---|---|---|
| 0岁～ | — | 15(AI) | 55 | 30岁～ | 50 | 60 | 400 |
| 0.5岁～ | — | 20(AI) | 80 | 50岁～ | 50 | 60 | 400 |
| 1岁～ | 20 | 25 | 80 | 65岁～ | 50 | 60 | 400 |
| 4岁～ | 25 | 30 | 120 | 75岁～ | 50 | 60 | 400 |
| 7岁～ | 30 | 40 | 150 | 孕早期 | +4 | +5 | 400 |
| 9岁～ | 40 | 45 | 200 | 孕中期 | +4 | +5 | 400 |
| 12岁～ | 50 | 60 | 300 | 孕晚期 | +4 | +5 | 400 |

续　表

| 年龄/阶段 | EAR/（μg·d⁻¹） | RNI/（μg·d⁻¹） | UL/（μg·d⁻¹） | 年龄/阶段 | EAR/（μg·d⁻¹） | RNI/（μg·d⁻¹） | UL/（μg·d⁻¹） |
|---|---|---|---|---|---|---|---|
| 15岁～ | 50 | 60 | 350 | 乳母 | +15 | +18 | 400 |
| 18岁～ | 50 | 60 | 400 | | | | |

注："+"表示在相应年龄阶段的成年女性需要量基础上增加的需要量。

（2）食物来源　食物中硒的含量变化很大。植物性食品中硒的含量，直接受其生长环境中土壤硒含量及其分布的影响；动物性食品中的硒含量，则受其饲料来源地土壤中硒含量的影响。动物肾和肝、牡蛎及蘑菇等食物中硒含量较高。

4. 摄入水平与健康

（1）摄入不足　硒缺乏是引起克山病和大骨节病的重要因素之一。克山病始见于我国黑龙江省克山县低硒地带，是一种由于硒缺乏导致的、以心肌的变性坏死及修复后的瘢痕形成为主要病变特点的地方性心肌病。大骨节病是一种以四肢关节受累为主的地方性畸形性骨关节病。虽然补硒可以缓解患者干骺端改变、促进修复、防止恶化，但不能控制大骨节病的发病率。此外，当饮食中硒的摄入量不足以满足机体需求时，将会导致体内硒蛋白的表达受限，进而影响机体的多种生理功能，如甲状腺激素的代谢、免疫以及生殖功能等。

（2）摄入过量　在我国高硒地区曾发生过摄入高硒玉米而出现头发全部脱落的急性中毒病例，还曾出现大量的慢性硒中毒患者，中毒体征主要是头发脱落和指甲变形。

**（五）铜**

铜是人体含量排列第三的微量元素，仅次于铁和锌，作为多种酶的辅基在体内发挥着重要的作用。

1. 生理功能　铜作为多种金属酶的辅助因子参与许多生理生化过程，包括细胞呼吸、神经递质和激素的生物合成、抗自由基以及促进弹性蛋白、胶原蛋白和角蛋白的交联等。已知的含铜酶有单胺氧化酶、亚铁氧化酶Ⅰ（铜蓝蛋白）、亚铁氧化酶Ⅱ、细胞色素C氧化酶、多巴胺β-羟化酶、超氧化物歧化酶、单酚单氧酶等。铜结合蛋白有金属硫蛋白、转铜蛋白、血凝因子Ⅴ等。这些含铜酶和铜结合蛋白参与的主要生物学过程包括以下几个方面：

（1）维持正常造血功能　铜能维持铁的正常代谢，有利于血红蛋白合成和红细胞成熟。亚铁氧化酶Ⅰ和亚铁氧化酶Ⅱ作为铁氧化酶可催化铁离子，使其结合到运铁蛋白而发挥其生物学作用。铜蓝蛋白还能调节铁的吸收和转运，促进骨髓细胞与红细胞的生成，以及血红蛋白的形成，从而维持正常的造血功能。

（2）促进结缔组织形成　铜可通过赖氨酰氧化酶促进结缔组织中胶原蛋白和弹性蛋白的交联，形成结缔组织，在皮肤和骨骼的形成、骨矿化、心脏和血管系统的结缔组织完善过程中起重要的作用。

（3）维护中枢神经系统的健康　铜能增强细胞色素氧化酶活性，参与调节神经细胞中儿茶酚胺的生物合成，促进磷脂合成，从而维持神经系统结构和功能。

（4）参与黑色素形成及维护毛发正常结构　铜是酪氨酸酶的辅基，铜缺乏可能会导致酪氨酸酶活性降低，进而影响黑色素的合成，导致毛发脱色。

（5）保护机体细胞免受超氧阴离子的损伤　含铜酶在保护机体免受过氧化损伤方面有重要的作用，如铜蓝蛋白具有血清抗氧化酶的作用，是自由基和超氧化离子的清除剂，并可保护特别容易被羟基氧化和破坏的不饱和脂肪酸。

2. 膳食参考摄入量及食物来源

(1) 膳食参考摄入量　《中国居民膳食营养素参考摄入量(2023 版)》中推荐我国成年人铜的 RNI 值为 0.806 mg/d,UL 值为 8 mg/d(表 2-5-10)。

**表 2-5-10　中国居民膳食铜参考摄入量**

| 年龄/阶段 | EAR/(mg·d$^{-1}$) | RNI/(mg·d$^{-1}$) | UL/(mg·d$^{-1}$) | 年龄/阶段 | EAR/(mg·d$^{-1}$) | RNI/(mg·d$^{-1}$) | UL/(mg·d$^{-1}$) |
|---|---|---|---|---|---|---|---|
| 0 岁～ | — | 0.3(AI) | — | 30 岁～ | 0.60 | 0.8 | 8.0 |
| 0.5 岁～ | — | 0.3(AI) | — | 50 岁～ | 0.60 | 0.8 | 8.0 |
| 1 岁～ | 0.26 | 0.3 | 2.0 | 65 岁～ | 0.58 | 0.8 | 8.0 |
| 4 岁～ | 0.30 | 0.4 | 3.0 | 75 岁～ | 0.57 | 0.7 | 8.0 |
| 7 岁～ | 0.38 | 0.5 | 3.0 | 孕早期 | +0.10 | +0.1 | 8.0 |
| 9 岁～ | 0.47 | 0.6 | 5.0 | 孕中期 | +0.10 | +0.1 | 8.0 |
| 12 岁～ | 0.56 | 0.7 | 6.0 | 孕晚期 | +0.10 | +0.1 | 8.0 |
| 15 岁～ | 0.59 | 0.8 | 7.0 | 乳母 | +0.50 | +0.7 | 8.0 |
| 18 岁～ | 0.62 | 0.8 | 8.0 | | | | |

(2) 食物来源　铜广泛存在于各种食物中,牡蛎、贝类和坚果是铜的良好来源,其次是动物的肝和肾、谷类胚芽部分、豆类等食物。奶类和蔬菜类食物中的含量最低。

3. 摄入水平与健康

(1) 摄入不足　引起铜缺乏的原因分为先天性和后天性两种,前者主要由遗传性铜代谢紊乱或吸收障碍引起,如门克斯病;后者主要由铜缺乏造成,如早产儿和婴儿体内铜储备不足、摄入不足、怀孕和哺乳期需求增加、吸收不良等。其他系统紊乱、疾病或治疗亦可增加后天性铜缺乏的风险,如乳糜泻、克罗恩病、肠道吸收疾病、获得性免疫缺陷综合征和自身免疫病等。

铜缺乏对机体功能影响较大,可引起以下症状:

1) 贫血:表现为血红蛋白合成减少、白细胞减少、全血细胞减少等。

2) 神经损害:胚胎期神经系统发育不完全及婴儿期中枢神经系统的广泛损害;成年期神经系统的脱髓鞘,引起脊髓病或脊髓神经病以及进展性单侧或双侧视神经病变。

3) 心血管受损:表现为心电图异常、心脏收缩功能受损、线粒体呼吸机能受损和心肌肥大等,常伴有压力超载症状,如高血压和主动脉狭窄。

4) 门克斯病:是一种 X 连锁隐性遗传病,由于 *ATP7A* 基因突变,铜吸收障碍,铜相关酶功能缺陷,引起多系统功能障碍。

5) 皮肤损伤:表现为皮肤的角化缺陷以及皮肤和头发的脱色现象,伤口以及压疮愈合延迟。

(2) 摄入过量　机体具有铜代谢的自身调节机制,故铜中毒在人体中较为少见。误食铜盐、食用铜污染的食物或饮料等可引起人体急性铜中毒,主要表现为胃肠道的刺激症状,如恶心、呕吐、流涎、上腹疼痛及腹泻等。

慢性铜中毒表现为肝脏中铜积聚及慢性间质性肝炎。慢性铜中毒初期,血铜浓度正常或偏高,导致肝细胞肿大及含铜库普弗细胞的灶性坏死,后期可出现溶血危象,肝脏中会产生广泛变性、点状坏死、炎细胞浸润及胆汁淤积,也可累及肾脏,致肾脏损伤,眼、血液及骨骼病变也较常见。

**(六) 其他微量元素**

1. 氟　氟属于“具有潜在毒性,但低剂量时可能是人体某些功能所必需的元素”。氟与牙釉质构建和骨骼发育密切相关。体内缺乏氟时,能引起龋齿和骨质疏松;摄入过量时,会显著增加氟斑牙和氟骨症的发生风险。饮茶型地方性氟中毒是高氟地区居民长期大量饮用含氟量较高的砖茶水或奶茶、酥油茶等茶饮料,导致体内摄入过量氟而引起的一种慢性氟中毒。茶叶、海鱼、海带、紫菜等少数食物中氟含量较高，一般食物中氟含量较低。饮水也是氟的主要来源，主要取决于地理环境中氟元素水平。

2. 铬　铬可增强胰岛素的作用，在体内可通过协助胰岛素的作用而促进蛋白质的合成。人体长期摄入铬含量较低的食物和水会导致铬缺乏，可能出现糖耐量下降、神经病变、呼吸商降低等症状。从事铬作业，如电镀、涂漆行业或吸入含铬浓度高的粉尘、烟雾或皮肤接触铬化合物均可引起中毒。我国居民膳食铬的主要来源为谷类和蔬菜类。食物精制过程中铬丢失严重，用不锈钢制品烹调和盛装酸性食品时，铬可以溶出并增加食物含铬量。

3. 锰　锰属于"可能必需的微量元素"。缺乏时可能出现生长不良、骨骼异常、生殖功能障碍、运动失调以及碳水化合物和脂肪代谢紊乱等症状。锰广泛存在于食物中，植物性食物中的锰含量高于动物性食物。目前，尚未发现人类在正常膳食条件下出现锰缺乏。

4. 钼　钼属于"必需的微量元素"。钼通过钼金属酶在体内的氧化还原反应发挥电子传递作用。钼广泛存在于各种食物中，干豆和谷类是钼的良好来源。某些蔬菜，如芦笋、深色绿叶类蔬菜也含有大量的钼。动物肝脏、肾中含量丰富。正常膳食条件下，人体不会发生钼缺乏。

5. 钴　钴是维生素 $B_{12}$ 的重要组成成分，在机体内以维生素 $B_{12}$ 的形式发挥生理作用。人体从膳食中每日可摄入钴 5～20 μg。职业接触或环境中的重金属污染可导致钴暴露，中毒症状表现为头晕、恶心、呕吐、体重减轻、四肢感觉异常、视力和听力损伤，也可能诱发心血管疾病、高血压和糖尿病等。妊娠期暴露于过量钴会导致流产。动物内脏中钴含量比较丰富，其次是牡蛎、瘦肉。

6. 硼　硼在体内主要参与骨骼发育、胚胎形成、代谢调节及免疫应答、维持细胞膜功能和稳定，还可调节血脂水平并预防肥胖，改善炎症和氧化应激。意外摄入硼酸和硼砂化合物可引起硼中毒，表现为恶心、呕吐、胃部不适和腹泻。当剂量过大时，表现为皮肤潮红、兴奋、惊厥、抑郁等。植物性食物，尤其是非柑橘类水果、叶菜、果仁和豆类中硼含量较高。

## 第六节　维　生　素

**岗位情景模拟**

**情景描述：**某患者，长期从事计算机编程工作，经常吃面包或方便面代替正餐。10 多日前，出现眼干、眼痒、视物模糊等症状，经检验发现其暗适应能力下降，出现角膜干燥、发炎等症状。

**请思考：**

1. 该患者可能患有哪种营养素缺乏症？

2. 根据该患者的情况，如何提出膳食建议？

### 一、概述

维生素是维持机体正常生理功能及细胞内特异代谢反应所必需的一类微量、低分子有机化合物。各类维生素的化学结构不同，生理功能各异，但都具有以下共同特点：① 一般是以本体形式或以能被机体利用的前体形式存在于天然食物中。② 不构成机体结构成分也不为机体提供能量，常以辅酶或辅基的形式参与代谢。③ 大多数维生素不能在机体内合成或合成数量很少，必须由食物提供。④ 机体需要量很少但不可或缺，缺乏时会引起相应疾病。

#### （一）命名

维生素可以按字母命名，也可以按化学结构或功能命名，维生素的命名如表 2-6-1。

表 2-6-1　维生素的命名

| 以字母命名 | 以化学结构或功能命名 | 英文名称 |
| --- | --- | --- |
| 维生素 A | 视黄醇，抗干眼病维生素 | vitamin A，retinol |
| 维生素 D | 钙化醇，抗佝偻病维生素 | vitamin D，rachitastero |
| 维生素 E | 生育酚 | vitamin E，tocopherol |
| 维生素 K | 叶绿醌，凝血维生素 | vitamin K，koagulation vitamin |
| 维生素 $B_1$ | 硫胺素，抗脚气病维生素 | vitamin $B_1$，thiamine |
| 维生素 $B_2$ | 核黄素 | Vitamin $B_2$，riboflavin |
| 维生素 $B_3$ | 泛酸 | Vitamin $B_3$，pantothenic acid |
| 维生素 PP | 烟酸，抗癞皮病维生素 | nicotinic acid，nicotinamide |
| 维生素 $B_6$ | 吡哆醇(醛、胺) | pyridoxine |
| 维生素 M | 叶酸 | folacin，folicacid，folate |
| 维生素 H | 生物素 | biotin |
| 维生素 $B_{12}$ | 钴胺素，抗恶性贫血病维生素 | cyanocobalamin |
| 维生素 C | 抗坏血酸，抗坏血病维生素 | ascorbicacid |

### (二) 分类

通常根据维生素的溶解性可将其分成两大类：

1. 脂溶性维生素　包括维生素 A、维生素 D、维生素 E、维生素 K。脂溶性维生素的共同特点包括：① 不溶于水，溶于脂肪及有机溶液(如苯、乙醚及氯仿等)。② 在食物中常与脂类共存，但在脂肪酸败时容易被破坏。③ 在体内消化、吸收、运输、排泄过程均与脂类密切相关。④ 摄入后大部分储存于脂肪组织与肝脏中。⑤ 缺乏时症状出现缓慢，大剂量摄入容易引起中毒。

2. 水溶性维生素　包括 B 族维生素和维生素 C。水溶性维生素的共同特点包括：① 易溶于水，不溶于脂肪及有机溶剂。② 机体内没有非功能性的单纯储存形式。③ 当机体饱和后，多摄入的水溶性维生素及其代谢产物易随尿液排出。④ 绝大多数以辅酶或辅基的形式参与酶的功能。⑤ 缺乏时症状出现较快，一般无毒性，但极大量摄入时也可出现毒性。

## 二、脂溶性维生素

### (一) 维生素 A

维生素 A 又称视黄醇，是具有视黄醇生物活性的一大类化合物的总称，包括存在于动物性食物中的维生素 A 和植物性食物中的维生素 A 原。

---

**【知识链接】**

**类胡萝卜素**

维生素 A 主要存在于动物性食物中，如肝脏、鱼肝油、奶制品和蛋黄等。在某些黄、橙、红色植物性食物中含有类胡萝卜素，如 α-胡萝卜素、β-胡萝卜素、γ-胡萝卜素和隐黄素(3-羟基-β-胡萝卜素)等。这些类胡萝卜素可在机体的小肠和肝细胞内转化生成视黄醇，是膳食视黄醇的前体物质，称为维生素 A 原。目前已经发现的类胡萝卜素约 700 种，其中仅有 1/10 左右是维生素 A 原，最重要的维生素 A 原是 β-胡萝卜素。其他的类胡萝卜素，如玉米黄素、辣椒红素、番茄红素等，不能分解形成维生素 A，因此它们不是维生素 A 原。

---

维生素 A 和胡萝卜素都对酸、碱稳定，一般烹调时不易破坏，但易被氧化和受紫外线破坏。当食物中含有磷脂、维生素 E、维生素 C 和其他抗氧化剂时，视黄醇和胡萝卜素较为稳定。脂肪酸败可引起维生素 A 严重破坏。

1. 生理功能

(1) 维持正常视觉功能　维生素 A 能促进视觉细胞内感光物质的合成和再生，以维持正常视觉功能。视网膜上视杆细胞中的视紫红质，是由 11 -顺式视黄醛与视蛋白结合而成，其对暗光敏感。当维生素 A 缺乏时，11 -顺式视黄醛供给减少，视紫红质合成不足，导致人体暗适应时间延长。

(2) 维持皮肤黏膜完整性　维生素 A 是调节糖蛋白合成的一种辅酶，能够维持上皮细胞的形态完整和功能健全。当维生素 A 缺乏时，会造成上皮组织干燥，最早受累的是结膜、角膜和泪腺上皮细胞。泪腺分泌减少会导致眼干燥症，结膜或角膜干燥、软化，甚至穿孔。此外，体内各组织(皮肤毛囊、呼吸道和肠道黏膜、泌尿和生殖道黏膜等)的上皮细胞也会受影响，造成黏膜屏障功能受损。

(3) 维持机体正常免疫功能　维生素 A 在人体免疫功能中发挥重要的作用。维生素 A 缺乏会影响抗体的生成和上皮组织的分化，影响机体免疫功能。

(4) 其他　维生素 A 对细胞增殖和分化的调控具有重要的作用。维生素 A 缺乏会造成长骨形成和牙齿发育障碍，男性睾丸萎缩，精子数量减少、活力下降。

2. 消化、吸收与代谢　动物性食物中的视黄醇常与脂肪酸结合形成视黄基酯。植物性食物中的类胡萝卜素常与蛋白质结合形成复合物。它们在机体内经胃蛋白酶的水解从食物中释出，在小肠内胆汁、胰脂酶和肠脂酶的共同作用下，释出的脂肪酸、游离的视黄醇以及类胡萝卜素以胶团的形式，进入肠黏膜细胞被吸收。膳食中有 70%～90%的视黄醇、20%～50%的类胡萝卜素可被吸收，其中类胡萝卜素的吸收率随摄入量增加而降低，有时甚至低于 5%。

维生素 A 在体内经代谢后与葡糖醛酸结合，由胆汁通过粪便排泄。膳食中有大约 70%的维生素 A 经过粪便途径代谢，其中一部分经胆盐肠肝循环再次被机体吸收；大约 30%由肾脏排出。

3. 膳食参考摄入量及食物来源

(1) 膳食参考摄入量　膳食或食物中全部具有视黄醇活性的物质常用视黄醇当量(RE)来表示，包括已形成的维生素 A 和维生素 A 原的总量。它们之间的换算关系如下：

1 μg 视黄醇＝0.003 μmol 视黄醇＝1 μg 视黄醇当量(RE)

1 μg β-胡萝卜素＝0.167 μg 视黄醇当量(RE)

1 μg 其他维生素 A 原＝0.084 μg 视黄醇当量(RE)

膳食或食物中总视黄醇当量(μg RE)＝视黄醇(μg)＋β-胡萝卜素(μg)×0.167＋其他维生素 A 原(μg)×0.084

《中国居民膳食营养素参考摄入量(2023 版)》中推荐我国 18 岁以上成年男性维生素 A 的 RNI 值为 770 μg RAE/d，女性为 660 μg RAE/d，孕中晚期妇女维生素的 RNI 值为 730 μg RAE/d，成年人 UL 值为 3000 μg/d(表 2-6-2)。

**表 2-6-2　中国居民膳食维生素 A 参考摄入量**

| 年龄/阶段 | EAR/(μg RAE·d$^{-1}$) | | RNI/(μg RAE·d$^{-1}$) | | UL[a]/(μg·d$^{-1}$) |
|---|---|---|---|---|---|
| | 男 | 女 | 男 | 女 | |
| 18 岁～ | 550 | 470 | 770 | 660 | 3000 |
| 50 岁～ | 540 | 470 | 750 | 660 | 3000 |
| 65 岁～ | 520 | 460 | 730 | 640 | 3000 |

续　表

| 年龄/阶段 | EAR/(μg RAE·$d^{-1}$) | | RNI/(μg RAE·$d^{-1}$) | | UL[a]/(μg·$d^{-1}$) |
|---|---|---|---|---|---|
| | 男 | 女 | 男 | 女 | |
| 75岁～ | 500 | 430 | 710 | 600 | 3000 |
| 孕早期 | — | ＋0 | — | ＋0 | 3000 |
| 孕中期 | — | ＋50 | — | ＋70 | 3000 |
| 孕晚期 | — | ＋50 | — | ＋70 | 3000 |
| 乳母 | — | ＋400 | — | ＋600 | 3000 |

注："UL[a]"不包括来自膳食维生素A原类胡萝卜素的RAE，单位使用μg·$d^{-1}$。
"＋"表示在相应年龄阶段的成年女性需要量基础上增加的需要量。

(2) 食物来源　膳食中维生素A的良好来源包括各种动物肝脏、鱼肝油、鱼卵、奶油、禽蛋等。植物性食物中的类胡萝卜素主要存在于深色的蔬菜和水果中，如西蓝花、菠菜、空心菜、莴笋叶、芹菜叶、胡萝卜、豌豆苗、红心红薯、辣椒、芒果、杏及柿子等。

4. 摄入水平与健康

(1) 摄入不足　维生素A缺乏可导致多种生理功能异常和病理变化。① 眼部和视觉表现：缺乏的早期症状是暗适应能力下降，病情较重者可发展为夜盲症。此外，眼干燥症是维生素A缺乏的典型临床特征。儿童在维生素A缺乏严重时可在眼角膜两侧和结膜外侧出现三角形、椭圆形或不规则的灰白色或银白色斑点——比托斑(Bitot's spots)。② 上皮功能异常：会引起机体不同组织上皮干燥、增生及角质化，出现各种症状，如皮脂腺及汗腺角化、皮肤干燥、毛囊角化过度、毛囊丘疹与毛发脱落等。③ 胚胎生长和发育异常：会影响胚胎生长，可见肺功能受损。④ 免疫功能受损：可引起细胞免疫功能异常，增加感染性疾病发病概率。

(2) 摄入过量　摄入大剂量维生素A可引起急性、慢性及致畸毒性损害。① 急性中毒：多发生于一次或多次连续摄入大量的维生素A(成年人大于RNI约100倍，儿童大于RNI约20倍)，早期症状表现为恶心、呕吐、头痛、眩晕、视物模糊、肌肉失调、婴儿囟门突起。当剂量持续增大时，症状可表现为嗜睡、厌食、少动、反复呕吐。一旦停止服用，症状会消失。极大剂量的维生素A可致命。② 慢性中毒：较常见，症状表现为头痛、食欲降低、脱发、肝大、肌肉疼痛和僵硬、皮肤干燥或瘙痒、复视、出血、呕吐和昏迷等。

正常膳食一般不会引起维生素A过量。长时间超量摄入维生素A浓缩制剂可造成维生素A中毒，也有关于食用狗肝、鲨鱼肝引起维生素A中毒的报道。大量摄入类胡萝卜素可出现高胡萝卜素血症(hypercarotenaemia)，出现皮肤黄染，停止摄入胡萝卜素，症状会慢慢消失。

### (二) 维生素D

维生素D是指含有环戊氢烯菲环结构，并具有钙化醇生物活性的一大类物质，以维生素$D_2$(麦角钙化醇)和维生素$D_3$(胆钙化醇)最为常见。维生素$D_2$和维生素$D_3$分别是由酵母菌或麦角中的麦角固醇和动物皮下的7-脱氢胆固醇经紫外线照射后形成的产物。

维生素$D_2$和维生素$D_3$都是白色晶体，溶于脂肪和有机溶剂，化学性质较稳定，在中性和碱性溶液中耐热，不易被氧化，但在酸性溶液中则逐渐分解。普通的烹调加工不会引起维生素D的损失，但脂肪酸败可引起维生素D破坏。

1. 生理功能　维生素D的生理功能主要是通过其在机体内的活性形式1,25-$(OH)_2D_3$在小肠、肾、骨等靶向器官来实现。

(1) 促进钙的吸收及钙、磷的重吸收　1,25-$(OH)_2D_3$可通过诱导一种特异的钙结合蛋白(calcium-binding protein, CBP)的合成，促进钙的吸收。此外，1,25-$(OH)_2D_3$还可以直接作用于肾脏，促进肾小管对钙、磷的重吸收，减少钙、磷丢失。

(2) 对骨细胞的多种作用　当血液中钙浓度降低时，1,25 -$(OH)_2D_3$动员骨组织中的钙、磷释放入血液，以维持正常的血钙浓度。当机体细胞外钙、磷浓度超饱和时，1,25 -$(OH)_2D_3$发挥促进骨化的作用。

(3) 通过内分泌系统调节血钙平衡　维生素D内分泌调节系统的调节因子包括1,25 -$(OH)_2D_3$、甲状旁腺素、降钙素及血清钙、磷的浓度。当血钙降低时，甲状旁腺素升高，1,25 -$(OH)_2D_3$增多，通过对小肠、肾、骨等器官的作用，升高血钙水平。

(4) 调节机体多种生理功能　维生素D可调节机体生长发育、细胞分化、免疫、炎性反应等多种生理功能。

2. 消化、吸收与代谢　机体可以通过皮肤和膳食两种途径获得维生素D。膳食中的维生素$D_3$进入小肠后，在胆汁的作用下，与其他脂溶性物质乳化形成胶团被吸收入血。脂肪和胆汁可促进维生素D吸收。机体皮下的7 -脱氢胆固醇，经阳光或紫外线照射可形成维生素$D_3$前体，再进一步转化为维生素$D_3$。

维生素D的分解代谢主要在肝脏中进行，约95%的维生素D通过胆汁排泄，仅有2%～4%通过尿液排出。

3. 膳食参考摄入量及食物来源

(1) 膳食参考摄入量　《中国居民膳食营养素参考摄入量(2023版)》中推荐儿童、青少年及成年人维生素D的RNI值为10 μg/d，65岁以上老年人维生素D的RNI值为15 μg/d。0～12月龄婴儿维生素D的AI值为10 μg/d。成年人维生素D的UL值为50 μg/d(表2 - 6 - 3)。

**表2 - 6 - 3　中国居民膳食维生素D参考摄入量**

| 年龄/阶段 | EAR/(μg·d$^{-1}$) | RNI/(μg·d$^{-1}$) | UL/(μg·d$^{-1}$) | 年龄/阶段 | EAR/(μg·d$^{-1}$) | RNI/(μg·d$^{-1}$) | UL/(μg·d$^{-1}$) |
|---|---|---|---|---|---|---|---|
| 0岁～ | — | 10(AI) | 20 | 30岁～ | 8 | 10 | 50 |
| 0.5岁～ | — | 10(AI) | 20 | 50岁～ | 8 | 10 | 50 |
| 1岁～ | 8 | 10 | 20 | 65岁～ | 8 | 15 | 50 |
| 4岁～ | 8 | 10 | 30 | 75岁～ | 8 | 15 | 50 |
| 7岁～ | 8 | 10 | 45 | 孕早期 | +0 | +0 | 50 |
| 9岁～ | 8 | 10 | 45 | 孕中期 | +0 | +0 | 50 |
| 12岁～ | 8 | 10 | 50 | 孕晚期 | +0 | +0 | 50 |
| 15岁～ | 8 | 10 | 50 | 乳母 | +0 | +0 | 50 |
| 18岁～ | 8 | 10 | 50 | | | | |

注：“+”表示在相应年龄阶段的成年女性需要量基础上增加的需要量。

(2) 食物来源　天然维生素$D_3$的主要食物来源包括富含脂肪的鱼类、肝脏、肉和肉制品以及蛋黄。

4. 摄入水平与健康

(1) 摄入不足　长期日光照射不足或低膳食维生素D摄入可导致维生素D缺乏。维生素D缺乏会造成骨骼疾病，儿童缺乏可能导致佝偻病，成年人缺乏可能导致骨质软化和骨质疏松。① 佝偻病：因体内维生素D不足引起的全身性钙、磷代谢失常，以致正在生长的骨骺端软骨板不能正常钙化而致骨骼病变的慢性营养性疾病，主要见于2岁以内婴幼儿。其主要症状表现为低钙血症、牙齿萌出延迟、骨骼生长障碍、骨骼钙化异常、变软、易弯曲等骨骼病变。其典型的骨骼病变为骨骼畸形，常见表现为方颅、串珠肋、鸡胸、漏斗胸、X形腿和O形腿等。② 骨质软化：由于钙、磷或维生素

D缺乏或代谢障碍而引起，骨内含有大量未经钙化的骨样组织，骨骼密度降低。其典型症状表现为肌肉乏力，脊柱、肋骨、臀部、腿部疼痛和骨骼触痛，骨骼软化、易骨折。严重时可造成骨骼脱钙、骨质疏松，引起自发性和多发性骨折。③ 骨质疏松：以骨量减少、骨的微细结构破坏导致骨脆性和骨折危险性增加为特征的慢性进行性疾病，表现为骨密度降低、骨骼微观结构破坏等。维生素D的营养状况和钙摄入量是骨质疏松和骨折风险的重要影响因素。

(2) 摄入过量　天然食物中维生素D含量通常较低，因此由天然食物引起的维生素D中毒现象比较少见。长期过量摄入维生素D补充剂时需要注意中毒的风险。维生素D中毒症状表现为钙吸收增加导致的高钙血症和高钙尿症，还可能引起体重减轻和心律不齐，严重时可导致动脉、心肌、气管等软组织转移性钙化和肾结石。

### (三) 维生素E

维生素E是指含苯并二氢呋喃结构，具有α-生育酚生物活性的一类物质，包括四种生育酚(tocopherols，即α-T、β-T、γ-T、δ-T)和四种三烯生育酚(tocotrienols，即α-TT、β-TT、γ-TT、δ-TT)，其中α-生育酚的生物活性最高。

α-生育酚是黄色油状液体，溶于酒精、脂肪和有机溶剂，对热及酸稳定，对碱不稳定，对氧敏感。油脂酸败可以加速食物中维生素E的破坏。普通烹调时食物中维生素E损失不大，但在油炸时维生素E活性明显降低。

1. 生理功能

(1) 抗氧化作用　维生素E与体内其他抗氧化物质、抗氧化酶，如超氧化物歧化酶(super oxide dismutase，SOD)、谷胱甘肽过氧化物酶(glutathione peroxidase，GPX)等，一起构成体内抗氧化系统，保护生物膜及其他蛋白质免受自由基攻击。同时，维生素E也是非酶抗氧化系统中重要的抗氧化剂，能清除体内的自由基并阻断其引发的链式反应。

(2) 促进蛋白质更新合成　维生素E可促进某些酶蛋白的合成，降低分解代谢酶(如DNA酶、RNA酶、肌酸激酶等)的活性，促进蛋白质更新合成。

(3) 抗衰老作用　随着年龄增长，机体内脂褐质不断增加，会造成皮肤色素沉淀。补充维生素E可减少细胞中的脂褐质形成，还可改善皮肤弹性，具有抗衰老的作用。

(4) 调节血小板的黏附力和聚集作用　维生素E缺乏时会导致血小板聚集和凝血作用增强，增加心肌梗死及脑卒中的危险性。

2. 消化、吸收与代谢　食物中的生育酚以游离的形式存在，而三烯生育酚则以酯化的形式存在。它们在机体内必须经过胰脂酶和肠黏膜酯酶的水解，才能被吸收。机体对维生素E的吸收率一般在20%～50%，最高可达80%。随着维生素E的摄入量增加，其吸收率降低。

大部分维生素E以非酯化的形式储存在脂肪细胞，少量储存在肝脏、肺、心脏、肌肉、肾上腺和大脑中。脂肪组织中的维生素E的储存量随摄入量的增加而增加，其他组织中维生素E的储存量基本不变或很少增加。

3. 膳食参考摄入量及食物来源

(1) 膳食参考摄入量　膳食中维生素E的活性以α-生育酚当量(α-TE)来表示。《中国居民膳食营养素参考摄入量(2023版)》中推荐0～6个月龄婴儿维生素E的AI值为3 mg α-TE/d，成年人、孕妇、65岁以上老年人维生素E的AI值为14 mg α-TE/d。成年人、孕妇和乳母维生素E的UL值为700 mg α-TE/d(表2-6-4)。

表 2-6-4　中国居民膳食维生素 E 参考摄入量

| 年龄/阶段 | AI/ (mgα-TE·$d^{-1}$) | UL/ (mgα-TE·$d^{-1}$) | 年龄/阶段 | AI/ (mgα-TE·$d^{-1}$) | UL/ (mgα-TE·$d^{-1}$) |
|---|---|---|---|---|---|
| 0 岁～ | 3 | — | 30 岁～ | 14 | 700 |
| 0.5 岁～ | 4 | — | 50 岁～ | 14 | 700 |
| 1 岁～ | 6 | 150 | 65 岁～ | 14 | 700 |
| 4 岁～ | 7 | 200 | 75 岁～ | 14 | 700 |
| 7 岁～ | 9 | 300 | 孕早期 | +0 | 700 |
| 9 岁～ | 11 | 400 | 孕中期 | +0 | 700 |
| 12 岁～ | 13 | 500 | 孕晚期 | +0 | 700 |
| 15 岁～ | 14 | 600 | 乳母 | +3 | 700 |
| 18 岁～ | 14 | 700 | | | |

注:“+”表示在相应年龄阶段的成年女性需要量基础上增加的需要量。

(2) 食物来源　在食物中广泛存在维生素 E,正常膳食不会缺乏维生素 E。维生素 E 含量丰富的食物包括植物油、麦胚、坚果、种子、豆类及其他谷类胚芽。蛋类、肉类、鱼类、水果及蔬菜中维生素 E 含量较少。食物的加工、储存和制备过程可造成部分维生素 E 损失。

4. 摄入水平与健康

(1) 摄入不足　一般情况下,机体不会发生维生素 E 缺乏,但在低体重的早产儿、血 β—脂蛋白缺乏症、脂肪吸收障碍的患者中,可出现维生素 E 缺乏,主要症状表现为视网膜退行性病变、蜡样质色素积聚、溶血性贫血、肌无力、神经退行性病变、小脑共济失调等。

(2) 摄入过量　维生素 E 毒性相对较小,但摄入大剂量维生素 E 可能出现中毒症状,表现为肌无力、视物模糊、复视、恶心、腹泻以及维生素 K 的吸收和利用障碍。早产儿对补充 α-生育酚的副作用敏感,补充时必须严格监控。

### (四) 维生素 K

维生素 K 是含有 2-甲基-1,4-萘醌基团的一组化合物,包括维生素 $K_1$、维生素 $K_2$、维生素 $K_3$ 和维生素 $K_4$。

1. 生理功能

(1) 发挥凝血功能　维生素 K 能够维持机体正常的凝血功能,凝血因子Ⅱ、Ⅶ、Ⅸ和Ⅹ都是维生素 K 依赖性凝血因子。一旦缺乏维生素 K 可能导致维生素 K 依赖性凝血因子缺乏症。

(2) 促进骨形成、抑制骨吸收　维生素 K 可以促进骨组织钙化、抑制骨吸收,在骨骼和软骨发育及状态维持中发挥重要的作用。有研究表明,低维生素 K 摄入与骨质疏松、骨折风险增加有关。

2. 消化、吸收与代谢　维生素 K 的吸收途径与脂肪相同,影响脂肪吸收的因素都会影响维生素 K 的吸收,其在机体内的吸收过程也依赖胆汁和胰液。机体除肝脏储存少量维生素 K 外,其他器官几乎不储存维生素 K。吸收的维生素 K 中 30%～40%经胆汁排到肠腔,大约有 25%通过尿液排出。

3. 膳食参考摄入量及食物来源

(1) 膳食参考摄入量　《中国居民膳食营养素参考摄入量(2023 版)》中推荐 18 岁以上成年人维生素 K 的 AI 值为 80 μg/d,孕妇维生素 K 的 AI 值为 80 μg/d,乳母维生素 K 的 AI 值为 85 μg/d(表 2-6-5)。

表 2-6-5 中国居民膳食维生素 K 参考摄入量

| 年龄/阶段 | AI/(μg·d⁻¹) | 年龄/阶段 | AI/(μg·d⁻¹) |
|---|---|---|---|
| 0 岁～ | 2 | 30 岁～ | 80 |
| 0.5 岁～ | 10 | 50 岁～ | 80 |
| 1 岁～ | 30 | 65 岁～ | 80 |
| 4 岁～ | 40 | 75 岁～ | 80 |
| 7 岁～ | 50 | 孕早期 | +0 |
| 9 岁～ | 60 | 孕中期 | +0 |
| 12 岁～ | 70 | 孕晚期 | +0 |
| 15 岁～ | 75 | 乳母 | +5 |
| 18 岁～ | 80 | | |

注:"+"表示在相应年龄阶段的成年女性需要量基础上增加的需要量。

(2) 食物来源 膳食中维生素 K 丰富,绿色蔬菜,尤其蔬菜的茎、叶和花等部位以及藻类是维生素 K 的良好来源。此外,发酵食品、肉类和乳制品中也含有一定量的维生素 K。

4. 摄入水平与健康

(1) 摄入不足 维生素 K 缺乏不常见。新生儿、慢性胃肠疾病患者、长期控制饮食者可能出现维生素 K 的缺乏。

(2) 摄入过量 由于维生素 K 安全性高,尚未发现其过量的不良反应。

## 三、水溶性维生素

### (一) 维生素 $B_1$

维生素 $B_1$ 又名硫胺素,是第一种被发现的 B 族维生素。维生素 $B_1$ 纯品是白色粉末状结晶,微带酵母气味,易溶于水,微溶于乙醇。维生素 $B_1$ 在酸性环境下较稳定,加热 120℃不分解;在中性和碱性环境中不稳定,易被氧化和受热破坏。

1. 生理功能

(1) 参与能量代谢 维生素 $B_1$ 的主要活性形式为硫胺素焦磷酸(TPP),是体内多种羧化酶的辅酶,在调节体内能量代谢过程中具有重要的作用。

(2) 维持神经和肌肉功能 维生素 $B_1$ 在神经组织中具有特殊的非酶作用,可起到维持神经、肌肉正常功能以及维持正常食欲、胃肠蠕动和消化液分泌等重要的作用。

2. 消化、吸收与代谢 维生素 $B_1$ 的吸收部位在小肠,浓度高时是以被动扩散的形式吸收,浓度低时以主动转运的形式吸收,吸收过程需要 $Na^+$ 存在,并且消耗 ATP。吸收后的维生素 $B_1$ 在空肠黏膜细胞内经磷酸化转变成焦磷酸酯,通过门静脉输送到肝脏,经血液转运至全身各组织。

维生素 $B_1$ 主要在肝脏代谢,代谢产物主要由尿液排出,少量由汗液排出。

3. 膳食参考摄入量及食物来源

(1) 膳食参考摄入量 《中国居民膳食营养素参考摄入量(2023 版)》中推荐成年男性维生素 $B_1$ 的 RNI 值为 1.4 mg/d,女性为 1.2 mg/d;孕妇维生素 $B_1$ 的 RNI 值为 1.4 mg/d,乳母维生素 $B_1$ 的 RNI 值为 1.5 mg/d(表 2-6-6)。

(2) 食物来源 天然食物中广泛存在维生素 $B_1$,含量丰富的食物包括谷类、豆类、干果以及动物内脏(心、肝、肾)、瘦肉、禽蛋等。谷物加工过于精细会造成维生素 $B_1$ 大量损失。由于维生素 $B_1$ 易溶于水且在碱性条件下易受热分解,所以过度淘米或烹调中加碱也可导致维生素 $B_1$ 大量损失。

一般温度下烹调食物时，维生素 $B_1$ 损失不多，高温烹调食物时，维生素 $B_1$ 损失可达 30%～40%。

表 2-6-6　中国居民膳食维生素 $B_1$ 参考摄入量

| 年龄/阶段 | EAR/(mg·d⁻¹) | | RNI/(mg·d⁻¹) | |
|---|---|---|---|---|
| | 男性 | 女性 | 男性 | 女性 |
| 18 岁～ | 1.2 | 1.0 | 1.4 | 1.2 |
| 孕早期 | — | +0 | — | +0 |
| 孕中期 | — | +0.1 | — | +0.2 |
| 孕晚期 | — | +0.2 | — | +0.3 |
| 乳母 | — | +0.2 | — | +0.3 |

注："+"表示在相应年龄阶段的成年女性需要量基础上增加的需要量。

4. 摄入水平与健康

(1) 摄入不足　维生素 $B_1$ 缺乏症又称脚气病(beriberi)，主要损害神经-血管系统，在食用加工精细米面的人群中多有发生。

【知识链接】

### 脚　气　病

脚气病是一种由于缺乏维生素 $B_1$ 导致的全身性疾病。根据年龄可分为成人脚气病和婴儿脚气病。

1. 成人脚气病　早期症状较轻，表现为疲乏、淡漠、食欲差、恶心、忧郁、急躁、沮丧、腿沉重麻木和心电图异常。症状特点和严重程度与维生素 $B_1$ 缺乏程度、发病急缓等有关。一般分成三型：① 干性脚气病(dry beriberi)：症状以多发性周围神经炎症为主，出现上行性周围神经炎，表现为指(趾)端麻木、肌肉酸痛、压痛，尤以腓肠肌为甚。② 湿性脚气病(wet beriberi)：症状多以水肿和心脏症状为主。由于心血管系统功能障碍，出现水肿、右心室可扩大、心悸、气短、心动过速，如处理不及时，常致心力衰竭。③ 混合型脚气病：症状表现既有神经炎又有心力衰竭和水肿。

此外，韦尼克脑病(又称 Wemicke-Korsakoff 综合征)是由缺乏维生素 $B_1$ 所致的急性意识错乱状态和长期持续性遗忘综合征。其主要症状有错乱、情感淡漠、迟钝、梦样谵妄、眼肌瘫痪和凝视(由于第三、第四脑神经核受损造成)、眼震、平衡紊乱(由于前庭核受损造成)和共济失调(由于小脑皮质受损造成)。

2. 婴儿脚气病(infant beriberi)　多发生于 2～5 月龄的婴儿，大多是由乳母维生素 $B_1$ 缺乏导致，发病突然，病情急，初期表现为食欲缺乏、呕吐、兴奋和心跳快、呼吸急促和困难，晚期表现为发绀、水肿、心脏扩大、心力衰竭和强制性痉挛，常在症状出现 1～2 日后突然死亡。

(2)摄入过量　维生素 $B_1$ 一般不会引起过量中毒。只有短时间摄入超过 RNI100 倍以上的剂量时，才可能出现头痛、惊厥和心律失常等症状。

### (二) 维生素 $B_2$

维生素 $B_2$ 又称核黄素，是 7,8 二甲基异咯嗪与核糖醇的缩合物。维生素 $B_2$ 是黄色晶体，微溶于水，在酸性溶液中对热稳定，碱性环境中易被分解破坏。游离型核黄素对紫外线高度敏感，必须避光储存。

1. 生理功能　维生素 $B_2$ 在体内以单核苷酸(FMN)和黄素腺嘌呤二核苷酸(FAD)的形式参与

构成黄素酶的辅基。FAD 作为谷胱甘肽还原酶的辅酶，在机体内发挥抗氧化作用。此外，维生素 $B_2$ 还参与色氨酸转化为烟酸，维生素 $B_6$ 转化为磷酸吡哆醛的过程，并在同型半胱氨酸的代谢过程中发挥着至关重要的作用。

2. 消化、吸收与代谢　食物中大部分维生素 $B_2$ 是以黄素单核苷酸（FMN）、黄素腺嘌呤二核苷酸（FAD）形式与蛋白质结合存在，只有在肠道经非特异酶水解才能被吸收。

一些药物或毒物对维生素 $B_2$ 的消化吸收有显著影响。例如，氢氧化铝或氢氧化镁可减少肠道对维生素 $B_2$ 吸收；酒精对结合形式维生素 $B_2$ 的消化吸收有干扰作用；其他如咖啡因、糖精、铜、锌、铁等也可影响维生素 $B_2$ 吸收。

过量摄入的维生素 $B_2$ 很少在体内储存，主要随尿液排出，部分可从其他分泌物，如粪便、汗液中少量排出。

3. 膳食参考摄入量及食物来源

（1）膳食参考摄入量　《中国居民膳食营养素参考摄入量（2023 版）》中推荐 18 岁以上成年男性维生素 $B_2$ 的 RNI 值为 1.4 mg/d，18 岁以上成年女性维生素 $B_2$ 的 RNI 值为 1.2 mg/d（表 2－6－7）。

**表 2－6－7　中国居民膳食维生素 $B_2$ 参考摄入量**

| 年龄/阶段 | EAR/（mg·d⁻¹） | | RNI/（mg·d⁻¹） | | 年龄/阶段 | EAR/（mg·d⁻¹） | | RNI/（mg·d⁻¹） | |
|---|---|---|---|---|---|---|---|---|---|
| | 男性 | 女性 | 男性 | 女性 | | 男性 | 女性 | 男性 | 女性 |
| 0 岁～ | — | | 0.4(AI) | | 30 岁～ | 1.2 | 1.0 | 1.4 | 1.2 |
| 0.5 岁～ | — | | 0.6(AI) | | 50 岁～ | 1.2 | 1.0 | 1.4 | 1.2 |
| 1 岁～ | 0.6 | 0.5 | 0.7 | 0.6 | 65 岁～ | 1.2 | 1.0 | 1.4 | 1.2 |
| 4 岁～ | 0.7 | 0.6 | 0.9 | 0.8 | 75 岁～ | 1.2 | 1.0 | 1.4 | 1.2 |
| 7 岁～ | 0.8 | 0.7 | 1.0 | 0.9 | 孕早期 | — | ＋0 | — | ＋0 |
| 9 岁～ | 0.9 | 0.8 | 1.1 | 1.0 | 孕中期 | — | ＋0.1 | — | ＋0.1 |
| 12 岁～ | 1.2 | 1.0 | 1.4 | 1.2 | 孕晚期 | — | ＋0.2 | — | ＋0.2 |
| 15 岁～ | 1.3 | 1.0 | 1.6 | 1.2 | 乳母 | — | ＋0.4 | — | ＋0.5 |
| 18 岁～ | 1.2 | 1.0 | 1.4 | 1.2 | | | | | |

注："＋"表示在相应年龄阶段的成年女性需要量基础上增加的需要量。

（2）食物来源　维生素 $B_2$ 广泛存在于动物性与植物性食物中，包括奶类、蛋类、内脏类、肉类、谷类、蔬菜与水果类。其中，猪肝维生素 $B_2$ 含量高达 2.08 mg/100 g，而精制过的粮谷中含量较少。

4. 摄入水平与健康

（1）摄入不足　维生素 $B_2$ 缺乏往往伴有其他 B 族维生素的缺乏，可能与维生素 $B_2$ 缺乏影响烟酸和维生素 $B_6$ 的代谢有关。当机体缺乏维生素 $B_2$ 时，症状主要表现在唇、舌、口腔黏膜和会阴皮肤部位，称为"口腔生殖系统综合征"。首先出现咽喉炎和口角炎，然后出现舌炎、唇炎、面部脂溢性皮炎、躯干和四肢皮炎，随后出现贫血和神经系统症状。此外，由于维生素 $B_2$ 缺乏影响铁的吸收，故可引起继发缺铁性贫血。

（2）摄入过量　由于核黄素溶解度低，在肠道吸收有限，大剂量口服时，多余的将随尿液排出体外，故无中毒或过量的风险。

### （三）烟酸

烟酸又称维生素 $B_3$、维生素 PP，在体内以烟酰胺（NAM）形式存在，是辅酶Ⅰ（烟酰胺腺嘌呤二核苷酸，NAD）和辅酶Ⅱ（烟酰胺腺嘌呤二核苷酸磷酸，NADP）的前体。烟酸对酸、碱、光、热都比较稳定，一般烹调损失较少。

1. 生理功能　烟酸在体内以 NAM 形式存在，与腺嘌呤、核糖和磷酸结合构成辅酶Ⅰ和辅酶Ⅱ，参与体内能量代谢和物质转化；与谷胱甘肽和三价铬组成葡萄糖耐量因子，促进胰岛素释放，提高骨骼肌、肝脏、脂肪组织的胰岛素敏感性，增加葡萄糖的脂肪转化；抑制肝脏甘油三酯合成，并降低极低密度脂蛋白分泌和升高高密度脂蛋白水平。

2. 消化、吸收与代谢　食物中的烟酸、烟酰胺以结合形式存在。它们运输到组织细胞后，先转化为 NAD 和 NADP，在小肠内再被水解为游离烟酸、烟酰胺，进入体内循环后迅速吸收。

未利用的烟酸、烟酰胺可在肝脏中被甲基化，随尿液排出体外，也有少量烟酸和烟酰胺直接由尿排出。此外，烟酸还可随乳汁分泌和汗液排出体外。

3. 膳食参考摄入量及食物来源

(1) 膳食参考摄入量　烟酸在体内可以由色氨酸转化而来，膳食烟酸参考摄入量以烟酸当量来表示：烟酸当量(mg NE)＝烟酸(mg)＋1/60 色氨酸(mg)。

《中国居民膳食营养素参考摄入量(2023 版)》中推荐成年男、女性烟酸的 RNI 值分别为 15 mg NE/d 和 12 mg NE/d，乳母的 RNI 值为 16 mg NE/d(表 2－6－8)。成年人烟酸的 UL 值为 35 mg NE/d。

**表 2－6－8　中国居民膳食烟酸参考摄入量**

| 年龄/阶段 | EAR/(mg NE・$d^{-1}$) | | RNI/(mg NE・$d^{-1}$) | | UL | |
|---|---|---|---|---|---|---|
| | 男性 | 女性 | 男性 | 女性 | 烟酸/(mg NE・$d^{-1}$) | 烟酰胺/(mg・$d^{-1}$) |
| 18 岁～ | 12 | 10 | 15 | 12 | 35 | 310 |
| 65 岁～ | 12 | 10 | 15 | 12 | 35 | 300 |
| 75 岁～ | 12 | 10 | 15 | 12 | 35 | 290 |
| 孕期 | — | ＋0 | — | ＋0 | 35 | 310 |
| 乳母 | — | ＋3 | — | ＋4 | 35 | 310 |

注：“＋”表示在相应年龄阶段的成年女性需要量基础上增加的需要量。

(2) 食物来源　烟酸及烟酰胺广泛存在于各种食物中，植物性食物中存在的主要是烟酸，在坚果类食物中含量丰富。而动物性食物中存在的主要是烟酰胺，在动物肝、肾、瘦畜肉、鱼含量丰富。此外，乳、蛋中烟酰胺含量虽然不高，但色氨酸较多，可在体内转化为烟酸。

4. 摄入水平与健康

(1) 摄入不足　烟酸摄入不足引起的全身性疾病称为糙皮病或癞皮病，严重的烟酸缺乏症可以出现较典型的“3D”症状，即皮炎、腹泻及痴呆。由于维生素 $B_2$ 作为辅酶参与细胞内色氨酸到烟酸的转化过程，影响烟酸的代谢，因此烟酸缺乏常与维生素 $B_2$ 缺乏同时存在。

(2) 摄入过量　服用烟酸补充剂、进食烟酸强化食品以及临床采用大量烟酸治疗高脂血症时，可能出现烟酸过量反应，表现症状为皮肤发红、眼部感觉异常、高尿酸血症等。

### (四) 维生素 $B_6$

维生素 $B_6$ 是吡啶的衍生物，在体内主要有 6 种天然存在形式，包括吡哆醇、吡哆醛、吡哆胺及其单磷酸化衍生物。在植物中主要以吡哆醇、吡哆胺及其磷酸化形式存在，而在动物组织中主要以吡哆醛、吡哆胺及其磷酸化形式存在。其中磷酸吡哆醛和磷酸吡哆胺是维生素 $B_6$ 在体内的活性形式。

1. 生理功能　维生素 $B_6$ 作为多种辅酶的必需组成部分，在氨基酸代谢、血红蛋白合成、烟酸的形成、同型半胱氨酸的分解中发挥着关键的作用，与蛋白质、脂类和能量代谢关系密切。此外，它还参与调节神经递质的合成，并作为抗氧化剂、金属螯合剂、羰基清除剂和光敏剂的结构基础，具有防止脂质过氧化的功能。

2. 消化、吸收与代谢 不同形式的维生素 $B_6$ 大部分可经非饱和被动扩散机制在空回肠中被吸收。食物中维生素 $B_6$ 生物利用率大于 75%，维生素 $B_6$ 补充剂的生物利用率大于 90%。

维生素 $B_6$ 代谢的主要器官是肝脏和肠道。

3. 膳食参考摄入量及食物来源

(1) 膳食参考摄入量 《中国居民膳食营养素参考摄入量(2023 版)》中推荐我国成年人维生素 $B_6$ 的 RNI 值为 1.4 mg/d，成年人维生素 $B_6$ 的 UL 值为 60 mg/d(表 2-6-9)。

**表 2-6-9 中国居民膳食维生素 $B_6$ 参考摄入量**

| 年龄/阶段 | EAR/(mg·d⁻¹) | | RNI(AI)/(mg·d⁻¹) | | UL/(mg·d⁻¹) |
|---|---|---|---|---|---|
| | 男性 | 女性 | 男性 | 女性 | |
| 18 岁～ | 1.2 | 1.2 | 1.4 | 1.4 | 60 |
| 50 岁～ | 1.3 | 1.3 | 1.6 | 1.6 | 55 |
| 75 岁～ | 1.3 | 1.3 | 1.6 | 1.6 | 55 |
| 孕期 | — | +0.7 | — | +0.8 | 60 |
| 乳母 | — | +0.2 | — | +0.3 | 60 |

注："+"表示在相应年龄阶段的成年女性需要量基础上增加的需要量。

(2) 食物来源 维生素 $B_6$ 广泛存在于各种食物中，如植物性食物中的熟葵花籽、熟榛子、黄豆和花生等，动物性食物中的金枪鱼、鸡胸脯肉、牛肉、鸡翅和猪肉等。

4. 摄入水平与健康

(1) 摄入不足 因膳食摄入不足引起的单纯维生素 $B_6$ 缺乏较罕见，且缺乏发生时典型症状不明显。维生素 $B_6$ 缺乏一般伴有其他 B 族维生素同时缺乏，症状表现为眼、鼻与口腔周围皮肤脂溢性皮炎。若长期缺乏会引发中枢神经、造血、免疫、皮肤、消化等多器官系统的进一步损害，甚至影响婴幼儿生长发育、增加老年人高同型半胱氨酸血症及心脑血管疾病的患病风险。

(2) 摄入过量 维生素 $B_6$ 的毒副作用相对较低，一般不会发生摄入过量。但过量服用维生素 $B_6$ 制剂可引起中毒，表现为周围感觉神经症状及腕管综合征等。

### (五) 叶酸

叶酸是蝶酸和谷氨酸结合构成的萜类化合物的总称，属于 B 族维生素。它在体内的生物活性形式为四氢叶酸。天然食物中的叶酸均为还原型，补充剂或强化食物中的合成叶酸，为氧化型单谷氨酸叶酸。

1. 生理功能 叶酸作为体内生化反应中一碳单位转移酶系的辅酶，参与"一碳基团"的转移。此外，它还参与核苷酸合成、DNA 甲基化反应，对于人体细胞生长、分化、修复至关重要，并具有预防胎儿神经管缺陷的作用。

2. 消化、吸收与代谢 天然食物叶酸的生物利用率为 50%，合成叶酸的生物利用率为 85%。机体储存叶酸的主要部位是肝脏，贮存量占体内叶酸总量的 50%左右。

叶酸主要通过胆汁和尿液排出体外。由胆汁排至肠道的叶酸可被吸收，形成肝肠循环。

3. 膳食参考摄入量及食物来源

(1) 膳食参考摄入量 叶酸的参考摄入量应以膳食叶酸当量(DFE)计算。《中国居民膳食营养素参考摄入量(2023 版)》中推荐我国成年人叶酸的 RNI 值为 400 μg DFE/d，孕妇叶酸的 RNI 值为 600 μg DFE/d，乳母叶酸的 RNI 值为 550 μg DFE/d(表 2-6-10)。

表 2-6-10　中国居民膳食叶酸参考摄入量

| 年龄/阶段 | EAR/(μg DFE·$d^{-1}$) | RNI/(μg DFE·$d^{-1}$) | UL/(mg·$d^{-1}$) |
|---|---|---|---|
| 18 岁～ | 320 | 400 | 1000 |
| 孕期 | ＋200 | ＋200 | 1000 |
| 乳母 | ＋130 | ＋150 | 1000 |

注：叶酸的 UL 指每日合成叶酸摄入量上限，不包括天然食物来源的叶酸量。
“＋”表示在相应年龄阶段的成年女性需要量基础上增加的需要量。

(2) 食物来源　叶酸广泛存在于各种动、植物性食物中。富含叶酸的食物有动物肝脏、豆类、坚果类、深绿色叶类蔬菜等。

4. 摄入水平与健康

(1) 摄入不足　人体肠道细菌能够合成叶酸，所以一般不易发生缺乏。但当机体吸收不良、代谢失常或需求增加、酗酒、服用抗惊厥药物及长期使用叶酸拮抗药物等情况下，可造成叶酸缺乏。叶酸缺乏时会导致“一碳单位”转移发生障碍，影响机体造血系统，典型症状是巨幼红细胞贫血。此外，叶酸缺乏还可以影响同型半胱氨酸向蛋氨酸的转化，导致同型半胱氨酸血症。孕期缺乏叶酸可引起胎儿神经管缺陷、胎盘发育不良、先兆子痫、胎盘早剥、自发性流产的发生率增高。

(2) 摄入过量　天然食物中的叶酸不会发生因摄入过量而中毒的现象，但长期摄入大剂量合成叶酸可能干扰抗惊厥药物的作用、干扰锌的吸收及掩盖维生素 $B_1$、维生素 $B_2$ 缺乏的早期表现。

**(六) 维生素 $B_{12}$**

维生素 $B_{12}$ 又称钴胺素，是预防和治疗恶性贫血的维生素。维生素 $B_{12}$ 在中性溶液中比较稳定，在酸性或碱性溶液中易分解，受日照也会使其失去活性。

1. 生理功能　维生素 $B_{12}$ 在体内主要以甲基 $B_{12}$ 和辅酶 $B_{12}$ 两种辅酶形式参与机体代谢，并发挥生理功能。

(1) 以甲基转移酶的辅酶参与蛋氨酸合成　维生素 $B_{12}$ 作为蛋氨酸合成酶的辅酶，参与同型半胱氨酸甲基化为蛋氨酸的过程。维生素 $B_{12}$ 缺乏会造成同型半胱氨酸堆积和蛋氨酸合成受阻，引发高同型半胱氨酸血症。此外，维生素 $B_{12}$ 缺乏还会造成组织中游离的四氢叶酸含量减少，导致核酸合成障碍，引发巨幼红细胞贫血。

(2) 参与甲基丙二酸-琥珀酸异构化反应　维生素 $B_{12}$ 是甲基丙二酰辅酶 A 异构酶的辅酶，参与将甲基丙二酰辅酶 A 转变成琥珀酰辅酶 A 的过程。

2. 消化、吸收与代谢　食物中的维生素 $B_{12}$ 多与蛋白质相结合，在胃蛋白酶和胰蛋白酶的作用下，才会释放出游离的钴胺素。维生素 $B_{12}$ 在机体内的吸收部位是回肠。游离钙和碳酸氢盐均有利于维生素 $B_{12}$ 的吸收。胃酸过少，胰蛋白酶分泌不足及回肠疾病均可降低维生素 $B_{12}$ 的吸收率。蛋、肉和鱼类食物中的维生素 $B_{12}$ 的吸收率达 25%～65%。健康成年人膳食维生素 $B_{12}$ 的吸收率约为 50%。

体内维生素 $B_{12}$ 的储存量为 2～3 mg，其中约 50%储存于肝脏，少量分布于肺、肾、脾。维生素 $B_{12}$ 主要经尿液排出。

3. 膳食参考摄入量及食物来源

(1) 膳食参考摄入量　《中国居民膳食营养素参考摄入量(2023 版)》推荐我国成年人维生素 $B_{12}$ 的 EAR 值为 2.0 μg/d，RNI 值为 2.4 μg/d(表 2-6-11)。

(2) 食物来源　维生素 $B_{12}$ 主要的食物来源为肉类、动物内脏、鱼、禽、贝壳类及蛋类。乳及乳制品中含有少量维生素 $B_{12}$。植物性食物中基本不含维生素 $B_{12}$。

**表 2-6-11　中国居民膳食维生素 $B_{12}$ 参考摄入量**

| 年龄/阶段 | EAR/($\mu g \cdot d^{-1}$) | RNI/($\mu g \cdot d^{-1}$) | 年龄/阶段 | EAR/($\mu g \cdot d^{-1}$) | RNI/($\mu g \cdot d^{-1}$) |
|---|---|---|---|---|---|
| 0 岁～ | — | 0.3(AI) | 30 岁～ | 2.0 | 2.4 |
| 0.5 岁～ | — | 0.6(AI) | 50 岁～ | 2.0 | 2.4 |
| 1 岁～ | 0.8 | 1.0 | 65 岁～ | 2.0 | 2.4 |
| 4 岁～ | 1.0 | 1.2 | 75 岁～ | 2.0 | 2.4 |
| 7 岁～ | 1.2 | 1.4 | 孕早期 | +0.4 | +0.5 |
| 9 岁～ | 1.5 | 1.8 | 孕中期 | +0.4 | +0.5 |
| 12 岁～ | 1.7 | 2.0 | 孕晚期 | +0.4 | +0.5 |
| 15 岁～ | 2.1 | 2.5 | 乳母 | +0.6 | +0.8 |
| 18 岁～ | 2.0 | 2.4 | | | |

注:"+"表示在相应年龄阶段的成年女性需要量基础上增加的需要量。

4. 摄入水平与健康

(1) 摄入不足　维生素 $B_{12}$ 广泛存在于动物性食物中,机体对它的需求量少,所以一般因摄入不足而导致的缺乏比较少见。但在一些特殊人群中,如老年人、婴儿、儿童、青少年、育龄妇女及素食人群维生素 $B_{12}$ 缺乏风险较高。维生素 $B_{12}$ 缺乏症状主要表现为:① 巨幼红细胞贫血:当维生素 $B_{12}$ 缺乏时,会导致合成胸腺嘧啶所需的 5,10-亚甲基四氢叶酸不足,引起红细胞 DNA 合成障碍,诱发巨幼红细胞贫血。② 神经系统损害:维生素 $B_{12}$ 缺乏会造成甲基化反应受阻,引起神经系统损害,症状表现为斑状或弥漫性的神经脱髓鞘,出现精神抑郁、记忆力下降、四肢震颤等。③ 高同型半胱氨酸血症:维生素 $B_{12}$ 缺乏会导致同型半胱氨酸转化障碍,致使同型半胱氨酸在血液中蓄积,引发高同型半胱氨酸血症。

(2) 摄入过量　目前,未见从食物或补充剂中摄入过量维生素 $B_{12}$ 有害人体健康的报道。

### (七) 泛酸

泛酸是辅酶 A(CoA)的组成成分。它是黄色黏稠油状物,其水溶液在中性环境下很稳定,而在酸性或碱性情况下易被热破坏。

1. 生理功能　泛酸的主要生理功能是通过 CoA 和 ACP 体现。CoA 是许多酶的辅因子和酰基载体,是机体碳水化合物、脂肪、蛋白质代谢功能必需的辅酶。而 ACP 作为脂肪酸合成酶复合体的组成成分,参与脂肪酸的合成。

(1) 参与脂质代谢　泛酸通过构成 CoA 参与体积内脂肪酸的碳链延长以及甘油三酯的合成。ACP 不仅是脂肪酸合成酶复合体的关键组成部分,同时参与脂肪酸的合成过程。

(2) 参与碳水化合物和蛋白质代谢　CoA 在体内形成乙酰辅酶 A,参与乙醇、氨、糖类和氨基酸的乙酰化。此外,CoA 修饰蛋白质的酰基化,有利于增强 DNA 稳定性,减少氧自由基导致的细胞损害。

2. 消化、吸收与代谢　食物中的泛酸多以 CoA 或 ACP 的形式存在,在小肠内被焦磷酸酶和磷酸酶水解泛酰巯乙胺后可被直接吸收,或在小肠中被代谢为泛酸而吸收。

泛酸在体内主要分布在肝、肾、脑、心、肾上腺和睾丸等组织。CoA 水解产生的泛酸和少量 4-磷酸泛酸盐,由尿液排出。尿液中的泛酸浓度取决于近期的泛酸摄入水平。

3. 膳食参考摄入量及食物来源

(1) 膳食参考摄入量　《中国居民膳食营养素参考摄入量(2023 版)》推荐我国成年人和老年人泛酸 AI 值均为 5.0 mg/d(表 2-6-12)。

表 2-6-12　中国居民膳食泛酸参考摄入量

| 年龄/阶段 | AI/(mg·d$^{-1}$) | 年龄阶段 | AI/(mg·d$^{-1}$) |
|---|---|---|---|
| 0 岁～ | 1.7 | 30 岁～ | 5.0 |
| 0.5 岁～ | 1.9 | 50 岁～ | 5.0 |
| 1 岁～ | 2.1 | 65 岁～ | 5.0 |
| 4 岁～ | 2.5 | 75 岁～ | 5.0 |
| 7 岁～ | 3.1 | 孕早期 | +1.0 |
| 9 岁～ | 3.8 | 孕中期 | +1.0 |
| 12 岁～ | 4.9 | 孕晚期 | +1.0 |
| 15 岁～ | 5.0 | 乳母 | +2.0 |
| 18 岁～ | 5.0 | | |

注:“+”表示在相应年龄阶段的成年女性需要量基础上增加的需要量。

(2) 食物来源　泛酸在自然界中广泛存在,含量因食物的种类、加工方法不同而略有差异。泛酸含量丰富的食物有动物的肝脏与肾脏、肉类、蛋黄、坚果、蘑菇和全谷物食品等。

4. 摄入水平与健康

(1) 摄入不足　泛酸在动、植物食物中普遍存在,单纯因膳食因素引起的泛酸缺乏病不常见。长期食用缺乏泛酸的半合成膳食,或使用泛酸拮抗剂者,可能出现泛酸缺乏症。严重的泛酸缺乏表现为疲乏、感情淡漠和全身乏力、胃肠不适、情绪失常、手脚感觉异常、对胰岛素的敏感性降低和抗体产生减少等。泛酸缺乏还与乙酰胆碱不足、神经退行性疾病、脱髓鞘、老年性痴呆有关。

(2) 摄入过量　泛酸基本无毒性,人们即使服用大剂量(10～20 g/d)也可以很好地耐受,偶尔可产生轻度肠道不适和腹泻。

### (七) 维生素 C

维生素 C 又称为抗坏血酸。维生素 C 纯品为白色结晶,有明显的酸味,易溶于水,微溶于乙醇,不溶于非极性有机溶剂,在酸性环境中稳定,在热、光和碱性环境下不稳定。

1. 生理功能

(1) 羟化作用　维生素 C 可辅助脯氨酸羟化酶与赖氨酸羟化酶,参与机体羟化反应,合成胶原蛋白。此外,还可促进胆固醇转化为胆汁酸的羟化过程,促进氨基酸合成神经递质 5-羟色胺及去甲肾上腺素。

(2) 抗氧化作用　维生素 C 具有较强的还原性,可与脂溶性抗氧化剂协同作用,清除自由基,防止脂质过氧化反应;使三价铁还原为二价铁,有效促进铁的吸收;将无活性的叶酸还原为具有生物活性的四氢叶酸,防治巨幼红细胞贫血;抵御低密度脂蛋白胆固醇的氧化,预防动脉粥样硬化的发生。

(3) 调节免疫功能　维生素 C 参与机体免疫调节。白细胞的吞噬功能依赖于血浆维生素 C 水平,较高浓度的维生素 C 能够促进抗体的形成。

(4) 解毒作用　维生素 C 可以与重金属离子(如 $Pb^{2+}$、$Hg^{2+}$、$As^{2+}$、$Cd^{2+}$ 等)结合,形成稳定的络合物,从而降低它们在体内的毒性。此外,维生素 C 还可以促进苯、细菌毒素及某些药物的代谢转变,减少它们对细胞的损害。

2. 消化、吸收与代谢　多数动物能够利用葡萄糖合成维生素 C,但人体缺乏合成维生素 C 的酶,所以必须依赖食物供给满足机体需求。食物中的维生素 C 摄入后自胃肠道被吸收,而后迅速进入血液循环,被分布在体内不同组织器官。其中,脑下垂体中含量最高,其次是肾上腺、肾脏、脾脏和肝脏,胰腺和胸腺也存在一定量的维生素 C,血浆和唾液中含量最低。

3. 膳食参考摄入量及食物来源

（1）膳食参考摄入量　《中国居民膳食营养素参考摄入量（2023 版）》中推荐我国 18 岁以上成年人维生素 C 的 RNI 值为 100 mg/d，18 岁以上成年人 PI－NCD 值为 200 mg/d，成年人维生素 C 的 UL 值为2000 mg/d（表 2－6－13）。

表 2－6－13　中国居民膳食维生素 C 参考摄入量

| 年龄/阶段 | EAR/（$mg \cdot d^{-1}$） | RNI/（$mg \cdot d^{-1}$） | PI－NCD/（$mg \cdot d^{-1}$） | 年龄/阶段 | EAR/（$mg \cdot d^{-1}$） | RNI/（$mg \cdot d^{-1}$） | UL/（$mg \cdot d^{-1}$） | PI－NCD/（$mg \cdot d^{-1}$） |
|---|---|---|---|---|---|---|---|---|
| 0 岁～ | — | 40(AI) | — | 12 岁～ | 80 | 95 | 1600 | — |
| 0.5 岁～ | — | 40(AI) | — | 15 岁～ | 85 | 100 | 1800 | — |
| 1 岁～ | 35 | 40 | — | 18 岁～ | 85 | 100 | 2000 | 200 |
| 4 岁～ | 40 | 50 | — | 30 岁～ | 85 | 100 | 2000 | 200 |
| 7 岁～ | 50 | 60 | — | 50 岁～ | 85 | 100 | 2000 | 200 |
| 9 岁～ | 65 | 75 | — | 65 岁～ | 85 | 100 | 2000 | 200 |
| 75 岁～ | 85 | 100 | 200 | 孕晚期 | ＋10 | ＋15 | 2000 | ＋0 |
| 孕早期 | ＋0 | ＋0 | ＋0 | 乳母 | ＋40 | ＋50 | 2000 | ＋0 |
| 孕中期 | ＋10 | ＋15 | ＋0 | | | | | |

注："＋"表示在相应年龄阶段的成年女性需要量基础上增加的需要量。

（2）食物来源　维生素 C 广泛存在于新鲜的蔬菜与水果中，如绿色、红色和黄色的辣椒、菠菜、番茄、柑橘、山楂、猕猴桃、鲜枣、草莓和橙等。在动物性食物中，肉、鱼、禽、蛋和牛奶维生素 C 含量较少。谷类及豆类维生素 C 含量很少，薯类则含量更少。

4. 摄入水平与健康

（1）摄入不足　当膳食摄入不足或机体需要增加，且不能得到及时补充时，可导致体内维生素 C 储存减少，引起缺乏，严重缺乏时可引发坏血病，表现症状包括：① 出血：牙龈出血、鼻出血、皮下片状瘀斑、骨膜下出血，甚至出现血尿、便血及贫血，严重时偶有胸腔、腹腔、颅内出血。② 牙龈炎：牙龈结缔组织结构受损，导致牙龈萎缩、牙根暴露，严重时牙齿松动与脱落。③ 骨骼病变与骨质疏松：骨骼有机质形成不良导致骨骼病变与骨质疏松，患者出现关节疼痛、骨痛甚至骨骼变形。坏血病患者若不及时治疗，可危及生命。

（2）摄入过量　维生素 C 的毒性很小，但过量服用仍可能产生一些副作用。摄入过量，维生素 C 的分解代谢产物草酸盐通过肾脏的排出量增加，可能会导致泌尿系统结石。成年人每日摄入超过 2～3 g 的维生素 C，可引起渗透性腹泻，小肠蠕动加速，出现腹痛、腹泻等症状，且易造成机体脱水。

### （八）其他水溶维生素

1. 生物素　又称维生素 $B_7$、维生素 H、辅酶 R。它主要作为生物素依赖性羧化酶的辅酶在机体内发挥作用，如参与能量物质代谢，参与基因表达调控等。由于生物素的食物来源广泛，且肠道菌群可部分合成生物素，因此人体缺乏的可能性较低。

生物素广泛地存在于各类食物中，在坚果、菌藻、动物肝脏、蛋类、大豆中生物素含量丰富，而在大部分精制谷物、浅色蔬菜、水果、肉类食品中含量相对较低。受季节、加工方式的影响，不同食物中生物素含量差异较大。

2. 胆碱　胆碱能将脂肪和胆固醇乳化，防止胆固醇在动脉壁或胆囊中堆积。此外，还可以作为甲基供体，参与体内甲基代谢。由于胆碱可以在机体内源性合成，故在人体未观察到特异性胆碱缺乏症状。

胆碱广泛存在于各种食物中，主要以卵磷脂的形式存在。动物性食物的总胆碱含量很丰富，其中蛋黄和肝脏含总胆碱最高。植物性食物的含量差别较大，大豆及其制品、花生、籽类、菌菇类等植物性食物含量较高。

## 第七节　水

水是维持生命和健康所必需的一种营养素，不仅是构成人体的重要成分，而且发挥着多种重要的生理功能。

### 一、生理功能

1. 构成人体组成成分　水广泛分布在人体组织和细胞内外，构成人体的内环境，是人体保持细胞形状和构成体液所必需的物质。各组织器官的含水量不同，其中血液中含水量最多，脂肪组织中最少。

2. 作为新陈代谢的介质　水是体内进行物质新陈代谢和生化反应的重要介质。它具有较大的流动性，在消化、吸收、循环和排泄等生理过程中，能够有效促进营养物质的运输和废物的排出，维系机体新陈代谢和生理化学反应的正常进行。

3. 维持体液正常的渗透压及电解质平衡　在正常情况下，体液在血浆、组织间液及细胞内液间，通过溶质的渗透作用，维持着动态平衡。在细胞内、外液中，阴阳离子的平衡依靠电解质的动态活动和交换来维持。

4. 调节体温　水可以吸收机体代谢过程中产生的能量。在高温状态下，体热可随水分经皮肤蒸发散热，以维持体温的恒定。

5. 润滑作用　在机体内，水与黏性分子结合可以形成眼睛和关节的润滑液、呼吸系统的黏液、消化系统的消化液和泌尿生殖系统的黏液。它们对器官、关节、肌肉、组织能起到缓冲、润滑和保护的作用。

### 二、消化、吸收与代谢

在正常情况下，人每日水的摄入量和排出量大体相同，维持在2500 mL左右，处于动态平衡状态。体内水的来源包括饮水、食物中的水和内生水，其中饮水约1200 mL，食物中的水约1000 mL，内生水约300 mL（表2-7-1）。内生水主要来源于蛋白质、脂肪和碳水化合物代谢时产生的水。

**表2-7-1　正常成人每日水的摄入和排出途径及量**

| 来源 | 摄入量/mL | 排出途径/mL | 排出量/mL |
|---|---|---|---|
| 饮水或饮料 | 1200 | 肾脏（尿液） | 1500 |
| 食物 | 1000 | 皮肤（汗液） | 500 |
| 内生水 | 300 | 肺（呼气） | 350 |
| | | 肠道（粪便） | 150 |
| 合计 | 2500 | 合计 | 2500 |

体内的水主要经由肾脏、皮肤、肺及肠道排出。其中，经肾脏以尿液的形式排出为主要途径，占总排出量的60%，其次是经皮肤以汗液的形式排出，占总排出量的20%，由肠道以粪便的形式排出的水分占总排出量的6%。

## 三、膳食参考摄入量

《中国居民膳食营养素参考摄入量(2023版)》中推荐1～2岁幼儿的总水AI为1300 mL/d,成年男性总水AI值为3000 mL/d,女性总水AI值为2700 mL/d,乳母饮水AI值为2100 mL/d。

## 四、摄入水平与健康

1. 摄入不足　当体内水分流失过多或摄入过多盐分,将引发细胞外液钠浓度的变化。严重时可能导致机体水和电解质代谢的紊乱,还可能增加罹患泌尿系统疾病的风险。此外,如果水分摄入不足或流失过多,导致的脱水状态不仅会降低机体的身体活动能力,还可能影响认知能力,并增加便秘的风险。

2. 摄入过量　正常人的肾脏、汗腺等具水排出功能,所以一般情况下极少发生水中毒。水中毒多见于疾病状态,如肾脏病、肝病、充血性心力衰竭等。在短期内摄入大量水分而钠盐摄入不足时,可导致低钠血症,严重时甚至会危及生命。

# 第八节　能　　量

人体的一切活动都与能量代谢密不可分。人体依赖摄取食物中的产能营养素(碳水化合物、脂肪和蛋白质),获取必要的能量供给,以维持各项生理机能和生命活动。

## 一、能量

### (一) 能量单位

国际通用的能量单位是焦耳(J)、千焦耳(kJ)或兆焦耳(MJ)。

营养学上常使用的能量单位是卡(cal)、千卡(kcal),1卡(cal)是指在1个标准大气压下,1 kg纯水由15℃上升到16℃时所需要的能量。

能量单位换算关系如下:1 kcal=4.184 kJ,1 kJ=0.239 kcal

### (二) 能量系数

能量系数是指每克产能营养素在体内氧化分解(或在体外燃烧)时所产生的能量值。食物中的产能营养素在体外燃烧的能量分别为:1 g碳水化合物:17.15 kJ(4.1 kcal);1 g脂肪:39.54 kJ(9.45 kcal);1 g蛋白质:23.65 kJ (5.65 kcal)。

一般情况下,食物营养素在人体消化道不能完全被吸收,且消化率也不相同。混合膳食中碳水化合物、脂肪和蛋白质的吸收率分别为98%、95%和92%。因此,在实际应用中,产能营养素产生的能量按照如下关系进行换算:

1 g碳水化合物:17.15 kJ×98%=16.81 kJ(4.0 kcal)

1 g脂肪:39.54 kJ×95%=37.56 kJ(9.0 kcal)

1 g蛋白质:(23.64 kJ－5.44 kJ)×92%=16.74 kJ/g(4.0 kcal)

此外,乙醇也能提供较高的能量,其能量系数为29 kJ(7.0 kcal)。

## 二、人体的能量消耗

成年人的能量消耗主要用于维持基础代谢、身体活动与食物热效应三方面。对孕妇与乳母而言,能量消耗还用于胎儿生长发育、母体的子宫、胎盘以及乳房等组织增长、合成分泌乳汁等。对于婴幼儿、儿童和青少年，还包括生长发育所需要的能量。

### （一）基础代谢

1. 基础代谢与基础代谢率

基础代谢是维持人体最基本生命活动所必需的能量消耗，是人体能量消耗的主要部分，占人体总能量消耗的 45%～70%。

FAO/WHO 对基础代谢的定义为：经过 10～12 h 空腹和良好的睡眠，清醒仰卧，恒温条件下（一般为 22～26℃），无任何身体活动和紧张的思维活动，全身肌肉放松时所需的能量消耗。此时机体处于维持最基本的生命活动状态，能量消耗仅用于维持体温、心跳、呼吸、各器官、组织和细胞功能等最基本的生命活动。

基础代谢的水平用基础代谢率（BMR）来表示，指机体处于基础代谢状态下，单位时间内的能量代谢量，即单位时间内每千克体重（或每平方米体表面积）的能量消耗，单位为 kJ/($m^2$ · h)或 kcal/($m^2$ · h)。

2. 影响基础代谢的因素

（1）体型和机体构成　体表面积越大，散发的热量越多。此外，瘦高的人基础代谢高于矮胖的人，对于群体，平均体重对基础代谢的影响远大于身高。

（2）年龄　婴儿、儿童和青少年生长发育快，BMR 相对较高。成年后，随着年龄的增长，基础代谢水平逐渐下降。30 岁以后，BMR 每 10 年下降 1%～2%，67 岁以后，每 10 年下降 3%～5%。

（3）性别　女性人体瘦体重比例低于男性，脂肪比例高于男性，故女性 BMR 比男性低。孕期妇女因需要合成新组织，BMR 增加。

（4）内分泌　许多激素对细胞代谢起调节作用，当内分泌腺，如甲状腺、肾上腺等分泌异常时，可影响 BMR。

（5）其他因素　一切应激状态，如发热、创伤、心理应激等均可使 BMR 升高。此外，气候、睡眠、情绪、身体活动水平等因素都可能影响基础代谢。

### （二）身体活动

除基础代谢外，身体活动消耗的能量是影响人体总能量消耗最重要的部分，一般占总能量消耗的 25%～50%。随着人体活动量的增加，其能量消耗将大幅度增加。这是控制人体能量支出、保持能量平衡的关键要素。

### （三）食物热效应

食物热效应（TEF）又称食物特殊动力作用（SDA），是人体摄食过程引起的额外能量消耗，是人体对摄入的营养素进行消化、吸收、合成、代谢转化所消耗的额外能量。

食物热效应对人体是一种损耗而不是收益。不同营养素的食物热效应存在差别，一般碳水化合物为 5%～10%，脂肪为 0～5%，而蛋白质最高，为 20%～30%。成年人摄入混合膳食，每日由于食物热效应而额外增加的能量消耗，相当于总能量消耗的 10%。

### （四）特殊生理阶段的能量消耗

婴儿期生长发育所需的能量占总能量的比例最大。0～3 月龄约占总能量需要的 35%，4～6 月龄降到约 17.5%，12 月龄降到总能量需要量的 3%，2 岁约为 2%。青少年期生长发育所需能量占总能量需要量的 1%左右。

孕期所需能量消耗的增加主要包括胎儿生长发育、孕妇子宫、乳房与胎盘的发育及组织的自身代谢等。哺乳期乳母产生乳汁及乳汁自身含有的能量等也需要额外的能量消耗。

## 三、人体能量的推荐摄入量

确定能量需要量时，需要充分考虑性别、年龄、体重、身高、体力活动和生长发育等因素。《中国居民膳食营养素参考摄入量（2023 版）》制订了我国成年人能量需要量（表 2－8－1）。

表 2－8－1　成年人膳食能量需要量（EER）

| 性别 | 年龄/a | 目标参考体重/kg | BMR | | EER | | |
|---|---|---|---|---|---|---|---|
| | | | kcal/d | kcal/(kg·d) | PAL=1.40 kcal/d | PAL=1.70 kcal/d | PAL=2.00 kcal/d |
| 男性 | 18～ | 65.0 | 1510 | 23.2 | 2150 | 2550 | 3000 |
| | 30～ | 63.0 | 1481 | 23.5 | 2050 | 2500 | 2950 |
| | 50～ | 63.0 | 1407 | 22.3 | 1950 | 2400 | 2800 |
| 女性 | 18～ | 56.0 | 1223 | 22.0 | 1700 | 2100 | 2450 |
| | 30～ | 56.0 | 1209 | 21.6 | 1700 | 2050 | 2400 |
| | 50～ | 55.0 | 1148 | 20.9 | 1600 | 1950 | 2300 |

根据中国人的膳食特点和饮食习惯，特别是为了预防慢性非传染性疾病，《中国居民膳食营养素参考摄入量（2023 版）》推荐 65 岁以下成年人膳食中碳水化合物、脂肪和蛋白质所提供的能量范围应分别为总能量的 50%～65%、20%～30%和 10%～20%；65 岁及以上老年人分别为 50%～65%、20%～30%及 15%～20%。婴幼儿时期为满足其快速生长的能量需要，膳食脂肪供能比相应较高，4 岁以后脂肪的供能与成人相同，不宜超过总能量的 30%。

### （四）摄入水平与健康

1. 摄入不足　个体可能因为食物短缺、特殊疾病不能顺利进食、过度节食或偏食等，导致从食物中摄入的总能量低于消耗的能量，形成能量负平衡状态。轻度或较短时间的能量摄入不足对健康的主要影响是脂肪和肌肉丢失所致的体重减轻、消瘦、体能下降等。严重的或长期能量摄入不足，又称为消瘦衰弱症，身体各系统的功能均受影响，主要表现为消瘦、皮下脂肪消失、头发枯黄稀疏容易脱落、双颊凹陷，生长发育迟缓、月经失调、骨质疏松等，对神经内分泌、脑认知功能和免疫功能也造成损害，甚至导致昏迷。

此外，个体如运动员、高强度身体活动者等身体活动能量消耗较大者，即使能量摄入正常，如果摄入的能量减去身体活动消耗的能量后仍不能满足基本生理功能时，会导致低能量可用性状态。这种状态即使仅持续 5 日，也可能引起机体严重的内分泌和代谢改变，如生殖功能异常、骨健康受损、低血压、低血糖和低血脂、免疫功能降低、食欲下降、胃肠道功能紊乱、免疫力低下、损伤、体能或运动能力下降和抑郁等。

2. 摄入过量　当能量摄入超过消耗时会导致摄入过量。无论是碳水化合物、脂肪或蛋白质，摄入过量的直接后果是过剩的能量在体内转化为脂肪储存，并影响细胞代谢功能。长期能量摄入过量会引起多种健康问题，如超重和肥胖、血脂异常及其相关的慢性疾病。

---

**【知识链接】**

**肥　胖**

肥胖是体内脂肪积聚过多导致的一种病理状态。常因过多摄食或人体代谢发生改变而导致体内脂肪积聚过多，体重增长，并引起病理生理方面的改变。

（1）轻度单纯性肥胖　可能无明显症状，仅表现为体重超标。

(2) 中、重度单纯性肥胖　在超重的基础上，可能出现气急、关节痛、肌肉酸痛等症状。

(3) 严重单纯性肥胖和继发性肥胖　常伴有血脂异常、脂肪肝、高血压、冠心病、糖耐量异常或糖尿病等疾病同时发生。

---

**课程思政**

**中国传统饮食文化——传承与创新**

中国是一个拥有悠久历史和丰富饮食文化的国家。传统的饮食文化作为中华民族的瑰宝，代代相传，至今仍然在中国的餐桌上流传。饮食文化是一个国家文化的重要组成部分，也是一个民族的精神象征。中国传统饮食文化不仅代表了中国人对食物的喜爱，更蕴含着对生活的热爱和追求。饮食文化的传承不仅可以让人们了解中国的历史和文化，更可以促进各地区之间的交流和融合。

人民健康是民族昌盛和国家富强的重要标志。当代大学生不仅要传承中国饮食文化，更要将营养学知识与日常生活紧密融合，守正创新，以新的实践创造更大成就。新时代的大学生置身于实现中华民族伟大复兴的时代洪流之中，应当把握时代脉搏，迎接时代挑战，增强创新创造的能力和本领，勇做改革创新的实践者，将弘扬改革创新精神贯穿于实践中、体现在行动上。

---

# 目标检测

## 一、单选题

1. 下列基础代谢率最高的人群是(　　)

A. 婴儿　　B. 青少年　　C. 成年人　　D. 老年人

2. 在人体内可以转化为酪氨酸的氨基酸是(　　)

A. 色氨酸　　B. 苯丙氨酸　　C. 赖氨酸　　D. 组氨酸

3. 对婴幼儿来讲，属于必需氨基酸的是(　　)

A. 酪氨酸　　B. 亮氨酸　　C. 组氨酸　　D. 苏氨酸

4. 粮谷类的第一限制氨基酸是(　　)

A. 赖氨酸　　B. 脯氨酸　　C. 色氨酸　　D. 甘氨酸

5. 下列水果中，血糖指数较低的水果是(　　)

A. 西瓜　　B. 柚子　　C. 香蕉　　D. 葡萄

6. 1 g 碳水化合物体内彻底燃烧产生的能量为(　　)

A. 2.0 kcal　　B. 4.0 kcal　　C. 5.0 kcal　　D. 7.0 kcal

7. 以下哪种元素是微量元素(　　)

A. 铁　　B. 钙　　C. 磷　　D. 硫

8. 下列食物中铁含量较多、吸收率最高的是(　　)

A. 大米　　B. 黑豆　　C. 奶类　　D. 肉类

9. 中国居民膳食指南推荐的成人钙的 RNI 值应为(　　)

A. 300 mg/d　　B. 400 mg/d　　C. 600 mg/d　　D. 800 mg/d

10. 青春期性发育迟缓的可能原因是缺乏(　　)

A. 钾　　B. 铁　　C. 锌　　D. 钠

11. 维生素 A 缺乏可引起(　　)

A. 眼干燥症　　B. 唇炎　　C. 巨幼红细胞性贫血　　D. 坏血病

12. 下列哪项不是维生素 D 缺乏症(　　)

A. 佝偻病　　B. 骨质疏松症　　C. 软骨病　　D. 癞皮病

13.《中国居民膳食指南(2023 版)》建议乳母的适宜饮水量应达到(　　)

A. 1200 mL/d　　B. 1800 mL/d　　C. 2100 mL/d　　D. 3000 mL/d

14. (　　)缺乏可引起坏血病。

A. 维生素 A　　B. 维生素 B　　C. 维生素 C　　D. 维生素 D

**二、多选题**

1. 以下能够发挥蛋白质互补作用的最佳食物搭配是(　　)

A. 花生和大豆　　B. 玉米和大豆　　C. 土豆和地瓜
D. 小米和大豆　　E. 大米和小米

2. 能为人体提供能量的营养素是(　　)

A. 碳水化合物　　B. 脂肪　　C. 蛋白质
D. 维生素　　E. 矿物质

3. 烟酸缺乏可出现下列(　　)典型症状

A. 皮炎　　B. 贫血　　C. 腹泻
D. 促进胃肠蠕动　　E. 痴呆

4. 不能为机体提供能量的营养素是(　　)

A. 蛋白质　　B. 矿物质　　C. 脂肪
D. 碳水化合物　　E. 维生素

5. 应保持正氮平衡的人群包括(　　)

A. 儿童　　B. 孕妇　　C. 健康成人
D. 疾病恢复期　　E. 肥胖

6. 人体的条件必需氨基酸有(　　)

A. 赖氨酸　　B. 蛋氨酸　　C. 酪氨酸
D. 色氨酸　　E. 半胱氨酸

7. 下列属于脂溶性维生素的是(　　)

A. 维生素 A　　B. 维生素 C　　C. 维生素 D
D. 维生素 E　　E. 维生素 K

**三、案例分析题**

1. 案例描述　患儿张某,男性,2 岁。家属反映,由于冬季气候寒冷,患儿户外活动时间相应缩短。近期观察到患儿夜间出现盗汗症状,且频繁惊醒,同时发现枕部头发稀疏,形成枕秃。

请根据上述案例回答以下问题:

(1) 根据症状判断该名儿童患有哪种营养性疾病?

(2) 应该给予什么样的膳食调整建议?

2. 案例描述　刘某,女性,30 岁,近一个月来出现眼部不适、发干、烧灼感、畏光、流泪等症状。经自行使用滴眼液治疗,未见症状改善,遂至医院就诊。医师通过询问病史、体格检查和生化临床检验,初步诊断为营养缺乏病,给予其膳食改善建议。

请根据上述案例回答以下问题:

(1) 根据患者的症状,判断其体内可能缺乏哪种营养素?

(2) 应该给予什么样的膳食建议?

# 第三章　各类食物的营养价值

【学习目标】

知识目标

1. 掌握食物营养价值评价的常用指标，植物性食物及动物性食物的营养特点。
2. 熟悉食物营养价值、营养质量指数的概念。
3. 了解营养素在加工烹调过程中的变化。

能力目标

1. 学会运用食物营养价值的相关知识，以科学的方法选择食物。
2. 具备指导各类人群科学选择食物的能力。
3. 能够根据不同人群的营养需求，提供专业的膳食指导。

素养目标

具有营养素养，能够在实践中促进健康膳食的选择，提高个人及公众的营养健康水平。

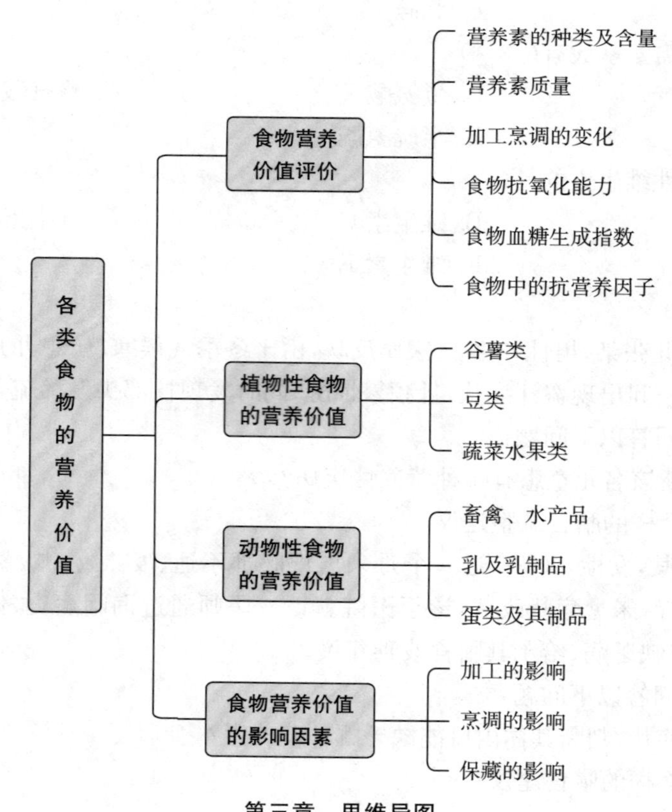


第三章　思维导图

食物的营养价值是指某种食物所含营养素和能量满足机体营养需要的程度。不同种类食物所含有的能量和营养素的种类及数量不同，其营养价值也不同。另外，食物所含营养素在生产、加工和烹饪的过程中也会发生变化，从而影响其营养价值。

**岗位情景模拟**

**情景描述**：张某，16 岁，目前由奶奶负责照料其日常生活。为了张某的身体健康，奶奶每日都会精心准备富含营养的食物，如鱼类、禽类、肉类和蛋类等。同时，奶奶认为米饭、馒头、面条等主食的营养较低，限制张某主食的摄入量。

**请思考**：

1. 奶奶对食物营养的认知是否正确？
2. 均衡膳食对人体健康有哪些重要的作用？

# 第一节　食物营养价值的评价

食品营养价值不能以一种或两种营养素的含量而决定，应从能量、营养素的种类及含量、营养素的相互比例、烹调加工的影响等几个方面综合考虑。

## 一、营养素的种类及含量

食物的营养价值主要取决于其提供的营养素种类和含量。食物所含营养素的种类、含量、比例以及消化吸收率，都会影响食物的营养价值。此外，食物的品种部位、产地及成熟的程度也会影响食物中营养素的种类和含量。所以当评定食物的营养价值时，首先应对其所含营养素的种类及含量进行分析确定。

## 二、营养素质量

在评价某种食物的营养价值时，要重点考虑其所含营养素的质与量。食物质主要体现在所含营养素被人体消化吸收利用的程度，消化吸收率和利用率越高，其营养价值就越高。

营养质量指数(index of nutrition quality，INQ)是指某食物中营养素能满足人体营养需要的程度(营养素密度)与该食物能满足人体能量需要的程度(能量密度)的比值。营养质量指数的公式如下：

$$\text{INQ}=\frac{\text{营养素密度}}{\text{能量密度}}$$

$$\text{营养素密度}=\frac{\text{一定量食物中某营养素含量}}{\text{该营养素的参考摄入量}}$$

$$\text{能量密度}=\frac{\text{一定量食物提供的能量}}{\text{能量的参考摄入量}}$$

若 INQ=1，表示该食物提供营养素和提供能量的能力相当。当人们摄入该种食物时，既能满足机体营养需要也能满足能量需要。若 INQ>1，表示该食物营养素的供给能力高于能量。当人们摄入该种食物时，满足营养素需要的程度大于满足能量需要的程度。若 INQ<1，表示该食物中该

营养素的供给能力低于能量的供给能力。当人们摄入该种食物时，满足营养素需要的程度小于满足能量需要的程度。一般认为 INQ>1 和 INQ=1 的食物营养价值高，INQ<1 的食物营养价值低。若长期摄入 INQ<1 的食物会发生该营养素摄入不足或能量过剩。

### 三、营养素在加工烹调过程中的变化

在大多数情况下，食物经过过度的加工处理会导致某些营养素的流失。然而，有些食物如大豆，在经过加工处理后，其蛋白质的利用率反而可以得到提高。因此，在选择食物加工处理方法时，应使用适当的加工技术，以最大限度地减少食物中营养素的损失，提高营养素的利用率。

### 四、食物抗氧化能力

食物中的抗氧化成分主要包括抗氧化营养素和植物化学物。其中，抗氧化营养素包括维生素 E、维生素 C 和硒等，而植物化学物则包括类胡萝卜素、番茄红素、多酚类化合物及花青素等。这些成分进入人体后，能够有效防止自由基的过度产生，并具备清除自由基的能力，有助于增强机体的抵抗力，并能够预防与营养相关的慢性疾病的发生。

### 五、食物血糖生成指数

机体摄入的碳水化合物来源各异，消化吸收速度不同，因此不同碳水化合物对血糖水平的影响存在显著差异。可用食物血糖生成指数来评价食物碳水化合物对血糖的影响，进而评价食物碳水化合物的营养价值。食物血糖生成指数较低的食物具有较高的营养价值。

### 六、食物中的抗营养因子

食物的营养价值必须充分考虑到某些食物中存在可能阻碍人体对营养素的吸收和利用的抗营养因子。如植物性食物中的植酸和草酸等物质可能对矿物质的吸收产生不利影响，大豆中含有胰蛋白酶抑制剂及植物红细胞凝血素等成分。因此，在进行食物营养价值评价时，必须全面考虑抗营养因子的存在及其潜在影响。

## 第二节 植物性食物的营养价值

植物性食物是人类摄取营养物质的重要来源。植物性食物种类繁多，按照膳食指南的分类，植物性食物有谷薯类、蔬菜水果类、大豆坚果类。

### 一、谷薯类的营养价值

#### （一）谷类的营养价值

谷类是指以禾本植物为主的粮食作物籽实总称，包括稻米、小麦、玉米、大麦、高粱、粟、燕麦、荞麦、糜子等。谷类是我国居民常见的主食，含有丰富的碳水化合物，是人类最经济的能量来源，同时也是 B 族维生素、矿物质、蛋白质和膳食纤维的重要来源。因谷物的种类、品种、产地、施肥以及加工方法的不同，谷类食物中的营养素种类和含量存在差异。

【知识链接】

**谷类结构**

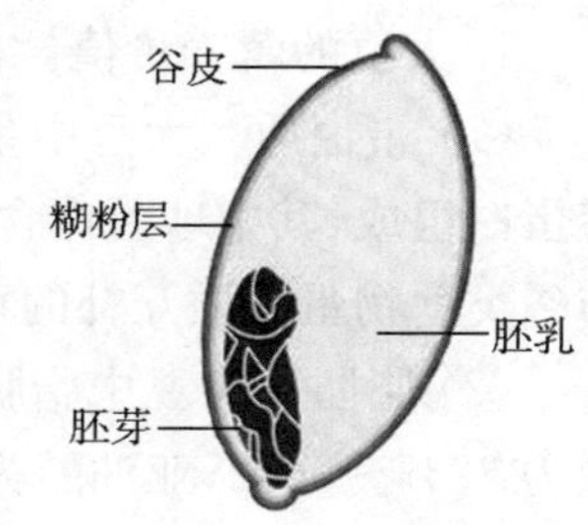


谷皮：位于谷粒的最外层，约占谷粒重量的5%，主要由纤维素、半纤维素等组成，含有一定量的蛋白质、脂肪、B族维生素和矿物质。在谷物加工过程中，容易被去除。

糊粉层：位于谷皮和胚乳之间，约占谷粒重量的8%，含有较多的纤维素、蛋白质、脂肪、B族维生素和矿物质。糊粉层在碾磨加工时易与谷皮一起脱落，混入糠麸中。

胚乳：是谷类的主要部分，占整个谷粒的85%～90%，含有大量淀粉和一定量的蛋白质。蛋白质含量在胚乳周围部分较高，向胚乳中心降低。胚乳中无机盐和维生素的含量极低。

胚芽：位于谷粒的一端，占谷粒重量的2%～3%，富含脂肪、蛋白质、矿物质、B族维生素和维生素E。胚芽质地较软且有韧性，不易粉碎，但在加工时易与胚乳分离而丢失。

全谷物是指完整的谷物种子或虽经碾磨、粉碎等加工过程但仍保留了与完整果一样的胚乳、胚芽与麸皮比例的糙米、全麦仁、玉米粒、燕麦、小米、高粱、荞麦、青稞等。全谷物保留了谷物全部可食用组分和天然营养成分。

1. 蛋白质　谷类食物的蛋白质含量一般在8%～12%，因品种不同而存在较大差异。谷类蛋白质根据溶解度不同，可分为清蛋白(albumin)、球蛋白(globulin)、醇溶蛋白(prolamin)和谷蛋白(glutelin)，其中醇溶蛋白和谷蛋白约占谷类蛋白质含量的80%以上。谷类蛋白质一般都缺乏赖氨酸，导致其蛋白质生物学价值低于动物性蛋白。

2. 碳水化合物　谷类中碳水化合物的含量约占总质量的70%以上，以淀粉为主，还含有糊精、戊聚糖、葡萄糖和果糖等，是人类碳水化合物的主要来源。此外，谷类的谷皮和糊粉层中还含有丰富的膳食纤维。谷类加工越精细，膳食纤维丢失越多。全谷类食物是膳食纤维的重要来源。

3. 脂肪　谷类中脂肪含量普遍较低，仅为1%～3%，主要分布在糊粉层和胚芽中。谷类脂肪中不饱和脂肪酸的含量较高。因此，玉米胚芽经常被用于加工成玉米胚芽油。

4. 矿物质　谷类中矿物质因种类和数量不同而存在较大的差异，含量为1.5%～3.0%，且主要分布在谷皮、糊粉层和胚芽中，胚乳中矿物质的含量相对较低。谷类的精加工容易造成矿物质的损失。此外，谷类矿物质一般多以植酸盐的形式存在，消化吸收率低。

5. 维生素　谷类是B族维生素的重要来源，如维生素$B_1$、维生素$B_2$、烟酸、泛酸等，且主要分布在胚芽、糊粉层和谷皮中。谷类研磨加工方法和程度可影响其维生素的含量。

### (二) 薯类的营养价值

薯类又称根茎类作物，是指具有可供食用块根或块茎类的陆生作物，包括马铃薯、甘薯、木薯、山药等。薯类的淀粉含量在8%～29%，蛋白质和脂肪含量较低，还含有一定量的维生素和矿物质。此外，薯类还富含各种植物化学物，如马铃薯中含有绿原酸、咖啡酸、没食子酸和原儿茶酸等，山药块茎含山药多糖、多酚氧化酶等活性成分。

## 二、豆类的营养价值

豆类食物种类繁多，主要是指豆科栽培植物的可食种子，大致可分为大豆类和杂豆类。常见的大豆类包括黄豆、黑豆和青豆。杂豆类包括赤豆、芸豆、绿豆、豌豆、鹰嘴豆、蚕豆等。大豆制品通常分为非发酵豆制品和发酵豆制品两类：① 发酵豆制品，如豆豉、豆瓣酱、腐乳等；② 非发酵豆制品，如豆浆、豆腐、豆腐干、腐竹等。

**（一）大豆的营养价值**

1. 大豆的营养价值

（1）蛋白质　大豆中蛋白质的含量较高，为20%～50%，其主要由球蛋白、清蛋白、谷蛋白和醇溶蛋白组成，其中球蛋白含量丰富。大豆蛋白质的氨基酸组成与人体接近，赖氨酸的含量较高，是与谷类食物蛋白质互补的理想食物，具有较高的营养价值，属于优质蛋白质。

（2）脂肪　大豆中脂肪的含量为15%～20%，不饱和脂肪酸约占脂肪总量的85%，其中油酸含量为32%～36%，亚油酸为52%～57%，亚麻酸为2%～10%，还含有约2%的磷脂。大豆油是目前我国居民主要的烹调用油。

（3）碳水化合物　大豆中碳水化合物的含量为25%～30%，其中淀粉含量较少，主要包括纤维素、半纤维素、果胶、甘露聚糖、蔗糖等。此外，在大豆细胞壁中含有人体不能消化吸收的寡糖，如棉子糖和水苏糖。

（4）矿物质和维生素　大豆中钙、铁的含量高于谷类，但由于抗性因子的存在导致其吸收率不高。此外，大豆中还含有丰富的B族维生素，如维生素 $B_1$、维生素 $B_2$ 等，并含有一定量的胡萝卜素和维生素E。

2. 大豆中的其他成分

（1）大豆膳食纤维　大豆膳食纤维包括果胶质、半纤维素、半乳聚糖、纤维素等，主要分布在大豆种皮中，少量分布在子叶及胚轴中。

（2）大豆低聚糖　大豆中的棉子糖和水苏糖，因机体缺乏相应的酶类，不能将其分解，致使它们在肠道微生物作用下产酸产气，引起胀气现象。有研究表明，大豆低聚糖也可被肠道益生菌所利用，起到维持肠道微生态平衡，改善肠胃功能，防止腹泻、便秘等作用。

（3）大豆活性肽　在许多大豆制品，尤其是大豆发酵制品中，大豆蛋白被酶解，经过特殊处理为不同分子量大小的活性肽。这些大豆蛋白活性肽具有降低胆固醇、抗过敏、抑制血压、提高机体耐力等生物活性作用。

（4）大豆卵磷脂　大豆卵磷脂是豆油精炼过程中得到的一种淡黄色至棕色、无异嗅或略带有气味的黏稠状或粉末状物质，不溶于水，易溶于多种有机溶剂。它对营养相关慢性病，如高脂血症和冠心病等具有一定的预防作用。同时，它在保护细胞膜、延缓衰老、降血脂、防治脂肪肝等方面也具有良好的效果。

（5）大豆皂苷　大豆皂苷是存在于大豆种子中的五环三萜类化合物，含量约在4%。其水溶性、醇溶性较强，不溶于极性弱的有机溶剂，具有抗血脂、抗氧化、抗病毒、提高免疫力等生物学活性。

（6）大豆异黄酮　大豆异黄酮是大豆生长中形成的一类次级代谢产物，含量为0.1%～0.2%，属于黄酮类化合物。它在自然界中仅存在于大豆、葛根等少数植物中，具有雌激素作用，因此也称为植物雌激素。此外，它还具有降血脂、抗动脉硬化、抗肿瘤、抗骨质疏松等作用。

（7）植酸　大豆中植酸的含量为1%～3%，是很强的金属离子螯合剂，在肠道内可与锌、钙、镁、铁等矿物质螯合，影响它们的吸收利用。

（8）蛋白酶抑制剂　大豆中的蛋白酶抑制剂以胰蛋白酶抑制剂为主，它可以降低大豆的营养价值，但经加热可被破坏。

（9）豆腥味　豆类中的不饱和脂肪酸经脂肪氧化酶氧化降解，产生醇、酮、醛等小分子挥发性物质，可致豆类产生豆腥味和苦涩味。通过将豆类加热、煮透后可破坏脂肪氧化酶，去除豆腥味。

(10) 植物红细胞凝血素　植物红细胞凝血素是能凝集人和动物红细胞的一种蛋白质，集中在豆类的子叶和胚乳的蛋白体中，含量随其成熟程度而增加，发芽时含量迅速下降，加热即被破坏。

### (二) 杂豆类的营养价值

与大豆类相比，杂豆类中碳水化合物的含量较高，其淀粉含量可达50%～60%，常被作为主食。杂豆中蛋白质的含量约20%，低于大豆，但氨基酸的组成与大豆相似，尤其是富含谷类蛋白质缺乏的赖氨酸。杂豆中脂肪的含量较低，约为1%。杂豆中B族维生素的含量比谷类高，同时富含钙、磷、铁、钾、镁等矿物质。

### (三) 豆制品的营养价值

大豆优质蛋白质含量高，所含脂肪的营养价值也较高，但由于大豆中存在一些抗营养因子，影响了大豆中各种营养素的消化与吸收，使大豆蛋白质的消化吸收率和生物价降低，钙、铁、锌等无机盐及微量元素的吸收受很大的影响。大豆在加工过程中经过多道处理工序，减少了大豆中的抗营养因子，使各种营养素的利用率都得到很大的提高。下面介绍几种常食用的大豆制品的营养特点：

1. 豆腐　豆腐是大豆经过浸泡、磨浆、过滤、煮浆等工序而加工成的产品，加工中去除了大量的粗纤维和植酸，胰蛋白酶抑制剂和植物血细胞凝集素被破坏，提高了各种营养素的利用率。豆腐中蛋白质含量为5%～6%，脂肪含量为0.8%～1.3%，碳水化合物含量为2.8%～3.4%。

2. 豆腐干　豆腐干经过加工，去除了大量水分，营养成分被浓缩，豆腐丝、豆腐皮等的水分含量更低，蛋白质含量可达20%～45%，其他各种营养素含量都有不同程度的增加。

3. 豆浆　豆浆是将大豆用水泡后磨碎、过滤、煮沸而成，其营养成分的含量受制作过程中加水量的影响而减少，但更易于消化吸收。

4. 发酵豆制品　发酵豆制品包括豆豉、豆瓣酱、腐乳、酱油等。与大豆相比，发酵豆制品的蛋白质部分降解，消化率明显提高，同时还产生了一些游离氨基酸，为豆制品赋予了独特的鲜美口味。同时，发酵豆制品中的B族维生素含量增多，低聚糖被破坏，在食用后不会引发胀气现象。

## 三、蔬菜水果类的营养价值

蔬菜和水果水分含量高，富含人体所必需的维生素、矿物质和膳食纤维，但其蛋白质和脂肪含量较少。由于蔬菜、水果中含有多种有机酸、芳香物质和色素等成分，使水果具有良好的感官性质，对增进食欲、促进消化、赋予食物多样化具有重要的意义。蔬菜按其结构和可食部位不同分为叶菜类、根茎类、瓜茄类、鲜豆类、花芽类和菌藻类。不同种类蔬菜的营养素含量差异较大。

### (一) 蔬菜的营养价值

1. 蛋白质　蔬菜不是人类蛋白质的主要来源。大部分蔬菜蛋白质的含量很低，一般为1%～2%，不同品种和种类的蔬菜中蛋白质含量存在差异，如鲜豆类中蛋白质的含量约为4%，香菇和蘑菇中蛋白质的含量为20%以上。蔬菜中蛋白质大多由酶组成，它们可能构成某种典型风味，也可能产生异味，并引起组织软化或褪色。

2. 碳水化合物　蔬菜中的碳水化合物包括淀粉、双糖、单糖、纤维素和果胶物质等。蔬菜中的胡萝卜、洋葱、南瓜等碳水化合物的含量较高，为2.5%～12%。一般蔬菜(如番茄、青椒、黄瓜、洋白菜等)碳水化合物的含量仅为1.5%～4.5%。蔬菜的根和地下茎等储藏器官中碳水化合物的含量较高，如马铃薯约为16.5%，藕约为15.2%，且其中大部分是淀粉。蔬菜中膳食纤维的含量较高，叶菜类通常达1.0%～2.2%，瓜类较低，为0.2%～1.0%。在蔬菜组织中，纤维素、半纤维素、木质素、果胶等物质常结合在一起，决定着蔬菜的质地、硬度、脆度、口感等品质指标。纤维素含量少的部位，肉质软嫩，食用质量高，反之则肉质粗、皮厚多筋，食用质量差。

3. 有机酸 蔬菜中的有机酸主要是苹果酸、柠檬酸和酒石酸，含量比水果少，具有温和的酸味，对人体无害。它们能促进消化液的分泌，有利于食物的消化。新鲜蔬菜中一般都含有酒石酸。某些蔬菜含有大量的草酸，如菠菜。

4. 维生素 蔬菜中含量最丰富的维生素是维生素 C。各种新鲜的绿叶菜中含量丰富，其次是根茎类，一般瓜类中含量较少。但蔬菜在贮存、烹调和加工过程中，以及在碱性环境下，维生素 C 易被破坏。蔬菜中含量较多的胡萝卜素，包括 α-胡萝卜素、β-胡萝卜素、γ-胡萝卜素和番茄红素。具有绿、黄、橙等色泽的蔬菜均含有较丰富的胡萝卜素，如韭菜、苋菜、胡萝卜、茼蒿、蕹菜、菠菜、莴笋叶等，浅色蔬菜中胡萝卜素含量较低。绿叶蔬菜和豆类蔬菜中含有丰富的维生素 $B_2$，如香椿、藕、马铃薯等，其对热和酸稳定，碱性条件下易被破坏。

5. 矿物质 蔬菜中含有几十种矿质元素，其中钾、钙、铁、磷的含量较为丰富。蔬菜中钾的含量最高，如豆类、辣椒、榨菜、蘑菇、香菇等。含钙较多的蔬菜有豇豆、菠菜、蕹菜、冬苋菜、马铃薯、芋、莴苣、芹菜、韭菜、嫩豌豆等。含锌丰富的蔬菜有黄豆、扁豆、茄子、大白菜、白萝卜、南瓜等。含锰丰富的蔬菜有甜菜、包心菜、菠菜和干果等。蔬菜中的矿物质大多与有机酸结合成盐类或成为有机质的组成部分，如蛋白质的硫和磷、叶绿素的镁，更易为机体吸收。

---

**【知识链接】**

**植物化学物**

蔬菜除了含有丰富的营养素，还含有许多对人体有益的物质。这些源自植物性食物的生物活性成分被称为“植物化学物”。植物化学物是植物代谢过程中产生的多种中间或末端低分子量次级代谢产物，除个别是维生素的前体物外，其余均为非传统营养素成分，包括硫代葡萄糖苷、多酚、类黄酮、有机硫化物等。多酚类化合物具有抗氧化、抗肿瘤、保护血管、抑制炎症反应及抗微生物等多重功效。特别值得一提的是，葱蒜类蔬菜中含有的有机硫化物，对人体具有特殊的生理作用，如预防心血管疾病、抗癌、调节血糖以及免疫调节等。

---

### （二）水果的营养价值

水果是对部分可以直接食用的植物果实和种子的统称，多数为木本植物的果实，也包括少数草本植物的果实。它们的共同特点是有甜味，可以不经烹调直接食用，为人体提供丰富的碳水化合物、钾、维生素 C、胡萝卜素、膳食纤维等营养成分和多种植物化学物。水果种类很多，成熟水果所含的营养成分一般比未成熟的水果高，是人体矿物质、维生素和膳食纤维的重要来源之一。

1. 水果的分类

水果的分类有多种方法，为了消费和食用方便，我国食物成分表把水果分为七大类：

(1) 仁果类 包括苹果、梨、山楂、刺梨等，其主要食用部分是由植物学上的花和子房壁发育而来，中心多数有种子，由种皮包裹。

(2) 核果类 包括桃、杏、李、梅、樱桃、枣等水果，其食用部分主要是变态茎，中间的核是外层木质化的瘦果，核仁为种子。

(3) 浆果类 包括葡萄、柿子、无花果、石榴、猕猴桃、桑葚、草莓、蔓越莓等，不包括热带水果。浆果属于聚合果，其可食部分主要由花托膨大发育而成，表面或中间多数为瘦果类种子。

(4) 柑橘类 包括橘、柑、橙、柚、金橘、柠檬等，其外果皮含有芳香油，中果皮疏松，内果皮呈薄膜状合成囊瓣，有肉质化的汁胞和种子。

(5) 亚热带水果 包括芒果、杨梅、橄榄、榴梿、杨桃等；热带草本水果包括菠萝、香蕉、甘蔗、火龙果等。

(6) 瓜类　包括西瓜、甜瓜等,西瓜的主要食用部分是瓜瓤,甜瓜的主要食用部分是中果皮。

(7) 其他野生和半野生水果　包括刺梨、酸枣、沙棘、树莓、越橘等。

2. 水果的营养价值　水果的可食用部分主要有水、碳水化合物以及矿物质,同时含有少量的含氮物质和微量的脂肪。大多数水果的水分含量高达 80%～90%。此外,水果还富含维生素、有机酸、多酚类物质、芳香物质、天然色素以及膳食纤维等多种成分。

(1) 碳水化合物　水果中碳水化合物含量为 5%～20%,主要是葡萄糖、果糖和蔗糖。水果中碳水化合物的比例和含量因水果种类、品种和成熟度的不同而不同,如某些品种的葡萄和枣子所含的糖分可以超过 20%,而柠檬的糖分含量则可能低至 0.5%。

在某些水果中,如桃、杏、李子和菠萝等,主要的甜味来源是蔗糖,且不受温度影响。而在葡萄、西瓜、梨和部分苹果中,则以果糖和葡萄糖为主,它们为水果增加清凉甜美的口感。多数未成熟水果中含有淀粉,随着果实的成熟,淀粉逐渐分解为可溶性糖,但成熟香蕉中的淀粉含量可达 3%以上。

(2) 膳食纤维　水果中含有纤维素、半纤维素和果胶,是膳食中果胶的主要来源。果胶是植物细胞壁中的重要成分,在细胞壁的中胶层中起到细胞间粘着的作用。富含果胶的水果可以制成果酱,如山楂酱、苹果酱、杏酱、蓝莓酱、枣酱、柑橘皮酱等。果胶在低 pH 和高糖度条件下可生成弹性极佳、口感细腻的凝胶。

(3) 蛋白质　水果中蛋白质含量多在 0.5%～1.0%,并含有少量的其他含氮物质。其主要是酶蛋白,包括参与营养素代谢的多种酶类,以及影响水果品质的果胶酶类和抗氧化酶类。此外,某些水果,如菠萝、木瓜、无花果和猕猴桃等,含有较为丰富的蛋白酶类,这是引起部分人食用这类水果后发生食物过敏和消化道不适的原因之一。经过干制处理的水果,其维生素 C 和酚类物质含量会明显降低,但碳水化合物、矿物质成分以及膳食纤维得以保留并浓缩。

(4) 脂类　水果中脂肪含量多在 0.5%以下,但少数水果如榴梿、鳄梨中含有较为丰富的脂肪。水果的脂类中富含磷脂和不饱和脂肪酸,如苹果中 50%的脂类组分为磷脂。此外,水果还含有类胡萝卜素、芳香物质等多种微量非脂类成分。

(5) 矿物质　水果中的矿物质含量约为 0.4%,钾含量丰富,钠含量较低。部分水果(如草莓、大枣和山楂等)富含维生素 C 和有机酸,使其铁和镁等矿物质的生物利用率较高。水果中微量元素的含量因栽培地区的土壤微量元素含量和微肥施用情况不同而具有较大的差异。水果经过脱水处理制成果干后,矿物质含量得到浓缩,如杏、葡萄、枣、桂圆、无花果等果干中钾的含量要高于鲜品。

(6) 维生素　水果中维生素的含量受品种、成熟度、栽培地域、肥水管理、气候条件、采收成熟度以及储藏时间等多种因素影响。水果中含量丰富的维生素是维生素 C 和胡萝卜素,部分水果中的叶酸和维生素 $B_6$ 含量也较高。此外,有的水果中还含有少量维生素 K 和维生素 E。柑橘类水果是维生素 C 的良好来源,如草莓、山楂、鲜枣、猕猴桃、龙眼等。热带水果多含有较为丰富的维生素 C。此外,水果不同部位的维生素 C 含量也有所差异。以苹果为例,靠近外皮的果肉部分维生素 C 含量较高,而甜瓜则是靠近种子的部位维生素 C 含量较高。对于水果加工品,维生素 C 的含量会有所下降。然而,柑橘汁和山楂汁由于其较强的酸性,能够保留较多的维生素 C。相比之下,干制水果中的维生素 C 破坏较为严重,仅能保留其中很小的一部分。

3. 水果中的其他成分

(1) 酚酸类　水果中的酚酸类包括阿魏酸、咖啡酸等,它们常与奎宁酸成酯,也可与葡萄糖成酯。绿原酸存在于多种水果和蔬菜中,如苹果、梨、樱桃等,具有良好的抗氧化性质,也是水果中酶促褐变的主要底物之一。还有一些水果中含有的水杨酸、4-羟基苯甲酸、龙胆酸、没食子酸和鞣花酸等，都是重要的抗氧化物质。

（2）黄酮类　水果中比较重要的黄酮类物质有槲皮素、圣草素、杨梅素、橙皮素、柚皮素等。槲皮素在山楂、沙棘、苹果、梨、柑橘中的含量较为丰富，杨梅中含有杨梅素，柑橘皮中含有橙皮素，柚子和柠檬皮中含有大量的柚皮苷。膳食中类黄酮物质约10%来自水果，其余则来自蔬菜和茶，它们是导致果汁易变褐的原因之一。

（3）花青素类　葡萄、草莓、树莓、桑椹、樱桃的颜色都来自花青素类物质。水果中花青素的含量与颜色深浅相关，深色葡萄中所含的花青素比白色和浅色葡萄高得多。深色红葡萄酒的总酚类物质含量远高于白葡萄酒。富含花青素的水果类食品不宜放在铁铜器中加工和烹调。

（4）单宁水果类　食品的涩味主要来自单宁物质。香蕉皮、柿子、石榴中的单宁含量较高，具有明显的涩味。未成熟水果含有较多单宁，随水果成熟度的提高，单宁的含量下降，涩味渐渐消除。单宁的涩味与甜、酸等味道配合，可以产生独特的水果风味。

（5）芳香成分　水果的芳香成分多为挥发性精油，大多存在于果皮中，如柑橘类果实的果皮是芳香油的提取原料，含量高达1%以上。核果类水果的果肉中芳香成分的含量较高。在果汁加工中，可以提取果皮和果肉中的芳香物质添加入果汁中，以增强其风味。

（6）苦味物质　水果种子中常含有苦味物质，如杏、桃、苹果、樱桃等果仁中的苦杏仁苷。此外，柑橘类水果的种皮和果肉也含有苦味物质，如橙皮苷、柚皮苷和柠檬苦素类等。苦杏仁苷在苦杏仁酶和酸的作用下，生成氢氰酸，可能会引发中毒。柚皮苷是一种黄烷酮类化合物，在柑橘类水果的皮中含量较高，如葡萄柚果肉中柚皮苷的含量在0.14%～0.80%，导致葡萄柚果肉带有明显的苦味。

---

**【知识链接】**

**坚　果**

坚果属于高营养素密度食物，含有多种不饱和脂肪酸、矿物质、维生素和膳食纤维等。研究发现，坚果具有抗氧化和免疫调节的作用，坚果摄入量与较低的体重增长和2型糖尿病发生风险相关，增加坚果摄入量能够改善血脂和血压，从而降低心血管疾病风险。另有研究显示，坚果摄入量还可能降低认知障碍和肿瘤的发生风险。《中国居民膳食指南(2022)》推荐健康成年人每周应摄入坚果50～70 g(约每日10 g)。

---

## 第三节　动物性食物的营养价值

### 一、畜禽、水产品的营养价值

畜肉、禽肉和水产品属于动物性食物，能为人体提供优质蛋白质、脂肪、矿物质和部分维生素，是构成人类膳食的重要组成部分。

#### （一）畜禽肉类的营养价值

畜肉是指猪、牛、羊、马等牲畜的肌肉、内脏及其制品。禽肉则包括鸡、鸭、鹅等的肌肉、内脏及其制品。畜禽肉类主要提供优质蛋白质、脂肪、矿物质和维生素。畜禽肉类中营养素的分布与含量因动物的种类、年龄、肥瘦程度及部位的不同而差异较大。

1. 蛋白质 畜禽肉中的蛋白质主要分布在肌肉组织，含量为10%～20%，属于优质蛋白质。不同的动物品种、年龄、体型以及部位，其蛋白质含量有较大差异，如猪肉蛋白质平均含量为13.2%，猪里脊肉为20.2%，猪五花肉为7.7%，牛肉和鸡肉为20%，鸭肉为16%。

畜禽内脏，如肝、心、肾等蛋白质含量较高。畜禽的皮肤和筋膜多为结缔组织，主要含胶原蛋白和弹性蛋白，由于缺乏色氨酸、蛋氨酸等必需氨基酸，蛋白质利用率较低，其营养价值也因此相对较低。此外，畜禽肉内还含有可溶于水的含氮物质，如肌酸、肌酐、尿素和游离氨基酸等非蛋白质含氮物质以及无氮浸出物，它们赋予了肉汤独特的鲜美口感。研究表明，成年动物含氮物质的含量高于幼年动物。禽类肉质相较于畜肉更为细嫩，且含有更多的含氮物质，因此禽肉炖汤的味道较畜肉更为鲜美。

2. 脂肪 畜禽肉中脂肪含量同样因品种、年龄、肥瘦程度以及部位的不同而呈现出显著的差异，如猪肥肉的脂肪含量高达90%，而猪前肘为31.5%，猪里脊肉为7.9%，牛五花肉为5.4%，瘦牛肉为2.3%。畜肉中猪肉的脂肪含量最高，其次是羊肉，牛肉和兔肉相对较低。在禽类中，鸭和鹅肉的脂肪含量较高，鸡和鸽子则相对较低。畜禽内脏中脑组织的脂肪含量最高。

畜肉类脂肪以饱和脂肪酸为主，主要为甘油三酯，还含有少量卵磷脂、胆固醇和游离脂肪酸。畜肉类动物内脏中胆固醇的含量较高。与畜肉相比，禽肉类的脂肪含量较低，熔点低，并含有20%的亚油酸，更易于消化吸收。

3. 碳水化合物 畜禽肉中的碳水化合物主要以糖原形式存在于肌肉和肝脏中，含量极少。

4. 矿物质 畜禽肉中的矿物质含量为0.8%～1.2%，其中瘦肉中的矿物质含量高于肥肉，内脏高于瘦肉。畜禽肉和动物血中含有丰富的铁元素，且主要以血红素铁的形式存在，生物吸收利用率高，是膳食铁的良好来源。牛肾和猪肾中硒的含量较高，是其他一般食物的数十倍。此外，畜肉还含有较多的磷、硫、钾、钠、铜等。禽肉中也含钾、钙、钠、镁、磷、铁、锰、硒及硫等，且禽肉中的硒含量高于畜肉。

5. 维生素 畜禽肉中含有丰富的维生素，如维生素A、B族维生素。其中内脏，尤其是肝脏中维生素的含量丰富。

### （二）畜禽肉类制品的营养价值

肉类制品是以畜禽肉为原料经加工而成，包括腌腊制品、酱卤制品、熏烧烤制品、油炸制品、香肠、火腿和肉类罐头等。其中，腌腊与干制品因水分减少，蛋白质、脂肪与矿物质含量得以浓缩，但易出现脂肪氧化及B族维生素流失。酱卤制品中饱和脂肪酸的含量降低，B族维生素也有所损失，但游离脂肪酸的含量升高。制作熏烤制品时，含硫氨基酸、色氨酸和谷氨酸等因高温而易发生分解，导致其营养价值降低。肉类罐头加工过程中，含硫氨基酸和B族维生素易受损分解。

### （三）水产品的营养价值

水产品可分为鱼类、甲壳类和软体类。鱼类有海水鱼和淡水鱼之分，海水鱼又分为深海鱼和浅海鱼。

1. 蛋白质 鱼类的蛋白质含量因种类、年龄、体型及捕捞时节的不同而有所差异，一般为15%～25%，同时含有多种人体必需的氨基酸，特别是亮氨酸和赖氨酸，是膳食优质蛋白质的来源。鱼类肌肉组织中肌纤维细短，组织柔软细嫩，较畜、禽肉更易消化。此外，鱼类结缔组织和软骨中的胶原蛋白与黏蛋白的含量丰富，加工后呈溶胶状，是鱼汤冷却后形成凝胶的主要物质。其他水产品中河蟹、对虾、章鱼的蛋白质含量约为17%，软体动物的蛋白质含量约为15%，酪氨酸和色氨酸的含量比牛肉和鱼肉高。

2. 脂肪 鱼类脂肪的含量较低，不同种类的鱼脂肪含量差别较大，一般为1%～10%，主要分布在皮下和内脏周围，肌肉组织中含量很少。鱼类脂肪中不饱和脂肪酸含量丰富，约占80%，且熔点低，消化吸收率可达 95%。一些深海鱼类脂肪中，长链多不饱和脂肪酸含量高，富含 EPA 和 DHA，具有调节血脂、防治动脉粥样硬化、辅助抗肿瘤等作用。鱼类胆固醇含量一般约为 100 mg/100 g，其中鱼籽中含量较高。

3. 碳水化合物　鱼类碳水化合物的含量较低，仅约为 1.5%，主要以糖原形式存在。有些鱼不含碳水化合物，如草鱼、青鱼等。其他水产品中海蜇、牡蛎等碳水化合物的含量较高，可达 6%～7%。

4. 矿物质　鱼类矿物质的含量为 1%～2%，其中磷的含量最高，约占总灰分的 40%。此外，钙、钠、氯、钾及镁等矿物质的含量也较丰富。

5. 维生素　鱼类肝脏是维生素 A 和维生素 D 的重要来源，也是 B 族维生素、维生素 E 的良好来源，但几乎不含维生素 C。一些生鱼中含有硫胺素酶，当生鱼存放或生吃时可破坏维生素 $B_1$，但在加热时硫胺素酶可被破坏。

## 二、乳及乳制品的营养价值

乳包括牛乳、羊乳和马乳等。乳中营养素齐全，易于消化吸收，能够满足初生幼仔迅速生长发育的全部需求。同时，它也是健康人群及特殊人群的理想食品。乳制品是以生鲜牛(羊)乳为原料，经加工制成的产品，具有独特的营养价值和风味，如乳粉、酸乳及炼乳等。

### (一) 乳的营养价值

乳是由水、脂肪、蛋白质、乳糖、矿物质、维生素等组成的一种复杂乳胶体，水分含量占 86%～90%，含有多种人体所需的营养素。

1. 蛋白质　牛乳中蛋白质含量为 2.8%～3.3%，主要由酪蛋白、乳清蛋白和乳球蛋白组成。乳的蛋白质消化吸收率可高达 87%～89%，是优质蛋白质来源。酪蛋白属于结合蛋白，与钙、磷等结合形成酪蛋白胶粒，以胶体悬浮液的状态存在于牛乳中。乳清蛋白可分为热稳定和热不稳定乳清蛋白，加热时发生凝固并沉淀的属于不稳定乳清蛋白。乳球蛋白与机体免疫有关。

2. 脂肪　鲜乳中脂肪含量为 3%～5%，主要为甘油三酯，还含有少量磷脂和胆固醇，以微小的脂肪球形式存在，呈高度乳化状态，吸收率高达 97%。乳脂中脂肪酸组成复杂，含有大量的不饱和脂肪酸(如亚油酸和亚麻酸)，短链脂肪酸(如丁酸、乙酸、辛酸)的含量也较高，它们是形成乳脂风味及乳脂易于消化的原因。

3. 碳水化合物　鲜乳中的碳水化合物主要是乳糖，含量为 3.4%～7.4%。乳糖有调节胃酸、促进胃肠蠕动和促进消化液分泌的作用，还能促进钙的吸收和促进肠道乳酸杆菌繁殖，对维护肠道的健康具有不可忽视的重要性。

4. 矿物质　乳中含有丰富的矿物质，如钙、磷、钾、镁等，其中钙含量可达 104 mg/100 mL，且吸收率高，是膳食钙的良好来源。但乳中铁含量低，喂养婴儿时应注意铁的补充。

5. 维生素　牛乳中维生素的含量与饲养方式及季节变化密切相关。如放牧期牛乳中的维生素 A、维生素 D、胡萝卜素以及维生素 C 的含量，比冬季棚内饲养时会有明显的增加。尽管牛乳中维生素 D 的含量相对较低，但在夏季日照充足时，其含量会有一定程度地增加。此外，牛乳还是 B 族维生素的优质来源。

6. 其他生理活性物质　乳中含有大量的生理活性物质，其中较为重要的有乳铁蛋白、生物活性肽、共轭亚油酸、激素和生长因子等。

(1) 乳铁蛋白　乳中所含有的乳铁蛋白是一类重要的生理活性物质，除了能够调节铁的代谢、促进生长之外，还具有多方面的生物学功能，如抵抗炎症、促进肠黏膜细胞的分裂更新、阻断氧自由基的形成、刺激双歧杆菌的生长以及抗病毒等。

(2) 生物活性肽 乳蛋白质在人体肠道消化过程中会产生蛋白酶水解产物肽类，其中一些肽类具有生物活性，如抑制血管紧张素转换酶的活性、抑制血小板凝集、促进钙吸收、促进细胞合成DNA、抑制细菌生长等。

(3) 共轭亚油酸 乳脂肪中含有共轭亚油酸，它具有多种特殊生理活性，如预防动脉粥样硬化、调节免疫系统活性、促进生长等。

(4) 激素和生长因子 原料乳中含有对新生动物的生长具有重要作用的激素和生长因子。在牛乳中一些生长因子的浓度甚至超过血浆水平，如雌激素、促性腺素释放激素、胰岛素样生长因子等。此外，羊乳中还含有表皮生长因子。

(5) 神经鞘磷脂 乳脂肪中磷脂的含量为0.2～1.0 g/100 g，其中神经鞘磷脂约占1/3。

**(二) 乳制品的营养价值**

乳制品因加工工艺的不同，其营养素的含量有较大的差异。

1. 消毒乳 是将新鲜牛奶经过过滤、消毒、均质化后的液态奶，在加工过程中可能导致维生素B和维生素C的轻微损失。此外，消毒乳与新鲜生牛乳的营养价值并无显著差异。

2. 发酵乳 是指以生牛(羊)乳或乳粉为原料，经杀菌、发酵后制成的pH降低的乳制品。鲜乳经乳酸菌发酵，其营养成分发生了一系列变化，如乳糖转变为乳酸、蛋白质凝固、游离氨基酸和肽增加、脂肪不同程度地水解。这些变化形成发酵乳独特的风味，使发酵乳的营养价值相对更高，更容易消化吸收，还可刺激胃酸分泌。发酵乳发酵过程中生成的益生菌还可抑制肠道腐败菌的生长繁殖，防止腐败胺类产生，更有利于维护人体健康，尤其适用于乳糖不耐受人群。

3. 炼乳 是一种浓缩乳，可分为三种类型：

(1) 淡炼乳 以生乳和/或乳制品为原料，添加或不添加食品添加剂和营养强化剂，经加工制成的黏稠状产品。

(2) 加糖炼乳 以生乳和/或乳制品、食糖为原料，添加或不添加食品添加剂和营养强化剂，经加工制成的黏稠状产品。成品中蔗糖含量为40%～45%，渗透压增大，可抑制微生物的繁殖，因此成品保质期较长。炼乳因糖分过高，食前需加大量水分冲淡，易造成蛋白质、脂肪等营养素的比例降低，故不宜用于喂养婴儿。

(3) 调制炼乳 以生乳和/或乳制品为主料，添加或不添加食糖、食品添加剂和营养强化剂，添加辅料，经加工制成的黏稠状产品，也有加糖调制炼乳和淡调制炼乳之分。淡炼乳经高温灭菌后，维生素受到一定的破坏，因此常用维生素加以强化，按适当的比例冲稀后，其营养价值基本与鲜乳相同。

4. 乳粉 乳粉是指以生牛(羊)乳为原料，经加工制成的粉状乳制品。以生牛(羊)乳或及其加工制品为主要原料，添加其他原料，添加或不添加食品添加剂和营养强化剂，经加工制成的乳固体含量不低于70%的粉状产品称为调制乳粉。

婴幼儿配方乳粉一般是以牛乳为基础，参照母乳的营养素含量、种类和比例，在营养组成上加以适当调整和改善，更适合婴幼儿的生理特点和营养需要。如改变牛乳中酪蛋白的含量和酪蛋白与乳清蛋白的比例、补充乳糖的不足、以适当比例强化维生素A、维生素D、维生素$B_1$、维生素C、叶酸和铁、铜、锌及锰等矿物质。除婴幼儿配方乳粉外，还有孕妇乳粉、儿童乳粉、中老年乳粉等。

根据鲜乳是否脱脂又可分为全脂乳粉和脱脂乳粉。全脂乳粉是将鲜乳消毒后除去70%～80%的水分，其营养素含量得到浓缩，约为鲜乳的8倍。脱脂乳粉中脂肪的含量仅约为1.3%，易造成较多的脂溶性维生素损失，其他营养成分变化不大，更适合于腹泻的婴儿及要求低脂膳食的患者食用。

5. 奶油

(1) 稀奶油 以乳为原料，分离出其脂肪部分，添加或不添加其他原料、食品添加剂和营养强化剂，经加工制成的脂肪含量为10.0%～80.0%的乳制品。

（2）奶油（黄油）　以乳和/或稀奶油（经发酵或不发酵）为原料，添加或不添加其他原料、食品添加剂和营养强化剂，经加工制成的脂肪含量不小于 80.0%乳制品。

（3）无水奶油（无水黄油）　以乳和/或奶油或稀奶油（经发酵或不发酵）为原料，添加或不添加食品添加剂和营养强化剂，经加工制成的脂肪含量不小于 99.8%的乳制品。

6. 奶酪　奶酪是在原料奶中加入适量的乳酸菌发酵剂或凝乳酶，使蛋白质发生凝固，并加盐、压榨排除乳清之后的乳制品，其营养价值较高。

## 三、蛋类及其制品的营养价值

蛋类主要包括鸡蛋、鸭蛋、鹅蛋、鸽蛋等。蛋制品是以蛋类为原料加工制成的产品，如皮蛋、咸蛋、冰蛋、全蛋粉等。

---

**【知识链接】**

**蛋的结构**

各种蛋类大小不一，但结构相似，由蛋壳、蛋清、蛋黄三部分组成。蛋壳作为最外层的保护结构，占全蛋重量的 11%～13%，壳上布满细孔，主要由碳酸钙构成。蛋壳表面附着有霜状水溶性胶状黏蛋白，具有防止微生物进入蛋内和防止蛋内水分及二氧化碳过度向外蒸发的作用。蛋壳的颜色由蛋壳中的色素决定，因鸡蛋的品种而异，与蛋的营养价值关系不大。

蛋清为白色半透明黏性胶状物质，蛋黄为浓稠、不透明、半流动黏稠物，表面包围有蛋黄膜，由两条韧带将蛋黄固定在蛋中央。蛋黄的颜色受禽类饲料成分的影响，如饲料中添加胡萝卜素可以提高蛋黄中的胡萝卜素水平，而使蛋黄呈现黄色至橙色的鲜艳颜色。

---

### （一）蛋的营养价值

蛋类的宏量营养素含量稳定，微量营养素的含量受品种、饲料、季节等多方面的影响。

1. 蛋白质　各种蛋类的蛋白质含量基本相似，蛋白质含量一般在 10%以上，蛋清中含量较低，蛋黄中较高，但加工成咸蛋或皮蛋后，蛋白质的含量变化不大。蛋清中主要含有卵清蛋白、卵伴清蛋白、卵球蛋白等。蛋黄中蛋白质主要是卵黄磷蛋白和卵黄球蛋白。因鸡蛋蛋白的必需氨基酸组成与人体接近，是蛋白质生物学价值最高的食物，故常被用作参考蛋白。

2. 脂肪　脂肪在蛋清中含量极少，98%集中在蛋黄，呈乳化状，分散成细小颗粒，易消化吸收。蛋黄的脂肪中甘油三酯占 62%～65%，磷脂占 30%～33%，固醇占 4%～5%。蛋黄是磷脂的良好来源，主要是卵磷脂和脑磷脂，还有神经鞘磷脂。卵磷脂具有降低血胆固醇的作用，并能促进脂溶性维生素的吸收。蛋类中胆固醇的含量较高，主要集中在蛋黄，如鸡蛋中胆固醇含量为 585 mg/100 g，鸡蛋黄中胆固醇含量为 1510 mg/100 g。适量摄入鸡蛋并不会对血清胆固醇水平造成较大的影响，也不会显著影响心血管疾病的发病风险。

3. 碳水化合物　蛋类中碳水化合物的含量较少。蛋清中的碳水化合物主要是甘露糖和半乳糖。蛋黄中的碳水化合物主要是葡萄糖，且多与蛋白质结合形式存在。

4. 矿物质　蛋类中的矿物质主要存在于蛋黄内，蛋清中含量极低，其中以磷、钙、钾、钠含量较多，如磷为 240 mg/100 g，钙为 112 mg/100 g。此外，蛋类还含有丰富的铁、镁、锌、硒等矿物质。蛋黄中的铁含量虽然较高，但由于是非血红素铁，并与卵黄高磷蛋白结合，生物利用率仅为 3%左右。

5. 维生素　蛋类中维生素的含量较为丰富，主要集中在蛋黄，其含量受到品种、季节和饲料的影响，以维生素 A、维生素 E 和泛酸为主，也含有一定量的维生素 D、维生素 K 等。

### (二) 蛋制品的营养价值

新鲜蛋类经特殊加工制成风味特异的蛋制品，其宏量营养素的含量与鲜蛋相似，但一些微量营养素因加工方法的不同而产生差异，如皮蛋在加工过程中加碱和盐，使其矿物质含量增加，但会造成B族维生素损失，且会增加铅的含量，对维生素A、维生素D的含量影响不大。咸蛋的主要影响是钠含量增加。

# 第四节　食物营养价值的影响因素

食物的营养价值除了受到食物种类的影响外，在很大程度上还受到食物的加工、烹调以及储藏的影响。食物经过烹调、加工可改善其感官性状，增加风味。去除或破坏食物中的一些抗营养因子，会提高食物的消化吸收率，延长保质期，但同时也会使部分营养素受到破坏和损失，从而降低食物的营养价值。因此，应采用合理的加工、烹调、储藏方法，最大限度地保存食物中的营养素，以提高食物的营养价值。

## 一、加工对食物营养价值的影响

### (一) 谷类加工

谷类加工主要分为制米、制粉。由于谷类结构的特点，其所含的各种营养素的分布极不均匀。谷类加工精度越高，糊粉层和胚芽损失越多，营养素损失也越多，尤以B族维生素损失显著。谷类加工粗糙时，虽然出粉(米)率高、营养素损失减少，但感观性状差，而且消化吸收率也相应降低。此外，因谷类中植酸和纤维素的含量较多，谷类加工粗糙还会影响矿物质的吸收。

### (二) 豆类加工

多数大豆制品的加工需经浸泡、磨浆、加热、凝固等多道工序，去除了大豆中含有的纤维素、抗营养因子，还会使大豆蛋白质的结构从密集变成疏松，提高大豆蛋白质的消化率。大豆经发酵工艺可制成豆腐乳、豆瓣酱、豆豉等。在大豆发酵过程中，经过酶的水解，营养素的消化吸收利用率增高，某些营养素和有益成分含量也会增加，如豆类在发酵过程中可以使谷氨酸游离，增加发酵豆制品的鲜味口感。大豆经浸泡和保温发芽后制成豆芽，在发芽的过程中，维生素C的含量也大幅增加，同时由于酶的作用还会使大豆中的植酸降解，更多的钙、磷、铁等矿物元素被释放出来，增加矿物质的消化率和利用率。

### (三) 蔬菜、水果类加工

蔬菜、水果经加工可制成罐头食品、果脯、菜干等，加工前的清洗过程会造成不同程度的营养素丢失。加工成品后损失较多的营养素主要是维生素和矿物质，尤其是维生素C的损失最大。

### (四) 畜禽鱼类加工

畜、禽、鱼类食物可加工制成罐头食品、熏制食品、干制品、熟食制品等，比新鲜食物更易保藏且具有独特风味。在加工过程中，食物中的蛋白质、脂肪、矿物质变化不大，但高温制作会导致部分B族维生素损失。

## 二、烹调对食物营养价值的影响

食物经过烹调处理，能起到杀菌和增进食物色、香、味的作用，使食物味美且更容易消化吸收，提高人体对食物营养素的利用率。在烹调过程中，食物发生物理化学变化，某些营养素会遭到破坏。

### (一) 谷类烹调

谷类在烹调前的淘洗过程中，其含有的营养素，特别是水溶性维生素和矿物质会丢失。淘洗次数越多，水温越高、浸泡时间越长，营养素的损失就越多。谷类不同的烹调方法，引起的营养素损失程度有所差异，其中以B族维生素的损失最为显著，如米饭加工时去汤、高温油炸均会造成B族维生素的损失，制作油条时加碱及高温油炸会使维生素 $B_1$ 全部损失、维生素 $B_2$ 和烟酸仅保留50%。

### （二）畜禽、鱼、蛋类烹调

常见畜禽、鱼类等肉类的烹调方法有炒制、炖煮、蒸煮、炖煮、煎炸、熏烤等。在烹调过程中，蛋白质的含量基本保持不变，但经过烹调加热处理后，蛋白质变性，更有利于人体消化吸收。采用炖、煮等低温烹调方法，畜禽、鱼类等肉类中无机盐和维生素损失相对较小；采用高温烹调，B族维生素的损失会相对较大。采用上浆挂糊和急火快炒的烹调方法，使肉类外部的蛋白质迅速凝固，减少营养素的外溢，最大限度地保留肉类的营养成分。蛋类烹调，除B族维生素的损失外，其他营养素的损失相对较少。

### （三）蔬菜烹调

蔬菜烹调过程中应注意水溶性维生素及矿物质的损失和破坏，特别是维生素C。烹调对蔬菜中维生素的影响与洗涤方式、切碎程度、用水量、pH、加热的温度及时间有关。使用合理的加工烹调方法，如先洗后切、急火快炒、现做现吃等，能有效地减少蔬菜中维生素的损失。

## 三、保藏对食物营养价值的影响

食物在保藏过程中营养素的含量会发生变化，这种变化与保藏条件，如温度、氧气、光照、保藏方法及时间长短有关。

### （一）谷类保藏对营养价值的影响

谷物食物在保藏期间，由于呼吸、氧化、酶的作用可发生许多物理化学变化，变化程度的大小，快慢与储存条件有关。谷物中蛋白质、维生素、矿物质含量在适宜的保藏条件下变化不大。当保藏不当时，粮粒可能发生霉变，感观性状及营养价值降低，严重时会完全失去食用价值，甚至产生毒性。

### （二）蔬菜、水果保存对营养价值的影响

蔬菜、水果在采收后仍然会发生生理、生化、物理及化学变化。保存条件不当会造成蔬菜、水果的鲜度和品质发生改变，使其营养价值和食用价值降低。在蔬菜、水果采摘后，其含有的酶会参与呼吸作用，尤其在有氧存在下，会加速水果中的碳水化合物、有机酸、糖苷、鞣质等有机物分解，从而降低蔬菜、水果的风味和营养价值。此外，蔬菜的春化作用，如马铃薯发芽，会大量消耗蔬菜体内的营养成分，降低其营养价值。大多数水果在采摘后可以直接食用，但有些水果采摘时不能直接食用，需要经过后熟才可食用。水果的后熟过程会增加使水果变软、变甜，更加适合食用。

---

**课程思政**

“世界上真正强大的国家，都是能确保自己粮食安全的国家。”习总书记说，在粮食问题上不能侥幸、不能折腾，一旦出了大问题，多少年都会被动。中国是世界上第一个成功研发和推广杂交水稻的国家。袁隆平一生致力于杂交水稻技术的研究、应用与推广，发明“三系法”籼型杂交水稻，成功研究出“两系法”杂交水稻，创建了超级杂交稻技术体系，为中国粮食安全、农业科学发展和世界粮食供给作出杰出贡献。

袁隆平热爱祖国、一心为民、造福人类的崇高品德，与中国共产党肝胆相照、同心同德的思想风范，与时俱进、勇攀高峰的创新精神，不畏艰险、执着追求的坚强意志，严以律己、淡泊名利的高尚情操，是当代大学生学习的楷模，更是新世纪呼唤的时代精神。

我们现在享受的幸福生活，是一代又一代前辈接力奋斗创造的。我们要享受眼前的幸福，更要不断奋斗，创造未来的幸福，在奋斗中创造幸福人生。今天仍然是奋斗者的时代，书写新的辉煌业绩离不开新时代的奋斗者。新时代呼唤新使命，新使命需要新担当。青年是标志时代的最灵敏的晴雨表，时代的责任赋予青年，时代的光荣属于青年。新时代的大学生应当砥砺奋斗、锤炼品格，释放火热青春的奋斗激情，彰显有志青年的人生价值。

---

# 目标检测

## 一、单选题

1. 下面哪种食物中蛋白质的含量最高（　　）

A. 蔬菜　　B. 豆类　　C. 水果　　D. 肉类

2. 下列动植物食品中脂肪含量最高的是（　　）

A. 猪肉　　B. 鸡　　C. 鱼　　D. 羊肉

3. 我国膳食中优质蛋白质主要来自动物性食品和（　　）

A. 大米　　B. 玉米　　C. 大豆　　D. 面粉

4. 谷类中的碳水化合物主要是（　　）

A. 果糖　　B. 蔗糖　　C. 纤维素　　D. 淀粉

5. 女，患缺铁性贫血，膳食中应多选择哪些食物（　　）

A. 猪肝、瘦肉　　B. 牛奶、鸡蛋　　C. 大豆及其制品　　D. 蔬菜、水果

6. 在下列食物中维生素 A 含量最丰富的是（　　）

A. 豆制品　　B. 蔬菜　　C. 牛奶　　D. 猪肝

7. 牛奶和蛋类相比较，两者之间含量差别最大的营养素是（　　）

A. 脂肪　　B. 蛋白质　　C. 矿物质　　D. 乳糖

8. 下列食物中含钙量高且吸收好的食物是（　　）

A. 禽肉　　B. 菠菜　　C. 蛋类　　D. 乳类

9. 水果中有机酸的作用不包括（　　）

A. 刺激消化液分泌　　B. 促进钙的吸收

C. 保护维生素 C 的稳定　　D. 抑制膳食纤维作用

10. 蔬菜不正确的烹调加工方法是（　　）

A. 先泡后洗　　B. 先洗后切　　C. 现切现炒　　D. 急火快炒

11. 我国居民膳食能量的主要食物来源是（　　）

A. 谷类　　B. 肉类　　C. 蛋类　　D. 奶类

12. 若膳食中长期缺乏新鲜蔬菜与水果，易导致缺乏的营养素是（　　）

A. 蛋氨酸　　B. 牛磺酸　　C. 抗坏血酸　　D. 烟酸

## 二、多选题

1. 谷类加工越精细，下列哪些营养素损失得较多（　　）

A. 维生素 $B_1$　　B. 膳食纤维　　C. 维生素 D　　D. 维生素 E　　E. 淀粉

2. 可提供优质蛋白质的食物包括（　　）

A. 牛肉　　B. 豆腐　　C. 鸡蛋　　D. 豆芽　　E. 菠菜

3. 蔬菜、水果富含的营养素是(　　)
A. 蛋白质　B. 脂类　C. 碳水化合物　D. 维生素　E. 矿物质
4. 水果中的碳水化合物包括(　　)
A. 淀粉　B. 食物纤维　C. 蔗糖　D. 果糖　E. 乳糖
5. 动物性食品中含有较多的营养素是(　　)
A. 优质蛋白质　B. 维生素 C　C. 脂肪　D. 无机盐　E. 水分
6. 奶类的营养特点包括(　　)
A. 营养成分齐全　B. 蛋白质含量高　C. 以酪蛋白为主
D. 易消化吸收　E. 脂肪呈乳化状态

**三、简答题**

1. 简述谷类食物的营养价值。
2. 优质蛋白质的食物来源有哪些?

**四、案例分析题**

某人欲制作食谱如下:馒头、肉炒土豆丝、菠菜炒虾仁。

在烹制过程中:

(1) 先用清水浸泡菠菜。

(2) 将土豆打皮清洗后切丝,将切好的土豆丝用清水浸泡数分钟,然后再将土豆丝放在沸水中焯。

(3) 锅烧热放油炒肉,采用急火快炒的方式,出锅前加少许醋。

(4) 将浸泡后的菠菜放在冷水里焯一下捞出待用。

(5) 锅油烧热放虾仁炒,待虾仁炒熟时放菠菜,出锅前放入少许淀粉勾芡。

请回答:

(1) 上述烹制过程是否正确? 请说明原因。

(2) 如果烹制方法不对,请说出正确的操作方法。

# 第四章 膳食结构与膳食指南

教学课件

**【学习目标】**

知识目标

1. 膳食指南及膳食宝塔的主要内容，膳食模式类型及其特点。
2. 熟悉膳食模式、平衡膳食模式及合理膳食的概念，膳食指南和膳食宝塔的应用原则。
3. 了解中国传统的膳食结构和变化趋势，膳食模式与健康的关系。

能力目标

1. 学会运用膳食指南及膳食宝塔，为个人或群体制定符合营养科学指导的膳食方案。
2. 具有传授膳食指南及膳食宝塔主要内容的能力。
3. 能够在社区和个人层面推广平衡膳食模式的重要性。

素养目标

具有终身学习的意识，不断追求营养学领域的新知识和技能，以维持对健康膳食趋势的敏感性和适应性。

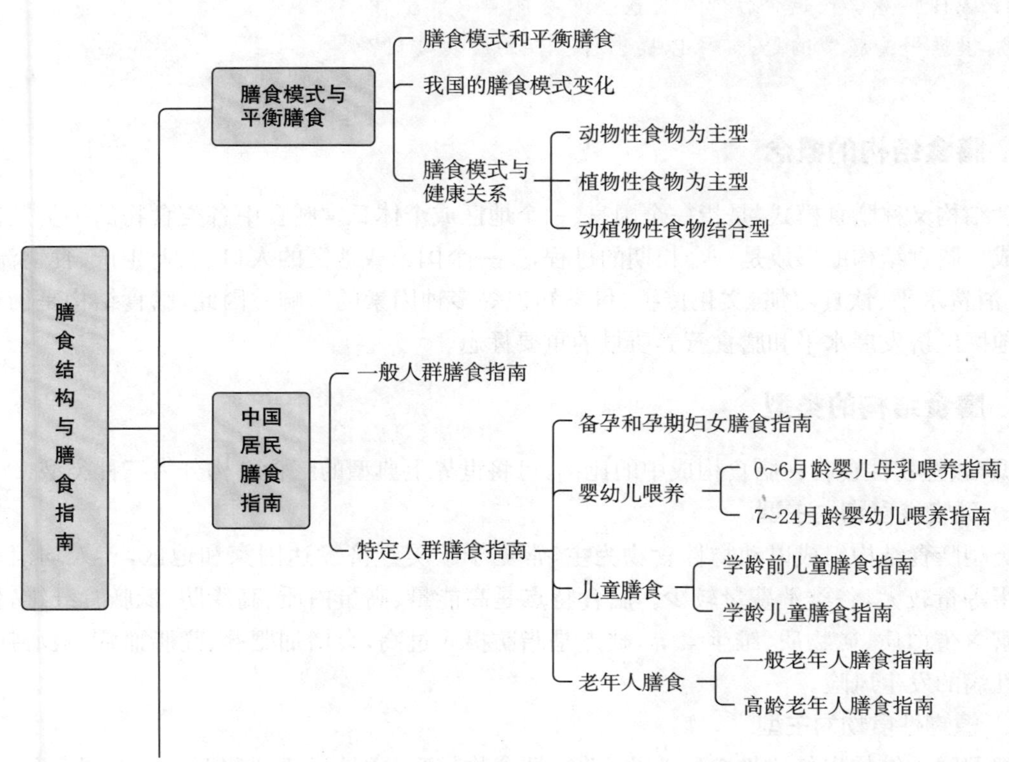

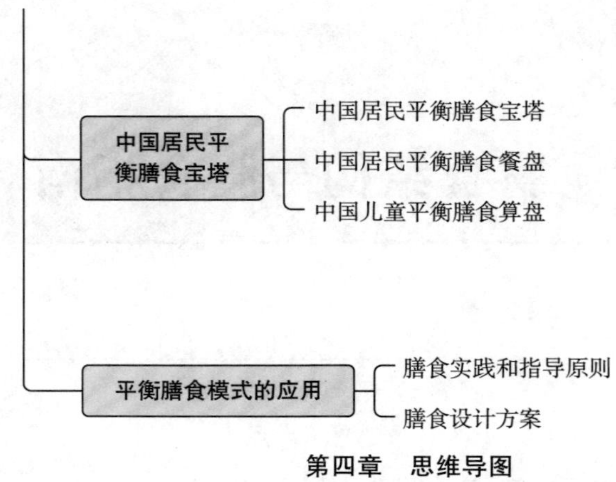


第四章　思维导图

# 第一节　膳食结构与平衡膳食

**岗位情景模拟**

**情景描述**：王某一家人都偏爱素食，每日以各种蔬菜为主，还食用少量的牛奶和鸡蛋。这种膳食模式的特点是摄入大量的膳食纤维、维生素、矿物质等营养素，而禽畜肉类优质蛋白质的摄入量相对较低。

**请思考**：

1. 这种膳食模式是否合理？可能会对身体健康产生什么影响？
2. 根据平衡膳食的思想，可以提出什么样的膳食建议？

## 一、膳食结构的概念

膳食结构又称膳食模式，是指一个国家、一个地区或个体日常膳食中各类食物的种类及数量的相对构成。膳食结构的形成是一个长期的过程，受一个国家或地区的人口、农业生产、食物流通、食品加工、消费水平、饮食习惯、文化传统、科学知识等多种因素的影响。因此，膳食结构是衡量一个国家或地区经济发展水平和膳食营养质量的重要标志。

## 二、膳食结构的类型

根据动、植物性食物在膳食构成中的比例，可将世界上典型的膳食结构分为三种类型：

### （一）动物性食物为主型

此类型膳食结构组成以动物性食物为主，常见于欧美经济发达国家和地区，年人均消费畜肉类、禽、蛋等量较大，谷类消费量较少。膳食特点是高能量、高蛋白质、高脂肪、低膳食纤维，优点是膳食中富含蛋白质、矿物质、维生素等，缺点是脂肪摄入过高，会增加肥胖、高脂血症、冠心病、糖尿病等慢性病的发生风险。

### （二）植物性食物为主型

此类型膳食结构以植物性食物为主、动物性食物较少，常见于亚洲和部分非洲国家和地区，人均消费粮谷类较多，而肉、蛋、奶及鱼虾消费量较少。长期采用此膳食结构，蛋白质主要来源是植物性食物，蛋白质和脂肪的摄入量较低，某些优质蛋白质、矿物质和维生素摄入不足，易导致营养缺乏病风险增加。

（三）动植物性食物结合型

此类型膳食结构中植物性和动物性食物构成比例适宜，优质蛋白质摄入量约占膳食蛋白质的50％以上，既能满足人体对各种营养素的需要，又可预防慢性病。

除上述三种类型之外，还有一些各具特点的膳食模式，如地中海膳食模式、DASH 膳食等。地中海膳食模式由蔬菜、水果、海产品、五谷杂粮、坚果和橄榄油以及少量的牛肉和乳制品、葡萄酒等组成，是以高膳食纤维、高维生素、低饱和脂肪酸为特点的膳食结构。

---

【知识链接】

**人类膳食结构的变化**

不同历史时期、不同国家或地区、不同社会阶层的人们，膳食结构具有很大的差异。这不仅反映出人们的饮食习惯和生活水平，同时也反映出一个民族的传统文化、一个国家的经济发展和一个地区的环境和资源等多方面的情况。人类膳食结构的变化可划分为以下四个阶段：

1. 自然食物获取阶段　原始人类主要依赖自然环境和季节变化，通过采集、狩猎以及捕鱼等途径来获取食物。这一阶段的食物种类繁多，包括动物性食品、各类植物以及鱼类。然而，食物来源并不稳定，饥饿和饱腹的状态频繁交替，因此难以形成规律的膳食结构。

2. 动物驯养和植物栽培阶段　人类的生存手段是驯化驯养动物和栽培植物，食物来源有了一定的保障。这一阶段的膳食结构趋于稳定，主要以谷物或肉类食物为主，捕捞所得也为饮食的一部分，逐渐形成了规律的膳食结构。

3. 农业社会阶段　人类进入了食物生产领域，这一阶段的膳食结构主要由农业生产的谷物及养殖的动物所组成，还包括一定量的蔬菜与水果。

4. 工业社会阶段　人类实现了农业和食品加工业的现代化。这一阶段的膳食结构更加丰富，日常食物来源包括谷类、肉类、蔬菜、水果、蛋类、奶类等。

---

## 三、平衡膳食

（一）平衡膳食

平衡膳食，又称合理膳食，是指膳食中所含营养素种类齐全、数量充足、比例适宜。不同食物中含有的营养素各有特点，只有通过合理搭配膳食中的食物种类和比例，才能满足个体的营养需要，达到合理营养。

合理膳食是在平衡膳食的基础上，根据健康状况、地域资源、生活习惯及信仰等因素进行相应调整的膳食，能最大程度地满足不同生理状况、不同信仰以及不同健康状况的人群在某个阶段的营养与健康需要，使机体处于良好的健康状态。

（二）平衡膳食的基本要求

1. 能够提供充足的营养素和能量　要求膳食中各种营养素的能量的供给能够满足个体或群体的要求，达到健康状态。

2. 确保营养素之间的比例适宜　要求膳食中各种营养素之间应比例适宜，以充分发挥各种营养素的功能，使机体维持在良好的健康状态，如产能营养素供能比例适宜、必需氨基酸比例适宜、脂肪酸比例适宜、矿物质间比例适宜、维生素间比例适宜、矿物质与维生素比例适宜等。

3. 保证食物安全、无毒害　要求食物应符合我国食品卫生标准，避免发生食物中毒、食源性肠道传染病、食源性寄生虫病等危害人体健康的事件，以维护公众健康。

4. 食物烹调加工适度　在食物加工烹调过程中，尽量选择对营养素损失少的方式，使食物保持良好的色、香、味、形等感官形状，提高食物的消化吸收率。

5. 保持良好的饮食习惯　养成并保持规律健康的饮食习惯，选择健康、营养的食物，每日定时进食，不暴饮暴食，以维持身体的正常代谢和消化系统的健康。

### 四、我国膳食模式的变化

随着我国社会经济的发展，居民膳食结构发生了较大的变化。历次全国营养调查或监测的数据提示，我国居民大多仍然采用以植物性食物为主，动物性食物为辅的传统膳食模式，但随着经济水平的提高，人们更趋向于消费动物性食物，特别是畜肉类食品。在动物性食物消费量增加的同时，植物性食物特别是谷类食物的消费量呈下降趋势，但谷类食物仍然是我国居民的主要能量来源。

随着我国居民膳食结构的改变，膳食质量得到提升，国民营养及体格发育状况也得到明显改善，人均预期寿命不断延长。然而，不合理的膳食结构和不健康的生活方式依然使我国居民承受着营养不足与营养过剩的双重压力。此外，我国居民营养相关慢性病呈上升趋势，也正在严重威胁我国居民的生命健康。

## 第二节　中国居民膳食指南

各个国家和地区不同的膳食结构带来不同的营养价值，同时也伴随着不同的健康风险。全球大部分国家都根据各自膳食结构和饮食文化特点，制定了膳食指南，以便于教育和指导居民养成均衡合理的膳食结构和良好的饮食习惯，提高整体健康水平。中国居民膳食指南是根据营养学原理，结合我国国情，教育我国居民采用平衡膳食，以达到合理营养促进健康的目的的指导性意见。

---

**【知识链接】**

**中国居民膳食指南**

我国第一版的膳食指南发布于1989年，先后进行了四次修订。《中国居民膳食指南(2022)》第五版是在《中国居民膳食指南(2016)》第四版的基础上，根据营养学原理，紧密结合我国居民膳食消费和营养状况的实际情况制定，由一般人群膳食指南、特定人群膳食指南、平衡膳食模式和膳食指南编写说明三部分组成。与《中国居民膳食指南(2016)》相比，第五版指南增加了“高龄老年人”指导准则；突出了食物量化概念和营养的结合；强调了膳食模式、食物份量、分餐、不浪费等新饮食方式变革的倡导；在核心部分和附录中增加了大量图表和食谱，更具有可读性和可操作性。

---

### 一、一般人群膳食指南

一般人群膳食指南是以食物为基础的膳食指南，适用于2岁以上的健康人群，提供有关食物、食物类别和平衡膳食模式的建议，健康和/或合理的膳食指导，以促进全民健康和慢性疾病预防。

**一般人群膳食指南八大准则**

准则一食物多样，合理搭配

准则二吃动平衡，健康体重

准则三多吃蔬果、奶类、全谷、大豆

准则四适量吃鱼、禽、蛋、瘦肉

准则五少盐少油，控糖限酒

准则六规律进餐，足量饮水

准则七会烹会选，会看标签

准则八公筷分餐，杜绝浪费

### （一）食物多样，合理搭配

食物多样化是平衡膳食的基本原则，同时也是实现营养均衡和保持健康的关键途径。食物多样不仅指食物的种类要多，还要确保每种食物的数量和质量。多样性的食物应包括谷薯类、蔬菜和水果、畜禽鱼蛋奶、大豆类和坚果、油脂及盐，建议平均每日摄入 12 种以上食物，每周 25 种以上。在食物多样的基础上，坚持谷类为主，合理搭配，建议平均每日摄入谷类食物 200～300 g，其中全谷物和杂豆类 50～150 g，薯类 50～100 g。平衡膳食模式中碳水化合物供能比应占膳食总能量的 50%～65%，蛋白质占 10%～15%，脂肪占 20%～30%。

**【知识链接】**

**不同食物巧搭配**

1. 粗细搭配　主食增加全谷物和杂豆类食物，大米可与糙米、杂粮（燕麦、小米、荞麦、玉米等）以及杂豆（红小豆、绿豆、芸豆、花豆等）搭配。粗细搭配、增加食物品种的好方法包括二米饭、绿豆饭、红豆饭、八宝粥等。

2. 荤素搭配　“荤”指动物性食物，“素”指植物性食物。有肉、有菜，搭配烹调，可以在改善菜肴色、香、味的同时，提供多种营养成分。

3. 深浅搭配　丰富的食物色彩色泽能够刺激食欲，不仅能够带来感官愉悦，还能在一定程度上刺激食欲，如什锦蔬菜，不同的颜色代表了蔬菜中不同植物化学物、营养素的特点。

### （二）吃动平衡，健康体重

体重是衡量个人营养状况和健康状况的重要指标。长期能量摄入量大于能量消耗量可导致体重增长，甚至造成超重或肥胖；反之则导致体重过轻或消瘦。适宜的身体活动和平衡膳食是达到并维持理想的健康体重的关键。各类人群都应该坚持每日运动，维持能量平衡，保持健康体重。推荐成年人积极进行日常活动和运动，建议每周应至少进行 5 日中等强度身体活动，累计 150 min 以上；坚持日常身体活动，主动身体活动最好每日 6000 步；注意减少久坐时间，每小时起来活动一次。

### （三）多吃蔬果、奶类、全谷、大豆

蔬菜、水果、奶类以及大豆制品是构成均衡膳食不可或缺的要素。蔬菜和水果中富含维生素、矿物质、膳食纤维以及植物化学物等营养成分，而奶类和大豆类则富含钙、优质蛋白质以及 B 族维生素等营养成分，这些营养成分在降低慢性病风险方面具有重要的作用。推荐成人每日摄入蔬菜

不少于 300 g,其中新鲜深色蔬菜应占 1/2;水果 200～350 g;全谷物及杂豆 50～150 g;饮奶 300 mL 以上或相当量的奶制品;平均每日摄入大豆和坚果 25～35 g。做到坚持餐餐有蔬菜,天天有水果,把全谷物、牛奶、大豆作为膳食重要组成部分。

**(四) 适量吃鱼、禽、蛋、瘦肉**

鱼、禽、蛋和瘦肉属于动物性食物,富含优质蛋白质、脂类、脂溶性维生素、B 族维生素和矿物质等,但有些鱼、禽含有较多的饱和脂肪酸和胆固醇,摄入过多可增加肥胖和心血管疾病等发病风险,建议适量摄入。鱼、虾等水产类食物的脂肪含量相对较低,且含有较多的不饱和脂肪酸,对预防血脂异常和脑卒中等疾病有一定的疗效。禽类的脂肪含量也相对较低,脂肪酸组成也优于畜类脂肪。蛋类的营养素比较齐全,营养价值高。畜肉类的脂肪含量较多,应首选瘦肉。烟熏和腌制肉类在加工过程中易产生一些致癌物,过多食用可增加肿瘤发生的风险,应当少吃或不吃。目前,我国多数居民摄入畜肉较多,鱼等水产类较少,需要调整比例。建议成年人平均每日摄入总量 120～200 g,相当于每周吃鱼 2 次或 300～500 g,蛋类 300～350 g,畜禽肉类 300～500 g。

**(五) 少盐少油,控糖限酒**

我国居民普遍存在食盐、烹调油和脂肪摄入过量的情况,这是导致肥胖、心脑血管疾病等慢性病发病率持续上升的关键因素。因此应当培养清淡饮食习惯,建议减少烹调油和动物脂肪用量,推荐每日烹调油的摄入量为 25～30 g。成年人脂肪提供能量应占总能量的 30%以下。过多摄入添加糖或含糖饮料,可增加龋齿、超重和肥胖等的发生风险。建议每日摄入添加糖提供的能量不超过总能量的 10%,最好不超过总能量的 5%。对于儿童青少年来说,含糖饮料是添加糖的主要来源,建议不喝或少喝,少食用高糖食品。

---

**【知识链接】**

**食物中的"隐藏盐"**

食物中常见的"隐藏盐"主要存在于调味品,如酱油、咸菜、酱豆腐、味精等。在加工食品中,食盐能增加食品的美味,同时也是食品保存中最常用的抑菌剂。此外,在食品加工过程中,含钠的食品添加剂,如谷氨酸钠(味精)、碳酸氢钠(小苏打)、碳酸钠、枸橼酸钠、苯甲酸钠等,也会增加加工食品中钠的含量。

---

**(六) 规律进餐,足量饮水**

规律进餐是实现合理膳食的前提,应合理安排一日三餐,定时定量、饮食有度、不暴饮暴食、不偏食挑食、不过度节食、尽量在家就餐。早餐提供的能量应占全日总能量的 25%～30%,午餐占 30%～40%,晚餐占 30%～35%。此外,水是构成人体成分的重要物质,并发挥着多种生理作用。水摄入和排出的平衡可以维护机体的健康。低身体活动水平的成年人每日应饮 7～8 杯水,相当于男性每日喝水 1700 mL,女性每日喝水 1500 mL。每日主动、足量饮水,推荐喝白水或茶水,不喝或少喝含糖饮料。

**(七) 会烹会选,会看标签**

不同类别食物中含有的营养素及有益成分的种类和数量不同,每人或每个家庭均应有每日的膳食设计和规划,按需选购备餐,优选当地、当季新鲜食物,按照营养和美味搭配组合。学习烹饪,做好一日三餐,家家实践平衡膳食,享受营养与美味。了解各类食物营养特点,学会通过食品营养标签的比较,选择购买较健康的包装食品。

**(八) 公筷分餐,杜绝浪费**

日常饮食卫生应首先注意选择当地的、新鲜卫生的食物,不食用野生动物。食物制备生熟分开，储存得当。在多人同桌用餐时，为确保公共卫生安全，应使用公共筷子和勺子，或采取分餐制、份餐制等卫生措施。勤俭节约是中华民族的文化传统，人人都应尊重和珍惜食物，在家在外按需备餐，不铺张不浪费。从每个家庭做起，传承健康生活方式，树立饮食文明的新风尚。社会餐饮应多措并举，倡导文明用餐方式，促进公众健康和食物系统可持续发展。

## 二、特定人群膳食指南

特定人群包括孕期妇女、哺乳期妇女、婴幼儿、儿童、老年人及素食人群。《中国居民膳食指南(2022)》考虑到特定人群生理和营养需要的特殊性，特制定了孕期妇女、哺乳期妇女、6月龄内婴儿、7～24月龄婴幼儿、学龄前儿童、学龄儿童、一般老年人、高龄老年人及素食人群共9个特定人群膳食指南。

### (一) 备孕和孕期妇女膳食指南

夫妻双方都应做好充分的孕前准备，备孕时应使健康和营养状况尽可能达到最佳。备孕妇女应将体重调整至正常范围(BMI为18.5～23.9 kg/m$^2$)，并维持良好的身体健康和营养状况，特别关注叶酸、碘、铁等重要营养素的储备，并至少应从计划怀孕前3个月开始每日补充叶酸400 μg。

早孕反应不明显的孕早期妇女可继续维持孕前平衡膳食，早孕反应严重影响进食者，应保证每日摄入至少130 g碳水化合物。孕中期开始，应适当增加食物的摄入量，特别是富含优质蛋白质、钙、铁、碘等营养素的食物。孕中、晚期每日饮奶量应增至500 g；孕中期鱼、禽畜及蛋类合计摄入量增至150～200 g，孕晚期增至175～225 g；建议每周食用1～2次动物血或肝脏、2～3次海产鱼类。

孕期妇女应合理安排膳食和身体活动，每日应进行不少于30 min的中等强度身体活动，保持健康生活方式。夫妻双方应尽早了解母乳喂养的益处，学习正确哺乳的方法，为产后尽早开奶和成功母乳喂养做好各项准备。

---

**备孕和孕期妇女膳食指南核心推荐**

调整孕前体重至正常范围，保证孕期体重适宜增长。

常吃含铁丰富的食物，选用碘盐，合理补充叶酸和维生素D。

孕吐严重者，可少量多餐，保证摄入含必需量碳水化合物的食物。

孕中晚期适量增加奶、鱼、禽、蛋、瘦肉的摄入。

经常户外活动，禁烟酒，保持健康生活方式。

愉快孕育新生命，积极准备母乳喂养。

---

### (二) 哺乳期妇女膳食指南

乳母的营养是产后分泌乳汁的基础，尤其是那些母体储备量较低、容易受膳食影响的营养素。动物性食物可提供丰富的蛋白质和一些重要的矿物质及维生素，建议乳母每日摄入200 g鱼、禽、蛋和瘦肉。为满足乳母蛋白质、能量和钙的需要，乳母每日还要摄入25 g大豆或相当量的大豆制品、10 g坚果、300 g牛奶。乳母应选用碘盐，适当摄入海带、紫菜、鱼、贝类等海产品和动物肝脏、蛋黄等，以保证乳汁中碘和维生素A的含量充足。

乳母在哺乳期间应保持愉悦心情，提高母乳喂养的成功率。坚持哺乳、适量的身体活动，有利于身体复原和体重恢复正常。吸烟、饮酒会影响乳汁分泌，哺乳期间应忌烟、酒。茶和咖啡中的咖啡因可以造成婴儿兴奋，乳母应限制饮用浓茶和大量咖啡。

**备孕和孕期妇女膳食指南核心推荐**

产褥期食物多样不过量，坚持整个哺乳期营养均衡。

适量增加富含优质蛋白质及维生素A的动物性食物和海产品，选用碘盐，合理补充维生素D。

家庭支持，愉悦心情，充足睡眠，坚持母乳喂养。

增加身体活动，促进产后恢复健康体重。

多喝汤和水，限制浓茶和咖啡，忌烟酒。

### （三）婴幼儿喂养指南

婴幼儿喂养指南适用于出生后至满2周岁的婴幼儿，分为6月龄内婴儿母乳喂养指南和7～24月龄婴幼儿喂养指南。

1. 0～6月龄婴儿母乳喂养指南 0～6月龄婴儿母乳喂养指南适用于出生后180日内的婴儿，核心目标是促进纯母乳喂养。6月龄内是婴儿生长发育的第一个高峰期，是生命早期健康机遇窗口期的关键阶段。此阶段的婴儿对能量和营养素的需求很高，但其胃肠道和肝肾功能尚未发育成熟，消化吸收和代谢排泄能力较低。母乳能提供优质、全面、充足和结构适宜的营养素，满足婴儿全部生长需求，且不增加肾脏负担。

针对我国6月龄内婴儿的喂养需求和可能出现的问题，并参考世界卫生组织（WHO）、联合国儿童基金会（UNICEF）和其他国际组织的相关建议，《中国居民膳食指南（2022）》制定了以下六条膳食准则：

（1）母乳是婴儿最理想的食物，坚持6月龄内纯母乳喂养。

（2）生后1 h内开奶，重视尽早吸吮。

（3）回应式喂养，建立良好的生活规律。

（4）适当补充维生素D，母乳喂养无需补钙。

（5）一旦有任何动摇母乳喂养的想法和举动，都必须咨询医师或其他专业人员，并由他们帮助做出决定。

（6）定期监测婴儿体格指标，保持健康生长。

2. 7～24月龄婴幼儿喂养指南 适用于满6月龄至不满2周岁的婴幼儿，其主要内容是以补充营养和满足正常发育需要为目标的辅食添加，强调回应式喂养模式，帮助幼儿养成健康饮食行为。

在7～24个月龄的婴幼儿阶段，母乳仍旧是他们主要的营养来源，但仅依赖母乳喂养已无法全面满足他们对能量及营养素的需求。为确保婴幼儿的健康成长，必须逐步添加其他营养丰富的食物。这个阶段的婴幼儿的消化系统和免疫系统正逐渐发展成熟，感知觉、认知、行为和运动能力也在迅速发展，需要通过接触、感受和尝试多种食物，逐步培养对不同食物的适应性和耐受性，实现从被动接受喂养到自主进食。

针对我国7～24月龄婴幼儿营养和喂养的需求以及现有的主要营养问题，同时参考WHO、UNICEF和其他国际组织的相关建议，《中国居民膳食指南（2022）》制定了7～24月龄婴幼儿喂养指南的六条膳食指导准则：

（1）继续母乳喂养，满6月龄起必须添加辅食，从富含铁的泥糊状食物开始。

（2）及时引入多样化食物，重视动物性食物的添加。

（3）尽量少加糖盐，油脂适当，保持食物原味。

(4) 提倡回应式喂养,鼓励但不强迫进食。

(5) 注重饮食卫生和进食安全。

(6) 定期监测体格指标,追求健康生长。

### (四) 儿童膳食指南

儿童膳食指南适用于满 2 周岁至不满 18 周岁的未成年人,分为 2～5 岁学龄前儿童和 6～17 岁学龄儿童少年两个阶段。

1. 学龄前儿童膳食指南　适用于 2～5 周岁的学龄前儿童,根据这个阶段儿童的生理特点、营养需要以及饮食习惯培养规律,结合他们的膳食营养和饮食行为现状,在一般人群膳食指南基础上增加了五条核心推荐:

(1) 食物多样,规律就餐,自主进食,培养健康的饮食行为。

(2) 每日饮奶,足量饮水,合理选择零食。

(3) 合理烹调,少调料,少油炸。

(4) 参与食物选择与制作,增进对食物的认知和喜爱。

(5) 经常户外活动,定期体格测量,保障健康成长。

2. 学龄儿童膳食指南　学龄儿童是指从 6 周岁至不满 18 周岁的未成年人。这一年龄段的儿童正处于生长发育期的关键时期,对于能量和各类营养素的需求相对较高。全面、充足的营养是保证其正常生长发育和健康的物质基础。因此,此阶段更需要强调合理膳食。学龄儿童膳食指南核心推荐包括:

(1) 主动参与食物选择和制作,提高营养素养。

(2) 吃好早餐,合理选择零食,培养健康饮食行为。

(3) 天天喝奶,足量饮水,不喝含糖饮料,禁止饮酒。

(4) 多户外活动,少视屏时间,每日 60 min 以上的中高强度身体活动。

(5) 定期监测体格发育,保持体重适宜增长。

### (五) 老年人膳食指南

老年人膳食指南适用于年龄在 65 岁及以上的老年人,分为 65～79 岁的一般老年人和 80 岁及以上的高龄老年人两部分。

进入老龄阶段,人的生活环境、社会交往范围都发生了较大的变化,特别是身体功能出现不同程度的衰退,如咀嚼和消化能力下降;视觉、嗅觉、味觉反应迟缓等。这些变化会增加一般老年人患营养不良的风险。良好的膳食营养有助于维护老年人的身体功能,保持良好的身心健康状态。

1. 一般老年人膳食指南　随着年龄增长,尤其是超过 65 岁,衰老的特征比较明显地表现出来,如代谢能力下降、呼吸功能衰退、心脑功能衰退、感官反应迟钝、肌肉衰减等。这些变化会使老年人容易出现蛋白质、微量营养素摄入不足,产生消瘦、贫血等问题,降低了身体的抵抗能力,增加罹患疾病的风险。一般老年人膳食指南核心推荐包括:

(1) 食物品种丰富,动物性食物充足,常吃大豆制品。

(2) 鼓励共同进餐,保持良好食欲,享受食物美味。

(3) 积极户外活动,延缓肌肉衰减,保持适宜体重。

(4) 定期健康体检,测评营养状况,预防营养缺乏。

2. 高龄老年人膳食指南　高龄老年人常指 80 岁及以上的老年人。高龄、衰弱老年人往往存在进食受限,味觉、嗅觉、消化吸收能力降低,营养摄入不足。高龄老年人膳食指南核心推荐包括:

(1) 食物多样,鼓励多种方式进食。

(2) 选择质地细软,能量和营养素密度高的食物。

(3) 多吃鱼、禽、肉、蛋、奶和豆，适量蔬菜配水果。

(4) 关注体重丢失，定期营养筛查评估，预防营养不良。

(5) 适时合理补充营养，提高生活质量。

---

**【知识链接】**

**特殊医学用途配方食品**

高龄和衰弱老年人进食量不足目标量80%时，可以在医师和临床营养师指导下，合理食用特殊医学用途配方食品(简称特医食品)。特医食品是为了满足进食受限、消化吸收障碍、代谢紊乱或特定疾病状态人群对营养素或膳食的特殊需要，专门加工配制而成的配方食品。目前，我国的特医食品分为三大类：

1. 全营养配方食品　可以作为单一营养来源的特医食品，满足目标人群的营养需求。

2. 特定全营养配方食品　可以作为单一营养来源的特医食品，特别针对那些患有特定疾病或处于特定医学状况的人群，以满足他们的特殊营养需求。

3. 非全营养配方食品　可以满足目标人群部分营养需求的特医食品，但不适用于作为单一营养来源。

---

# 第三节　中国居民平衡膳食宝塔

为了方便记忆和理解，中国营养学会在中国居民膳食指南的基础上制作了膳食指南的宣传图形，包括中国居民膳食宝塔、中国居民平衡膳食餐盘和中国儿童平衡膳食算盘，以阐释平衡膳食的主旨思想和食物组成结构。

## 一、中国居民平衡膳食宝塔

中国居民平衡膳食宝塔是一个以形象化的方式展示平衡膳食原则的工具，它精准地体现了营养学上理想的基本食物构成(图 4-3-1)。宝塔被精心划分为五个层次，各层面积大小不同，体现了五大类食物和食物量的摄入量多少。五大类食物分别是谷薯类、蔬菜水果类、畜禽鱼蛋奶类、大豆和坚果类，以及烹调用油和盐。食物量是根据不同能量需要量水平设计，在宝塔旁边用文字标明了在 1600～2400 kcal 能量需要量水平时，一段时间内成年人每人每日各类食物摄入量的建议值范围。

### (一) 第一层是谷薯类食物

谷薯类是膳食能量的主要来源(碳水化合物供能占总能量的 50%～65%)，也是多种微量营养素和膳食纤维的良好来源。膳食指南中推荐 2 岁以上健康人群的膳食应做到食物多样、合理搭配。在 1600～2400 kcal 能量需要量水平下的一段时间内，建议成年人每人每日摄入谷类 200～300 g，其中包含全谷物和杂豆类 50～150 g，薯类 50～100 g。

谷类、薯类及杂豆类是碳水化合物的主要摄取来源。谷类包括小麦、稻米、玉米、高粱等及其加工制品，如米饭、馒头、烙饼、面包、饼干和麦片等。全谷物因保留了天然谷物的完整成分，不仅构成了理想膳食模式的关键部分，还是膳食纤维和其他营养素的优质来源。杂豆类则指除大豆以外的其他干豆类，如红小豆、绿豆和芸豆等。2 岁以上人群都应保证全谷物的摄入量，以此获得更多营养素和膳食纤维。薯类包括马铃薯、红薯等，可替代部分主食。

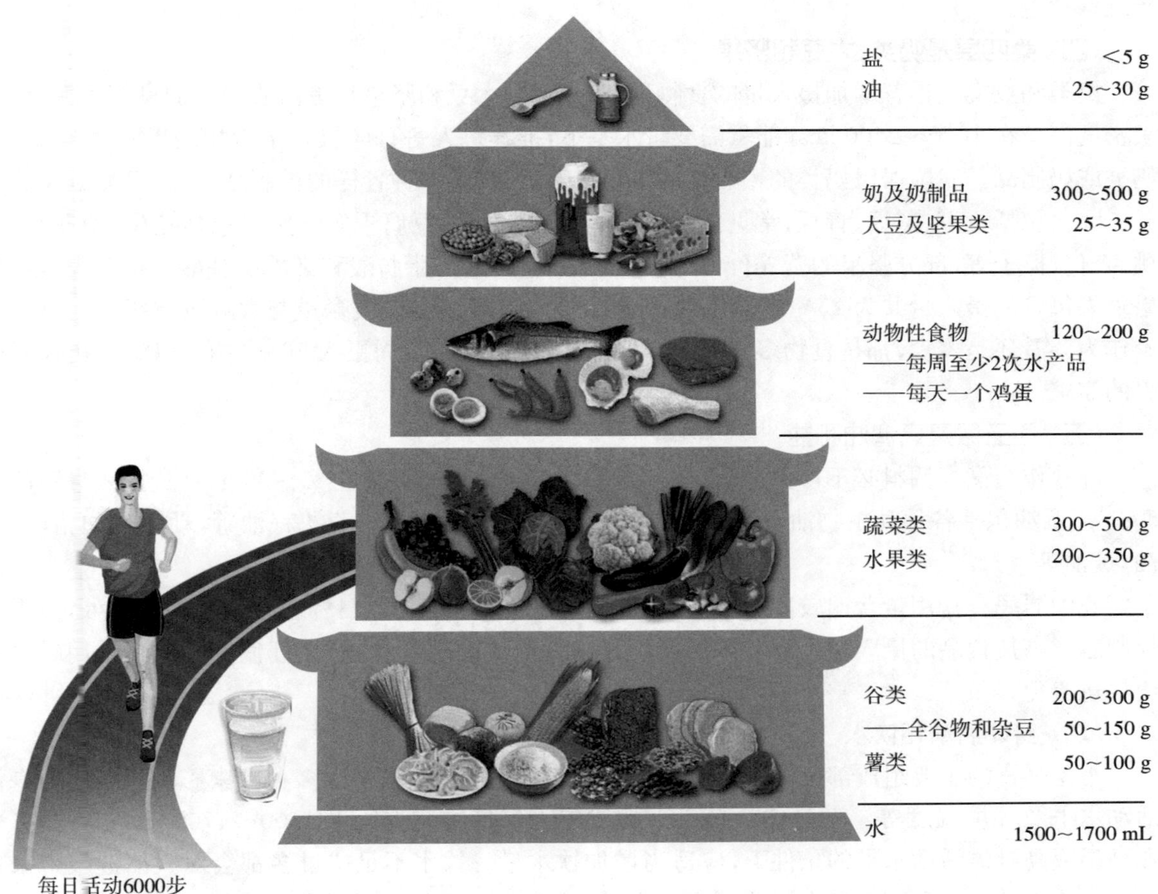


**图 4-3-1　中国居民平衡膳食宝塔**

### (二) 第二层是蔬菜水果

在膳食指南中，鼓励多摄入蔬菜和水果。在 1600～2400 kcal 能量需要量水平下，推荐成年人每日蔬菜摄入量至少达到 300 g，水果 200～350 g。蔬菜水果是膳食纤维、微量营养素和植物化学物的良好来源。

蔬菜的种类繁多，包括嫩茎、叶、花菜类、根菜类、鲜豆类、茄果瓜菜类、葱蒜类、菌藻类及水生蔬菜类等。深色蔬菜是指深绿色、深黄色、紫色、红色等有颜色的蔬菜，一般富含维生素、植物化学物和膳食纤维，推荐每日占总体蔬菜摄入量的 1/2 以上。水果包括仁果、浆果、核果、柑橘类、瓜果及热带水果等。推荐吃新鲜水果，在鲜果供应不足时可选择一些含糖量低的干果制品和纯果汁。

### (三) 第三层是鱼、禽、肉、蛋等动物性食物

鱼、禽、肉、蛋等动物性食物是膳食指南推荐适量食用的食物。在 1600～2400 kcal 能量需要量水平下，推荐每日鱼、禽、肉、蛋摄入量共计 120～200 g。

新鲜的动物性食物是优质蛋白质、脂肪和脂溶性维生素的良好来源，建议每日畜禽肉的摄入量为 40～75 g，少吃加工类肉制品。目前我国汉族居民在肉类消费方面，以猪肉为主，且摄入量呈现出显著的增长趋势。猪肉的脂肪含量较高，建议更多地选择瘦肉或禽肉作为优质蛋白质来源。此外，常见的水产品(如鱼类、虾类、蟹类和贝类等)富含优质的蛋白质、脂类、维生素以及矿物质等多种营养成分，推荐每日摄入量为 40～75 g，可以优先选择其作为优质蛋白质来源。

蛋类包括鸡蛋、鸭蛋、鹅蛋、鹌鹑蛋、鸽子蛋及其加工制品。蛋类的营养价值较高，推荐每人每日 1 个鸡蛋(50 g 左右)。蛋黄含有丰富的营养成分，如胆碱、卵磷脂、胆固醇、维生素 A、叶黄素、B

族维生素等。

（四）第四层是奶类、大豆和坚果

奶类和豆类是推荐增加摄入量的食物种类。奶类、大豆和坚果是蛋白质和钙的良好来源，营养素密度高。在1600～2400 kcal能量需要量水平下，推荐每人每日应摄入至少相当于鲜奶300 g的奶类或奶制品。我国居民奶类的摄入量一直很低，建议多吃各种各样的乳制品，提高奶类摄入量。

大豆包括黄豆、黑豆、青豆，常见的豆制品有豆腐、豆浆、豆腐干等。坚果包括花生、葵花籽、核桃、杏仁、榛子等，部分坚果的营养价值与大豆相似，富含必需脂肪酸和必需氨基酸。推荐大豆和坚果每人每日的摄入量共为25～35 g，其他豆制品摄入量需按蛋白质含量与大豆进行折算。坚果无论作为菜肴还是零食，都是食物多样化的良好选择，建议每人每周摄入70 g左右，以满足机体对营养的需求。

（五）第五层是烹调油和盐

油盐作为烹饪调料必不可少，推荐成年人平均每日烹调油不超过25～30 g，食盐摄入量不超过5 g。烹调油包括各种动植物油，植物油如花生油、大豆油、菜籽油、葵花籽油等，动物油如猪油、牛油、黄油等。

我国居民食盐用量普遍较高，限制食盐摄入量是我国长期行动目标。除了少用食盐外，也需要控制隐形高盐食品的摄入量。酒和添加糖不是膳食组成的基本食物，烹饪使用和单独食用时也都应尽量避免。

（六）身体活动和饮水

水是膳食的重要组成部分，对维持生命活动至关重要，其需求量受多种因素影响，如年龄、身体活动水平及环境温度等。低身体活动水平的成年人每日应至少饮水1500～1700 mL（7～8杯）。在高温或高身体活动水平的条件下，应适当增加饮水量。饮水不足或过多都会对人体健康带来危害。食物中的水分和膳食汤水大约占总水分摄入的1/2。因此，推荐每人每日饮水和整体膳食（包括食物中的水，汤、粥、奶等）水摄入应达到2700～3000 mL。

身体活动是能量平衡和保持身体健康的重要手段。通过运动或身体活动，可以有效地消耗能量，保持精神和机体代谢的活跃性。鼓励养成天天运动的习惯，坚持每日多做一些消耗能量的活动。推荐成年人每日至少进行相当于快步走6000步的身体活动，每周最好进行150 min中等强度的运动，如骑车、跑步、庭院或农田的劳动等。一般而言，低身体活动水平的能量消耗通常占总能量消耗的1/3左右，而高身体活动水平者的能量消耗可达1/2。

## 二、中国居民平衡膳食餐盘

中国居民平衡膳食餐盘，遵循平衡膳食原理设计，展示个体一餐之内膳食的食物构成及相应比例（图4-3-2）。餐盘整体划分为四大区域，分别对应谷薯类、动物性食物、富含蛋白质的大豆及其制品、蔬菜和水果。餐盘旁侧特别设置一杯牛奶的图案，强调其在一餐中的重要性。此餐盘适用于2岁及以上人群，可作为一餐内食物基本构成的参考指南。

平衡膳食餐盘的设计简洁明了，运用传统文化中的基本符号，展现了阴阳形态和万物演变过程中的最基本平衡，不仅更易于记忆和理解，同时也阐述了一个重要的健康理念：在日复一日的饮食中，各种营养成分相互交织、互为补充，共同维持着身体的健康状态。

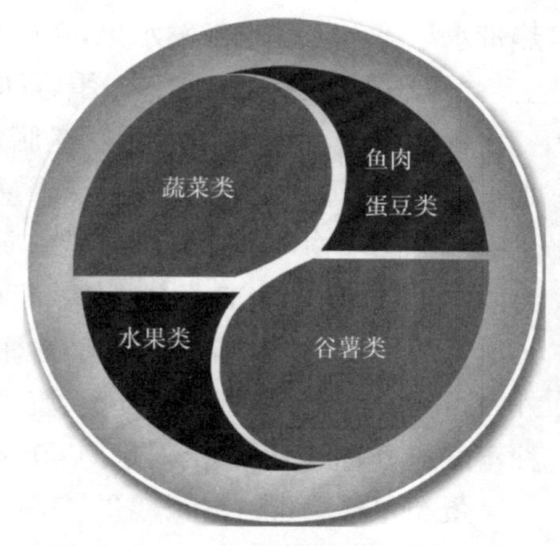


**图4-3-2　中国居民平衡膳食餐盘**

## 三、中国儿童平衡膳食算盘

平衡膳食算盘是专为儿童设计的膳食指南工具，通过图形化的方式，将各类食物的份量进行转化和展示，帮助儿童更直观地了解膳食结构，形成合理的饮食习惯(图 4－3－3)。

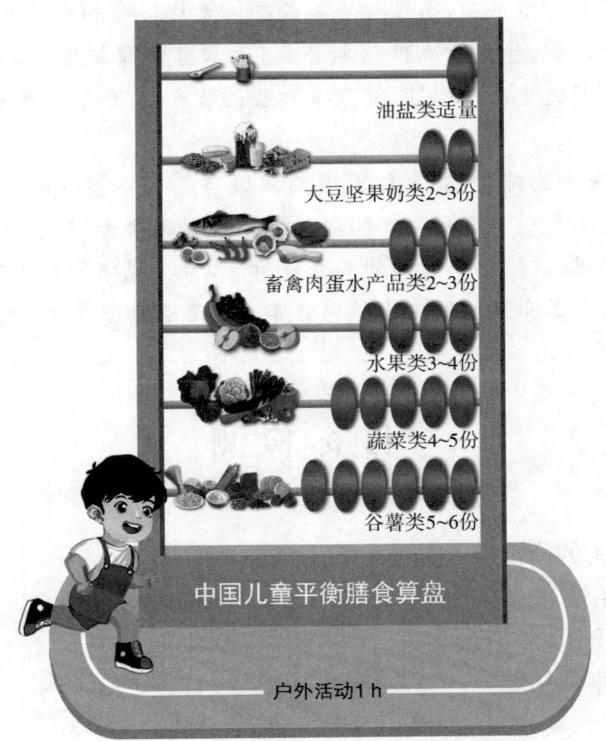


图 4－3－3　中国儿童平衡膳食算盘

平衡膳食算盘勾画了膳食结构图，为儿童提供了一个大致的膳食模式认识，有助于他们建立健康的饮食习惯，还展示了一个挎水壶跑步的儿童，鼓励儿童喝白开水、保持天天运动，积极活跃地生活和学习。

膳食算盘在食物分类方面更为细致，将蔬菜和水果分别进行表示。算盘共有六层，每层使用不同颜色的算珠以区分不同的食物类别。其中，浅棕色算珠代表谷薯类食物，绿色算珠代表蔬菜类食物，黄色算珠代表水果类食物，橘红色算珠代表动物性食物，蓝色算珠代表大豆、坚果和奶类食物，而橘黄色算珠则代表油和盐的摄入量。算盘的设计充分考虑了 8～11 岁儿童能量需求的平均值，以确保食物份量的合理性。

**课程思政**

《“健康中国 2030”规划纲要》是为推进健康中国建设，提高人民健康水平，根据党的十八届五中全会战略部署而制定的。健康是促进人的全面发展的必然要求，是经济社会发展的基础条件，是民族昌盛和国家富强的重要标志，也是广大人民群众的共同追求。党的十八届五中全会明确提出推进健康中国建设，从“五位一体”总体布局和“四个全面”战略布局出发，对当前和今后一个时期更好保障人民健康作出了制度性安排。编制和实施《“健康中国 2030”规划纲要》是贯彻落实党的十八届五中全会精神、保障人民健康的重大举措，对全面建成小康社会、加快推进社会主义现代化具有重大意义。同时，这也是我国积极参与全球健康治理、履行我国对联合国“2030 可持续发展议程”承诺的重要举措。

《国民营养计划(2017—2030年)》是为贯彻落实《"健康中国2030"规划纲要》,提高国民营养健康水平而制定的。《计划》从我国国情出发,立足我国人群营养健康现状和需求,明确了今后一段时期内国民营养工作的指导思想、基本原则、实施策略和重大行动。《计划》指出,营养是人类维持生命、生长发育和健康的重要物质基础,国民营养事关国民素质提高和经济社会发展。要以人民健康为中心,以普及营养健康知识、优化营养健康服务、完善营养健康制度、建设营养健康环境、发展营养健康产业为重点,关注国民生命全周期、健康全过程的营养健康,将营养融入所有健康政策,提高国民营养健康水平。

当代大学生是我国未来的栋梁,其身体素质的健康与否直接影响着国家的未来发展。当代大学生要倡导主动自律,在学习科学文化知识的同时要学习健康饮食知识,注重全面、均衡、适量的营养原则,培养健康饮食习惯,做好营养健康的先锋践行者,为实现中华民族伟大复兴的中国梦、为构建人类卫生健康共同体、人类命运共同体贡献出青年人的青春智慧和力量。

## 目标检测

### 一、单选题

1. 以植物性食物为主的膳食模式常见于(　　)

A. 欧美等发达国家　　B. 地中海地区
C. 亚洲和部分非洲国家　　D. 日本

2. 一般人群健康指南适用于(　　)人群

A. 2岁以下　　B. 2岁以上健康　　C. 孕妇　　D. 老年人

3. 平衡膳食模式中碳水化合物供能占膳食总能量的(　　)

A. 10%～15　　B. 20%～30%　　C. 50%～65%　　D. 60%～75%

4. 一般人群健康指南中建议成人一日饮酒的酒精量不超过(　　)

A. 45 g　　B. 35 g　　C. 25 g　　D. 15 g

5. 早餐提供的能量应占全日总能量的(　　)

A. 25%～30%　　B. 30%～40%　　C. 30%～35%　　D. 35%～45%

6. 妇女孕前体重的正常范围是BMI为(　　)$kg/m^2$

A. 21.5～25.9　　B. 20.5～24.9　　C. 18.5～23.9　　D. 17.5～20.9

7. 备孕妇女至少应从计划怀孕前3个月开始每日补充叶酸(　　)

A. 400 μg　　B. 450 μg　　C. 500 μg　　D. 550 μg

8. 学龄儿童膳食指南建议儿童每日至少进行中高强度身体活动的时间为(　　)

A. 40 min　　B. 50 min　　C. 60 min　　D. 70 min

9. 中国膳食宝塔建议健康成年人每人每日应吃谷类(　　)

A. 200～300 g　　B. 300～400 g　　C. 400～500 g　　D. 500～600 g

10. 中国膳食宝塔建议健康成人每日食盐摄入量不超过(　　)

A. 8 g　　B. 7 g　　C. 6 g　　D. 5 g

### 二、多选题

1. 膳食指南强调的多样性食物应包括(　　)

A. 谷薯类　　B. 蔬菜水果类　　C. 畜禽鱼　　D. 蛋奶类　　E. 大豆坚果类

2. 膳食指南中建议备孕期妇女应特别关注哪些营养素的储备（　　）

A. 叶酸　　B. 碘　　C. 铁　　D. 维生素C　　E. 磷

3. 高龄老年人膳食指南建议（　　）

A. 食物多样，选择能量和营养素密度高的食物

B. 多吃鱼禽肉蛋奶和豆，适量蔬菜配水果

C. 定期营养筛查评估，预防营养不良

D. 适时合理补充营养，提高生活质量

E. 坚持健身与益智活动，促进身心健康

4. 关于中国膳食宝塔描述正确的是（　　）

A. 五层体现了五大类食物

B. 各层不同的面积体现了食物的摄入量情况

C. 不包括烹调用油和盐

D. 表明的能量需要量水平是1600～2400 kcal

E. 成年人每人每日各类食物摄入量

## 三、简答题

1. 简述2022版《中国居民一般人群膳食指南》的主要内容。

2. 简述膳食指南中对一般老年人的膳食建议。

# 第五章　营养调查与评价

【学习目标】

知识目标

1. 掌握营养调查的内容和步骤，膳食调查的基本要求，食物生熟比的计算。

2. 熟悉各种膳食调查方法的特点，评价人体营养状况的实验室检查指标及其意义。

3. 了解营养调查的目的，常见营养缺乏症的临床体征。

能力目标

1. 学会设计并实施营养调查。

2. 具有针对不同的研究目的和对象选择合适的膳食调查方法的能力。

3. 能够结合膳食调查和实验室检查结果，综合评估个体或群体的营养状况，识别潜在的营养缺乏症。

素养目标

具有严谨的科学态度和批判性思维，以科学的方法进行营养调查和数据分析。

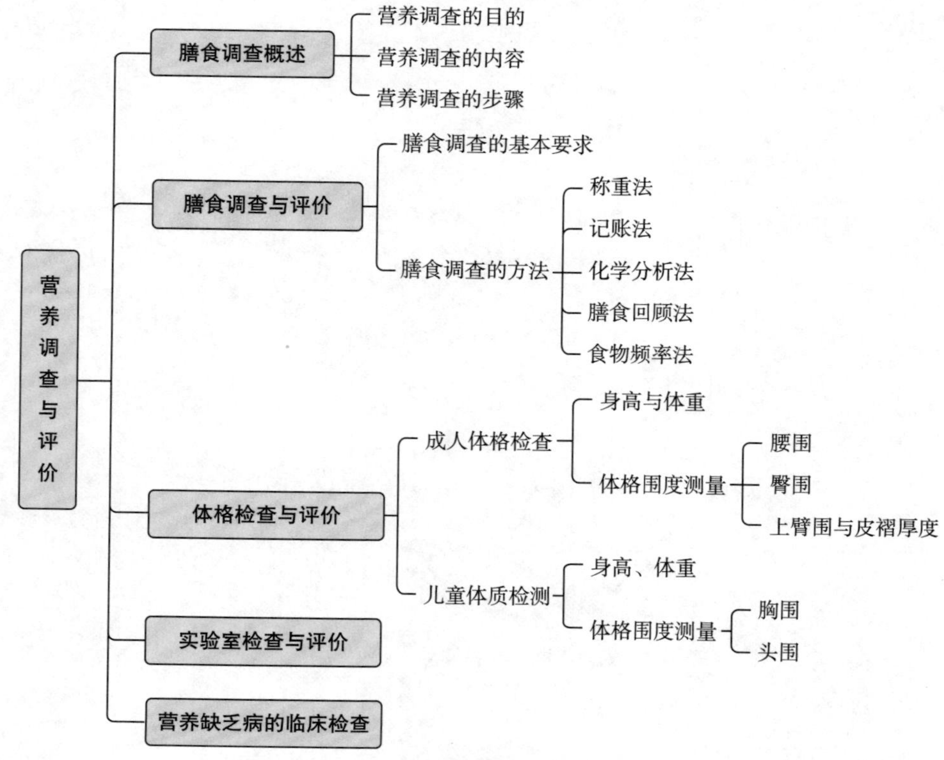


第五章　思维导图

**岗位情景模拟**

**情景描述**:某工厂中有300名工人,平时都在食堂用餐。食堂会详细记录食物进货账单及消耗数据。同时,根据食堂购餐卡记录可以统计出工厂每日进餐人数。

**请思考**:

1.若要对工人进行膳食调查,应采用哪种方法?

2. 膳食调查方法的具体步骤有哪些?

# 第一节　膳食调查概述

营养调查是运用科学手段来了解某一人群或个体的膳食和营养水平,以判断其膳食营养摄入是否合理和营养状况是否良好,是全面了解人群膳食结构和营养状况的重要手段。营养评价是根据营养调查的结果,对被调查者的营养状况进行综合分析和评价。

---

**【知识链接】**

2015—2019年,国家卫生健康委组织中国疾病预防控制中心、国家癌症中心、国家心血管病中心开展了新一轮的中国居民慢性病与营养监测,覆盖全国31个省(区、市)近6亿人口,现场调查人数超过60万,具有国家和省级代表性,根据监测结果编写形成《中国居民营养与慢性病状况报告(2020年)》。2021年2月25日,中国营养学会组织编写的《中国居民膳食指南科学研究报告(2021)》正式发布,研究报告系统梳理了近年来国内外在膳食指南发展及膳食与健康领域的最新研究成果,深入剖析了我国居民的膳食摄入与营养健康状况及其存在的问题,为修订《中国居民膳食指南(2022)》提供了坚实、科学的理论支撑,为相关部门制定更加合理、有效的营养健康政策提供了参考。

---

## 一、营养调查的目的

营养调查的目的包括:了解不同地区、不同年龄组人群的膳食结构和营养素摄入情况;了解与食物不足和过度消费有关的营养问题的分布和严重程度;分析营养相关疾病的病因、影响因素;监测膳食结构变迁及其发展趋势;提供居民营养与健康状况数据;为国家或地区制定干预策略和政策提供信息。

## 二、营养调查的内容

全面的营养调查工作内容包括:膳食调查、体格测量、实验室检测和临床检查四部分。营养调查工作是在收集与分析数据的基础上,对被调查者的营养状况进行综合评估,并对整体人群的营养条件、存在的问题以及可行的改进措施进行深入研究。

### (一)膳食调查

膳食调查是调研在一定时间内调查对象通过膳食所摄取的能量和各种营养素的数量和质量,以此来评定调查对象正常营养需要能否得到满足的程度。膳食调查通常采用称重法、记账法、化学分析法、询问法和食物频数法等。

### （二）体格测量

体格测量指标是反映人体营养状况的综合指标，体格大小和生长速度都可以直接反映出机体营养状况的整体水平，可用于评价个体或群体的营养状况。常用的体格测量指标包括纵向测量指标、横向测量指标和重量测量指标，主要有身长、身高、坐高与顶臀长、体重、头围、胸围、上臂围、皮褶厚度等。

### （三）实验室检测

营养缺乏病在出现症状以前，机体往往会先出现生理和生物化学改变。营养状况实验室检测就是借助生化、生理实验手段，在早期发现人体临床营养不足、营养储备水平低下或营养素过量的状况，以便较早掌握营养失调征兆和变化动态，及时采取必要的预防措施。

### （四）临床检查

营养缺乏的症状和体征比较复杂，轻度缺乏或不足时症状轻微，体征不典型，而且有的症状和体征并不具有特异性。临床检查方法是运用结合临床医学知识，借助于感观或有关的检查器具检查被检查者是否有与营养状况有关的症状、体征等，须与其他疾病相鉴别，从而做出营养正常或失调的临床诊断。

## 三、营养调查的步骤

营养调查一般包括下列步骤：

（1）确定营养调查的目的。

（2）根据调查目的确定调查对象和人群。

（3）确定抽样方法。

（4）制订调查工作内容、方法和质量控制措施。

（5）调查前人员准备，包括组织动员调查对象以及调查员的培训。

（6）现场调查、体格检查、样本采集及指标检测。

（7）数据管理、统计分析及结果反馈。

（8）形成调查报告。

在营养调查工作中，调查计划的科学性、严谨性和可行性是保证调查质量的前提，同时调查对象的配合程度、调查人员的专业知识技能水平和工作态度以及各级领导的支持也是影响调查质量的重要因素，对于保障调查结果的准确性和可靠性具有至关重要的作用。

# 第二节　膳食调查与评价

## 一、膳食调查的基本要求

1. 调查点的选择　选择在食品生产与供应、地理条件、气象条件、居民饮食习惯等具有代表性的地点。

2. 被调查对象的选择　选择在劳动、经济、生理等方面具有代表性的人员。若研究某个人或某个家庭人员的营养状况，就以研究对象为被调查对象。

3. 调查时间　由于食物供应季节变化较大，要反映全年的情况，一年四季都应进行调查。若一年调查两季，应选择夏季和冬季。

## 二、膳食调查的方法

最常见的膳食调查方法有称重法、记账法、询问法、化学分析法和电话调查法等。各种方法各有优缺点和用途，调查者根据调查目的的不同，选用不同的方法，也可以同时并用。

### （一）称重法

称重法是对被调查对象在调查期间每餐所吃主副食的生重、熟重及剩余食物称重，计算人均每日各种食物重量，从而得出能量和各种营养素摄入量，可用于个人、家庭或集体单位，结果相对准确，但比较耗费人力、物力。

1. 基本原理　称重法是通过利用日常测量工具对食物量进行精确的称重或合理的估计，从而了解被调查对象食物消耗的情况。在调查过程中，需要对每餐所摄入的生重、熟重及剩余食物进行称重和记录，并根据实际用餐人数，计算出平均每人用餐的生食物重量，再通过查阅食物成分表，进一步计算出被调查对象每日的能量摄入以及各种营养素的摄入量。

2. 方法

（1）食物记录和称量　为确保膳食调查的精确性，调查人员在每餐前对被调查对象的各种食物进行精确的称量，并详细记录相关数据（表 5－1－1）。餐后，还需对剩余或废弃的食物部分进行称重，并从原始数据中相应扣除，以准确反映出被调查对象每种食物的实际摄入量。此外，调查人员还需对被调查对象在三餐之外所摄入的水果、糖果、点心、坚果等零食的重量进行记录，以确保数据的全面性和准确性。

**表 5－1－1　称重法记录表**

| 姓名 | 性别 | | 出生年月 | 编号 | 住址 | 联系电话 | | |
|---|---|---|---|---|---|---|---|---|
| 餐别 | 食物名称 | 生重/kg | 熟重/kg | 生熟比 | 熟食剩余量/kg | 实际消耗量 | | 就餐人数 |
| | | | | | | 熟重/kg | 生重/kg | |
| 早餐 | | | | | | | | |
| 午餐 | | | | | | | | |
| 晚餐 | | | | | | | | |

（2）调查时间　在进行实际调查时，称重记录的天数应依据研究目的及所关注的个体间的差异来决定。在食物种类较少且季节变化不显著的地区，调查时间通常较短，有时甚至只需调查一日即可。若每日膳食食物种类多变，为获取准确的食物摄入量数据，应适当增加调查天数，通常建议调查时长为 3～4 日，不宜超过一周，以避免因调查时间过长导致被调查者疲惫。由于不同季节人群食物摄入状况存在差异，为确保调查结果的代表性和真实性，建议在每年的不同季节进行分次调查，至少应在冬和夏两季各进行一次。

（3）食物计算　生熟比是用来将烹调后的熟食重量转换为烹调前的生食重量的比率，其计算公式为：

$$生熟比=生食物重量÷熟食物重量$$

在调查过程中，通过称量熟食的重量并应用生熟比，可以计算出烹调前的食物重量，其计算公式为：

$$生食物重量=熟食物重量×生熟比$$

根据计算出的生食物重量，查阅食物成分表，可以得到每种食物的能量和各种营养素的含量。

（4）标准人日某营养素摄入量　由于被调查对象在年龄、性别及劳动强度等方面存在显著差异，所以不能仅凭营养素的平均摄入量进行直接对比，需要将各个人群折合成标准人进行比较。具体方法如下：

1）人日数：将个体吃早、中、晚三餐定义为一个人日，餐次比为一日之中每餐摄入食物占这日摄入食物总量的百分比，可按习惯或预定的比例进行计算，即人日数＝早餐餐次总数×早餐餐次比＋午餐餐次总数×午餐餐次比＋晚餐餐次总数×晚餐餐次比。

总人日数是指全体全日个人总餐之和，即总人日数＝所有用餐个人的人日数之和。

2）标准人系数：将各个人群折合成标准人后再进行比较，折合方法是以18～50岁、体重60 kg、从事轻体力劳动者的成年男子为标准人，以其能量供给量9.41 MJ(2250 kcal)作为标准计算。其他各类人员按其能量推荐量与2250 kcal之比得出各类人的折合系数，即某类人的折合系数（标准人系数）＝某类人的能量供给量(kcal)÷[2250(kcal)]。

标准人日＝标准人系数×人日数

总标准人日数＝所有用餐个人的标准人日之和

3）混合系数：计算出人群标准人的食物和营养素摄入量后，就能够在不同年龄、性别和劳动强度的人群之间进行比较。将群体各类人员的折合系数乘以其人日数之和并除以总人日数即得出该群体的折合标准人的系数，即某人群的混合系数＝某人群的总标准人日÷总人日数＝∑(某类人群折合系数×人日数)÷总人日数。

4）标准人的平均每日某营养素摄入量：在考虑混合系数情况下，人均食物或营养素摄入量除以混合系数即可得出该人群标准人的食物和营养素摄入量，即标准人日某营养素摄入量＝平均每人每日某营养素摄入量÷混合系数。

3. 优缺点及应用　食物称重法能够精确测定食物份额的大小或重量，从而获取可靠的食物摄入量数据。该方法通常以称重结果为标准，用于评估其他食物摄入量测定方法的准确性。此外，食物称重法还可量化摄入的食物，通过计算得到营养素的摄入量，并准确地分析每人每日食物摄入的变化情况，是一种理想的个体膳食摄入调查方法。

尽管食物称重法的计算结果精准性较高，但该方法对调查人员的专业技能要求更高。调查人员必须接受统一的培训，全面掌握调查流程、技术要点及操作方法，能够按照要求合理地开展调查工作。此外，在实际应用中，被调查者在外消耗的食物难以称重，且随着称重天数的增加，会给被调查者带来较多的麻烦，有时甚至会造成被调查者拒绝合作，影响应答率，因此该方法不适合大规模调查。

### （二）记账法

记账法是通过系统记录和整理集体就餐单位的账目信息，以获取被调查对象的膳食情况。调查人员可以通过账目信息得到在一定时间内的各种食物消耗总量和就餐者的人日数，通过计算各种食物的人均摄入量，可以获得食物所供给的能量和营养素摄入量。

1. 基本原理　记账法是由调查人员或被调查对象记录一定时间内的食物结存、购进、废弃和剩余食物量，并根据同一时间内的进餐人数，计算每人每日各种食物的平均摄入量。记账法的基础在于建立详细的膳食账目。单纯使用记账法通常无法准确调查调味品的摄入量。为了提高调查数据的准确性和可靠性，常常将称重法与记账法相结合，形成称重记账法。

2. 方法

(1) 食物消耗量的记录　开始调查前，调查人员需要记录家庭结存或集体就餐单位库存的食物（包括库存、厨房、冰箱内所有的食物），然后详细统计每日购入的各种食物及每日各种食物的废弃量。在调查周期结束后，调查人员还需统计所有剩余的食物，将每种食物的最初结存或库存量，加上每日购入量，减去每种食物的废弃量和最后剩余量，即为调查阶段所摄入的食物总量。

为了记录的准确性，调查中应对食物名称及主要配料详细记录。记录液体、半固体及碎块状食物的容积可用标准量的杯和匙、盘、碗。糖或包装饮料可用食品标签上的重量或容积。

在调查过程中，要称量各种食物的可食部，根据需要也可以按食物成分表中各种食物可食部的百分比转换成可食部重量。调查期间，还需要统计各种杂粮和零食的食用量，如荞麦、绿豆、糖果等。

(2) 进餐人员登记　调查期间，调查人员要记录被调查对象每日每餐进食人数，然后计算总人日数。为了对被调查对象所摄入的食物及营养素进行评价，还要了解进餐人的性别、年龄、劳动强度及生理状态(孕妇、乳母)等。

(3) 营养素摄入量的计算　实际消费量＝食物结存量＋购进食物总量－废弃食物总量－剩余食物总量；人均每日某种食物摄入量＝实际消费量÷总人日数。

3. 优缺点及应用　记账法操作较简单、费用低、人力少，可适用于大样本。记账法在确保记录和每餐用餐人数统计准确的情况下，能够得到较可靠的结果，同时适用于调查周期较长的膳食，可进行全年不同季节的调查。

记账法的优点是集体就餐单位的工作人员经过短期培训可以掌握这种方法，能定期自行调查。此外，此法较少依赖被调查对象的记忆，食物遗漏少。缺点是调查结果只能得到全家或集体中人均的摄入量，难以分析个体膳食摄入状况。因此，该方法适合于家庭调查，也适用于托幼机构、中小学校或部队的调查。

### (三) 化学分析法

化学分析法是通过化学分析测定调查对象一日膳食中营养素的含量，包括双份饭法和双份原料法。该方法得到的营养素含量结果可靠准确，但对实验室设备和人员要求高，仅适于较小规模的调查。

1. 基本原理　收集被调查对象一日膳食中所摄入的全部主副食品，通过实验室化学分析方法来测定其营养素含量。

2. 方法　化学分析法主要目的常常不仅是收集食物消耗量，而是要在实验室中测定被调查对象一日内全部食物的营养素，准确地获得其各种营养素的摄入量。根据收集样品方法的不同可将化学分析法分为双份饭法和双份原料法：

(1) 双份饭法　饭菜分成相同的两份，一份供食用，另一份留作分析。要求收集样品在数量和质量上一定与实际食用的食物一致。此法需要调查对象的密切配合，烹调人员必须每餐额外加大一倍的烹调饭菜数量，将与被调查对象同样量的饭菜留做化学分析。

(2) 双份原料法　收集整个调查期间消耗的各种未加工的食物或从当地市场上购买相同食物作为样品进行分析。这种方法的优点是容易收集样品。

3. 优缺点及应用　化学分析法能够可靠地得出食物中各种营养素的实际摄入量，如果再配合准确的称重记账法，可得到准确的营养素摄入状况。但该方法烦琐、耗时、花费大，对实验室设备和人员素质要求高，仅适于较小规模的调查，如营养代谢试验、了解一种或几种营养素的吸收及代谢状况等。

### (四) 膳食回顾法

膳食回顾法是回顾 1 日或多日的各种食物的摄入情况，计算能量和各种营养素摄入量。该方法简便易行，所得数据精准度不高，适用于个体的营养素摄入状况评价。

1. 基本原理　膳食回顾法又称膳食询问法，即对被调查者各种主、副食物的摄入情况进行回顾调查(包括在外就餐)，获得个人每日各种食物摄入量，借助食物成分表计算出能量和各种营养素摄入量。

2. 方法　24 h 回顾法要求每个被调查对象回顾和描述 24 h 内所摄入的所有食物的种类和数

量。24 h 一般是指从调查开始向前推 24 h。食物量通常用家用量具、食物模型或食物图谱进行估计。具体询问获得信息的方式有多种，可以通过面对面询问、使用开放式表格或事先编码好的调查表通过电话、微信等交流工具进行。常用的方法是用开放式调查表进行面对面询问。负责 24 h 回顾的调查员需要通过引导性提问获得被调查对象的食物量信息，如通过食物清单辅助被调查者记住一日内所消耗的所有食物。在家庭就餐时，一般是一家人共用菜肴，因而在询问时要耐心询问每人实际的摄入情况。3 日 24 h 回顾法一般包括两个工作日和一个周末，同时需要报告在哪个季节、一周的哪些天。

3. 优缺点及应用　膳食回顾法相对简便易行，被调查对象不需要具备较高的文化水平，就能得到个体的膳食营养素摄入情况。该法可用于家庭中个体的食物消耗状况调查。大型流行病学调查中常采用 3 日 24 h 回顾法对个体进行营养素摄入水平的评估。

该法也有一定的局限性，可能存在回忆偏倚，如果回顾饮食不全面，可能对结果有很大的影响。由于调查主要依靠应答者的记忆能力来回忆、描述他们的膳食，因此不适合于年龄在 7 岁以下的儿童和年龄大于 75 岁的老年人。

### （五）食物频率法

食物频率法是收集过去较长时间内各种食物消费频率及消费量，获得个人较长期食物和营养素的平均摄入量。

1. 基本原理　食物频率法是收集被调查对象过去较长时间（数周、数月或数年）内各种食物消费频率及消费量，从而获得个人长期食物和营养素平均摄入量。

2. 方法

（1）食物清单　食物频率问卷包括两个基本部分：食物清单和食用频率。

食物清单一般具有以下三个特点：① 人群中食用某些食物的被调查对象比例较高。② 目标营养素在这些食物中含量丰富。③ 人群中这些食物的食用情况存在差异。

编辑食物清单常用以下三种方法：① 查阅已发表的食物成分表，找出目标营养素含量丰富的食物，但这种方法可能会把一些目标营养素含量很高但食用频率较低的食物列入清单。② 准备一个长的食物清单，尽可能列出目标营养素的各种潜在的来源，再系统地进行删减。原始清单可以来自食物成分表，也可以由经验丰富的营养师列出。对原始清单最简单的完善办法是删除不经常食用的项目。但这种方法容易忽视个体间食用频率差异大的食物所含的信息量，也可以对预试验的数据进行逐步回归分析，挑选最能区分被调查对象的项目。③ 使用开放式数据，如利用膳食记录或 24 h 回顾法的资料，挑选出对营养素摄入量贡献大的食物。利用开放式数据的好处是减少遗漏，但是经常包括混合菜肴、焙烤食品和加工食品，需要花费时间确定开放式膳食资料中的食物是否与清单一致。食物清单的组织和结构很重要，由于一些食物的分类界限不明确，因此可将相关项目归类整理，如先是“鸡肉”“鸭肉”，然后才是“其他禽肉”。此外，尽量使用简单清楚的问题，还可以使用营养学研究方法或修改现有问卷。如果调查人群有所不同，则需要在现有问卷的基础上补充相应的食物种类。

（2）食用频率　调查时间的长短包括几日、1 周、1 个月或是 3 个月到 1 年以上等。多数调查表提供的是多选应答格式，通常有 5～10 种选择，如食用频率包括：从不，每月 1 次或少于 1 次，每月 2～3 次，每周 1 次，每周 2～3 次，每日 1 次，每日 2～3 次。此外，还可以选择开放式格式，被调查者回答每日或每月的食用频率。开放式频率应答可以部分提高膳食报告精度，但是收集的食用频率是估计值，总体精度不高。频率的多选分类可以提高问卷的清晰度，减少错误应答。

（3）食物量的选择　半定量食物频率问卷是把食物量作为频率问卷的一部分，如询问被调查者多长时间喝一杯牛奶，而不是问多长时间喝一次牛奶。定量食物频率问卷是给每一种食物附加一项内容来描述食物的大小，被调查者根据事先已有的关于食物大中小等级的描述、图片、食物模型或者作为单位重量或体积参考的几何形状来选择食物的大小。

（4）营养素摄入量的计算　根据研究对象和研究目的，可以利用膳食营养分析软件进行营养素摄入量的计算。在收集到摄入频率（每日/周/月/年的摄入次数）和单次摄入量后，计算食物摄入量，然后根据食物成分表中各种食物的营养素含量，计算每人每日某种营养素的总摄入量。

3. 优缺点及应用　食物频率法的应答率高、经济、方便，可快速得到被调查者各种食物摄入的种类和数量，能够反映长期膳食行为，其结果可作为研究慢性病与膳食因素关系的依据，也可供膳食咨询指导。该方法简单易行，但量化不准确，容易产生遗漏。

## 第三节　体格检查与评价

体格检查是评定个体营养状况的常用方法，具体包括体重、身高、皮褶厚度及身体各个围度的测量。该方法简单易行，且可以较好地反映机体营养状况，是评价人体营养状况的一个重要方法。

不同年龄段人群在体格检查时所选用的指标侧重点不同，测定方法也存在差异。在测量体格指标时，应注意年龄、性别的差异以及测量方法的准确性、记录的规范性等。世界卫生组织列为营养调查中的必测项目包括体重、身高和皮褶厚度。

### 一、成年人体格检查

#### （一）身高与体重

身高和体重直接体现了机体对蛋白质、能量以及其他营养素的摄取、利用和储存情况，也反映了机体、肌肉和内脏的发育状况以及潜在能力。

1. 身高测量　成年人的身高基本稳定，而体重则对蛋白质和能量的供应情况更为敏感。因此，体重常被作为观察和评估成年人机体蛋白质和能量状况的重要指标。

成人的身高在一日的不同时间段，由于脊柱弯曲度的增大，脊柱、髋关节、膝关节等软骨的压缩，上午时段身高减少急剧，下午时段减少相对缓慢，而到了晚上身高变化微小，波动幅度在1～2 cm。因此，一般选择在上午10时左右进行身高测量，此时身高为全日的中间值，可以较为准确地反映个体身高的真实情况。

（1）测量意义　在个体的生长发育过程中，身高与机体的营养状况之间存在着密切的关联。然而，对于已经完成身高发育的成年人而言，单纯的身高测量并不能有效地反映其营养状况。为了更准确地评估成年人的营养状况，必须将身高测量与体重指标相结合。

（2）测量方法　① 测量工具：身高计，包括电子身高计和机械身高计。② 测量方法：以机械式身高计为例。被测者光脚，立正姿势（上肢自然下垂，足跟并拢，足尖分开成60°）站在身高计底板上，足跟、骶骨部及两肩胛间与立柱相接触，躯干自然挺直，头部正直，两眼平视前方，耳屏上缘与两眼眶下缘最低点呈水平位。测量者站在被测者右侧，将水平压板轻轻沿立柱下滑，轻压于被测者头顶。测量者读数时双眼应与压板平面等高，记录时以cm为单位，精确到小数点后1位，准确读取数字后填写入登记表中。读数完毕，立即将水平压板轻轻推至安全高度，以防碰坏、伤人。③ 注意事项：严格遵守“三点靠立柱”“两点呈水平”的测量姿势要求。测量者读数时两眼一定要与压板等高，两眼高于压板时要下蹲，低于压板时应垫高。水平压板与头部接触时，松紧要适度，头发蓬松者要压实，头顶的发辫、发结要解开，饰物要取下。测试身高前，被测者不应进行体育活动和重体力劳动，否则会影响测量结果的准确性。

2. 体重测量　人体体重变化波动较大，一般在秋季时，体重会有显著的增长。而在一日之内，体重则会因为摄入食物而增长，同时因运动、排泄以及出汗等生理活动而有所减轻。因此，个人体重测量宜在早晨空腹排便之后进行，群体也可在上午 10 时左右进行，以保证数据的准确性和可靠性。

（1）测量意义　在个体的生长发育过程中，体重的变化被视为衡量蛋白质与能量摄入是否充足的关键指标。对于成年人而言，体重的波动则主要反映了其能量摄入与消耗之间的平衡状态。

（2）测量方法　① 测量工具：机械磅秤、电子磅秤、刻度式体重计、电子式体重计等。② 测量方法：被测者脱去外衣、鞋袜和帽子，只穿背心和短裤，自然站立于体重秤踏板中央。读数以千克（kg）为单位，记录至小数点后 1 位。③ 注意事项：被测者是否有水肿情况存在，如肝硬化、肾病、甲状腺功能减退等疾病，还要注意是否为肌肉发达者，如举重、健美运动员等，如有这些情况，必须在记录表的备注栏中加以说明。数显电子人体秤使用时，一定要放在水平结实的地面上，称重时避免猛烈撞击台面。长期不用人体秤时，应取出电池，拔掉电源插头，存放时必须保证开关置于锁定状态。

3. 测量结果评价

（1）体重指数（BMI）　体重指数是国际上常用的衡量人体胖瘦程度以及是否健康的标准。体重指数的公式如下：

$$\text{BMI}=\text{体重(kg)}\div[\text{身高(m)}^2]$$

我国成年人 BMI 判定标准：＜18.5 为体重过低；18.5～24.0 为正常；24.0～28.0 为超重；≥28.00为肥胖。

（2）计算标准体重（理想体重）　理想体重＝身高（cm）－100。根据实际体重和理想体重计算肥胖度，公式如下：

$$\text{肥胖度(\%)}=[\text{实际体重(kg)}-\text{标准体重(kg)}]\div\text{标准体重(kg)}\times100\%$$

判断标准：±10％为正常，≥10％为超重，20％为肥胖，其中 20％～30％为轻度肥胖，30％～50％为中度肥胖，≥50％为重度肥胖，≥100％病态肥胖。

### （二）体格围度测量

身高与体重能够综合体现机体的整体发育状况、肌肉力量，但不能反映机体局部生长发育的情况。因此，在进行成年人体格检查时，还需测量胸围、腰围和臀围等，用来具体评估肥胖类型与整体健康水平。

1. 腰围测量

（1）测量意义　腰围的测量对于评估成年人超重和肥胖状态，特别是腹型肥胖，具有至关重要的意义。腰围能够准确反映腹部脂肪的堆积情况，是预测代谢综合征的关键指标。即便是体重处于正常范围的人群，腰围的增加同样预示着患病风险的上升。

（2）测量方法　① 测量工具：无伸缩性的软尺。② 测量部位：双侧腋中线肋弓下缘和髂嵴连线中点位置为测量平面。③ 测量方法：被测者取站立位，两眼平视前方，自然均匀呼吸，腹部放松，两臂自然下垂，双足并拢，裸露肋弓下缘与髂嵴之间测量部位，在双侧腋中线肋弓下缘和髂嵴连线中点处做标记。将软尺轻贴皮肤，经过双侧标记点，绕身体一周，平静呼气末读数，精确到 0.1 cm。重复测量一次，两次测量的差值不得超过 1 cm，取两次测量的平均值。④ 注意事项：测量时保证软尺水平，轻贴皮肤，不要用力挤压或远离皮肤。被测者处于平静状态，不要用力挺胸或收腹，保持自然呼吸状态，在呼气末测量。

（3）测量结果　评价我国男性腰围＜85 cm，女性腰围＜80 cm 为正常；85 cm≤男性腰围＜90 cm，80≤女性腰围＜85 cm 为中心性肥胖前期；男性腰围≥90 cm，女性腰围≥85 cm 为中心性肥胖。

2. 臀围测量

(1) 测量意义 臀围是评估髋部骨骼和肌肉发育状况的重要指标,它与腰围相结合,能够精准地评估与判断腹型肥胖的情况。由于腰腹部或内脏脂肪的堆积难以直接测量,腰臀围比值成为间接反映腹型肥胖状况的最佳参数。该比值越大,表明腹型肥胖的程度越显著。

(2) 测量方法 ① 测量工具:无伸缩性的软尺。② 测量方法:被测者站直,双手自然下垂,臀部放松,平视前方。两名测量者配合,测量最大臀围,即耻骨联合和背后臀大肌最凸处。测量者甲将软尺置于臀部向后最突出部位,以水平围绕臀一周测量,测量者乙协助,观察软尺围绕臀部的水平面是否与身体垂直,并记录读数,精确至 0.1 cm。③ 注意事项:被测者要放松臀部,保持自然呼吸状态。

(3) 测量结果 评价计算腰臀比(WHR):腰臀围比值=腰围(cm)÷臀围(cm)。判断标准:男性 WHR≥0.9,女性 WHR≥0.8,可诊断为中心性肥胖。

(三) 上臂围与皮褶厚度的测量

上臂围作为机体营养状况的重要指标,与体重密切联系。皮褶厚度能够准确反映个体的营养状况和肥胖程度。测定部位有上臂肱三头肌皮褶厚度、肩胛下角皮褶厚度、髂棘上皮褶厚度和脐旁皮褶厚度测量等,分别能够代表肢体和躯干的皮下脂肪堆积情况,对于判断肥胖和营养不良具有重要的参考价值。

1. 上臂围测量

(1) 测量意义 上臂围是上臂紧张围与上臂松弛围之差,反映的是肌肉的发育状况。一般差值越大,说明肌肉发育状况越好,反之,差值越小,说明脂肪发育状况良好。

(2) 测量方法 ① 测量工具:无伸缩性的软尺。② 测量部位:一般量取上臂自肩峰至鹰嘴连线中点的臂围长。③ 测量方法:受试者自然站立,肌肉放松,体重均匀地分布在两腿,充分裸露左上肢,手臂自然下垂,两眼平视前方。测试者在被测者身后,找到肩峰、尺骨鹰嘴(肘部骨性突起)部位,用软尺测量,并用油笔标记出左臂后面从肩峰到尺骨鹰嘴连线中点,用软尺起始端下缘压在标记的肩峰与尺骨鹰嘴连线中点,水平围绕一周,测量并读取周长,精确到 0.1 cm。重复测量两次,取两次测量值的平均值。④ 注意事项:受试者要自然站立,手臂自然下垂,肌肉不要紧张,肌肉紧张结果会偏大;定位要准确,否则测量结果偏差较大。

(3) 测量结果 评价成年男性上臂围平均值为 27.4 cm,女性平均值为 25.8 cm,达到平均值的 90%以上者为营养正常。

2. 皮褶厚度测量

(1) 测量意义 皮褶厚度是衡量个体营养状况和肥胖程度的指标,表示皮下脂肪厚度,它与全身脂肪含量具有一定的线性关系,可以通过测量人体不同部位皮褶厚度,推算全身的脂肪含量。WHO 推荐选用肩胛下角、肱三头肌和脐旁三个测量点。

(2) 皮褶厚度计的使用方法 ① 长时间未使用的皮褶厚度计在使用前必须校正。② 皮褶厚度计的压力要求符合规定标准(10 g/cm$^2$)。③ 使用左手拇指和示指将特定部位的皮肤连同皮下组织捏起,右手握皮褶计测量距左手拇指捏起部位 1 cm 处的皮褶厚度。④ 右手拇指松开皮褶计卡钳钳柄,使钳尖部充分夹住皮褶。⑤ 在皮褶计指针快速回落后立即读数。⑥ 一般要求在同一部位测量两次,取平均值为测量结果。

(3) 肱三头肌皮褶厚度测量 被测者自然站立,平视前方,双足并拢,肩部放松,两臂垂放在身体两侧,掌心向前,充分暴露被测部位皮肤。测量者站在被测者后方,在右臂三头肌位置上(右上臂肩峰与尺骨鹰嘴连线中点为测量点)用标记笔做标记。

在测量点上方约 2 cm 处，垂直于地面方向，用左手拇指、示指和中指将皮肤和皮下组织夹提起来，形成的皮褶平行于上臂长轴。右手握皮脂厚度计，钳夹部位距拇指 1 cm 处，慢慢松开手柄后迅速读数，以毫米(mm)为单位，精确到 0.1 mm。连续测量两次，若两次误差超过 2 mm，则需测第三次，取两次最接近的数值求其平均值。

(4) 肩胛下角皮褶厚度测量　被测者自然站立，平视前方，双足并拢，肩部放松，两臂垂放在身体两侧，掌心向前，充分暴露被测部位皮肤。测量者站在被测者后方，触摸到右肩胛下角，在此点做标记。左手拇指、示指和中指在测量点位置夹提皮肤和皮下组织，形成的皮褶延长线方向上方朝向脊柱，下方朝向肘部，形成 45°角。右手握皮脂厚度计，钳夹部位距拇指 1 cm 处，慢慢松开手柄后迅速读数。读数要求同肱三头肌皮褶厚度测量方法。

(5) 髂棘上皮褶厚度测量　被测者取站立位，双足并拢，两眼平视前方，被测部位充分裸露，肩部放松，两臂垂放在身体两侧，测量者站在被测者右前侧，触摸到右髂前上棘，在此点做标记。左手拇指、示指和中指轻轻提起并捏住标记处皮肤及皮下组织，形成的皮褶延长与身体长轴成 45°角，其余要求同肱三头肌皮褶厚度测量方法。

(6) 脐旁皮褶厚度测量　测量部位为脐水平线与右锁骨中线交界处(脐右侧约 2 cm)。测量时沿躯干长轴方向纵向捏提皮褶。其余要求同肱三头肌皮褶厚度测量方法。

(7) 测量结果评价　WHO 推荐选用肩胛下角、肱三头肌和脐旁三个测量点。消瘦、正常和肥胖的判断标准：三处皮褶厚度之和，男性分别为小于 10 mm、10～40 mm 和大于 40 mm；女性分别为小于 20 mm、20～50 mm 和大于 50 mm。

用上臂围和肱三头肌皮褶厚度可计算上臂肌围和上臂肌面积，反映机体肌肉的发育状况，公式如下：

$$\text{上臂肌围(cm)}=\text{上臂围(cm)}-3.14\times\text{肱三头肌皮褶厚度(cm)}$$

$$\text{上臂肌面积}(\text{cm}^2)=[\text{上臂围(cm)}-3.14\times\text{肱三头肌皮褶厚度(cm)}]^2\div(4\times3.14)$$

## 二、儿童体质检测

儿童是最具代表性的群体，其生长发育状况往往能够敏感地反映出该地区人群的营养水平，同时相较于其他年龄段的测量，其成本相对较低。在儿童生长发育的测量中，体重、身高、坐高、头围、胸围以及上臂围等指标均被广泛采用。其中，身高、体重、头围和胸围作为核心指标，对于全面评估儿童的体格发育状况具有重要的意义。

### (一) 儿童身高、体重的测量

1. 身高测量　适合于两岁以上儿童，测量时被测量者应免冠、赤足、解开发髻，室温 25℃左右。

(1) 测量意义　身高是生长发育最具有代表性的一项指标，但是短期膳食对儿童身高的影响不如对体重的影响明显，所以身高指标不适合用于对近期营养状况的评价，而只能反映儿童长期的营养状况。

(2) 测量方法　两岁以上儿童身高测量的方法与成年人相同。

2. 两岁及以下婴幼儿身长测量　适合于两岁及以下婴幼儿，仰卧位，室温 25℃左右。

(1) 测量工具　卧式测量床，分度值 0.1 cm，测板摆幅≤0.5 cm。

(2) 测量方法　将量板平稳放在桌面上，脱去婴幼儿的鞋帽和厚衣裤，使其仰卧于量板中线上。助手固定婴幼儿头部使其接触头板。此时婴幼儿面向上，两耳在同一水平上，两侧耳郭上缘与眼眶下缘的连线与量板垂直。测量者位于婴幼儿右侧，在确定婴幼儿平卧于板中线后，将左手置于儿童膝部，使婴幼儿两腿平行伸直，双膝并拢并使之固定。用右手滑动滑板，使之紧贴婴幼儿双足跟，当两侧标尺读数一致时读数。读取滑板内侧数值，精确至 0.1 cm。

3. 两岁及以下婴幼儿体重测量

（1）测量意义 体重是衡量儿童生长发育情况的重要指标，通过监测体重变化，可以了解儿童的营养状况和骨骼、肌肉、皮下脂肪以及内脏质量等综合情况。若儿童体重偏低，可能表明其营养摄入不足，同时也可能是近期罹患疾病，如腹泻、麻疹或其他导致体重减轻的疾病。精准测量儿童的体重，有助于及时发现儿童生长发育速度改变的问题，为儿童健康管理提供科学依据。

（2）测量方法 ① 测量工具：体重秤，分度值≤0.01 kg。② 测量方法：儿童体重测量时间的选择同成人一样，一般在早晨空腹排便后或上午 10 时左右进行。两岁以上儿童体重测量方法同成人。婴幼儿体重秤使用前需校正，以 1 kg 标准砝码为参考物校准体重计，误差不得超过 0.01 kg。测量时需将体重计放置平稳，校准并调零。测量时尽量脱去全部衣物，将婴幼儿平稳放置于体重计上，四肢不得与其他物体相接触，待读数平稳时读取数值。准确记录体重秤读数，精确到 0.01 kg，如穿贴身衣物称量应以称量读数－衣物估重＝裸重。测量两次，取平均值。

**（二）体格围度测量**

身高与体重是衡量儿童生长发育的重要指标。通过测量儿童胸围和头围的相关数据，可以对儿童局部生长发育的具体状况进行评估。此外，通过数据分析能够及时发现并诊断儿童佝偻病、巨脑症以及脑积水等潜在的健康问题。

1. 胸围测量

（1）测量意义 胸围是表示胸腔容积、胸肌、背肌的发育和皮下脂肪蓄积状况的重要指标之一，借此还可了解儿童呼吸器官的发育程度。

（2）测量方法 ① 测量工具：无伸缩性的软尺。② 测量部位：胸围是指从两乳头线到后面两肩胛骨下角下缘绕胸一周的长度。男孩及乳腺尚未凸起的女孩以胸前乳头上缘为固定点，乳腺已凸起的女孩以胸骨中线第四肋间高度为固定点。③ 测量方法：胸围的测定方法根据年龄稍有区别，2 岁以下儿童采取卧位，2 岁以上儿童取立位。测量时，被测者自然站立，平视前方，两脚分开与肩同宽，双肩放松，两臂自然下垂，平静呼吸。测试者分别立于被测者面前和背后，将软尺轻轻贴住皮肤，软尺上缘经背部肩胛下角下缘向胸前围绕，软尺下缘在胸前沿乳头上缘围绕身体一周。在被测者吸气尚未开始时读数（尺子水平），以厘米（cm）为单位，记录到小数点后 1 位。④ 注意事项：测量时应及时纠正被测儿童耸肩、低头、挺胸、驼背等不正确姿势；各处软尺要轻轻接触皮肤；应在平静呼吸时读数；软尺要平整、无折叠，前经左右乳头上缘，后经两肩胛下角下缘，左右对称。

2. 头围测量

（1）测量意义 头围是衡量颅脑发育状况的关键指标。若儿童的头围数值显著超出标准范围，可能患有脑积水、巨脑症或佝偻病等；相反，头围偏小则可能表示存在脑发育不全或头小畸形等问题。对头围的测量对于评估儿童的营养状况具有重要意义，同时也是学龄前儿童（婴幼儿）生长发育评价的重要参考依据。

（2）测量方法 ① 测量工具：无伸缩性的软尺。② 测量部位：头围是通过右侧眉弓与枕骨粗隆最高点平面头部周长。③ 测量方法：测量者立于被测者的前方或右方，用左手拇指将软尺零点固定于头部右侧齐眉弓上缘处，右手持软尺沿逆时针方向经枕骨粗隆最高处绕头部一圈回到零点。测量时软尺应紧贴皮肤，左右两侧保持对称，长发者应先将头发在软尺经过处向上下分开，以厘米（cm）为单位，精确到 0.1 cm。④ 注意事项：测量时软尺应紧贴皮肤，不能打折。长发或梳辫者，应先将头发在软尺经过处向上、下分开，使软尺紧贴头皮。测量时儿童可能会产生惧怕心理，所以要尽量分散其注意力，使其保持安静，以保证测量的顺利进行。

# 第四节　实验室检查与评价

营养状况的实验室检查是借助生化、生理实验手段，发现人体临床营养不良症、营养储备水平低下或过营养状况，以便较早掌握营养失调征兆和变化动态，及时采取必要的预防措施。此外，实验室检查还能够深入研究各种影响因素对人体营养状态的影响，以及评估个体的营养水平，为营养学研究和临床实践提供重要参考。通过综合分析营养状况的实验室检查、膳食调查以及临床检查资料，可以更准确地诊断营养缺乏症，全面观察病情，并制订有效的防治措施。

## 一、实验室检查的方法

营养缺乏症在出现症状前即所谓亚临床状态时，往往先出现生理和生化改变。正确选择相应的实验室检测方法，可以尽早发现人体营养储备低下的状况。评价营养状况的实验室测定方法基本上可分为：

(1) 测定血液中的营养成分或其标志物水平。

(2) 测定尿中营养成分排出或其代谢产物。

(3) 测定与营养素有关的血液成分或酶活性的改变。

(4) 测定血、尿中因营养素不足而出现的异常代谢产物。

(5) 进行负荷、饱和及核素实验。

营养状况的实验室检查目前常测定的样品为血液、尿样等。

## 二、实验室检查的诊断指标

营养状况的实验室检查需要经过专业人员的测定，将结果与正常值比较，进行评价。我国常用的人体营养水平诊断参考指标(表 5-4-1)，由于受民族、体质、环境因素等多方面影响，因此其数值是相对的。

**表 5-4-1　人体营养水平生化检验参考指标**

| 营养素 | 检验项目 |
|---|---|
| 蛋白质 | 血清总蛋白<br>血清蛋白(AIB)<br>血清球蛋白<br>白/球(A/G)<br>空腹血中氨基酸总量/必需氨基酸量<br>血液比重<br>尿羟脯氨酸系数(mol/L 尿肌酐系数)<br>游离氨基酸<br>每日必须损失氮(ONL) |
| 血脂 | 总脂<br>血清甘油三酯<br>血清总胆固醇<br>高密度脂蛋白胆固醇<br>低密度脂蛋白胆固醇<br>血清游离脂肪酸<br>血酮体 |

续 表

| 营养素 | 检验项目 |
| --- | --- |
| 钙、磷 | 血清钙(其中游离钙)<br>血清无机磷<br>血清钙磷乘积<br>血清碱性磷酸酶 |
| 铁 | 全血血红蛋白浓度<br>血清运铁蛋白饱和度(Ts)<br>血清铁蛋白(SF)<br>血液红细胞压积(HCT 或 PCV)<br>红细胞游离原卟啉<br>血清铁<br>平均红细胞体积(MCV)<br>平均红细胞血红蛋白量(MCH)<br>平均红细胞血红蛋白浓度(MCHC) |
| 碘 | 促甲状腺激素(TSH)<br>尿碘 |
| 锌 | 发锌<br>血浆锌<br>红细胞锌 |
| 维生素 A | 血清视黄醇<br>血浆视黄醇结合蛋白(RBP) |
| 维生素 D | 血浆 25 - OH - $D_3$<br>血浆 1,25 -$(OH)_2$ - $D_3$ |

# 第五节 临床体征检查

临床检查包括询问患者病史、主诉症状及寻找与营养状况改变有关的体征。临床症状与体征的检查对于明确诊断起重要作用,通过临床检查结合实验室检查的结果可对大多数营养缺乏症做出确诊。

## 一、营养缺乏症

营养缺乏症是由于机体内长期缺乏某一种或数种营养素引起的,表现出一系列临床症状的疾病。其发生的原因大致可分为营养素摄入不足、营养素吸收障碍、机体代谢障碍、机体需要量增加。

## 二、营养缺乏症的诊断

### (一) 膳食史

营养缺乏症的诊断需要详细了解患者患病前后的饮食习惯及每日的营养素摄入量,以判断各类营养素是否缺乏。调查患者膳食中食物品种和数量,计算出食物消耗量,并根据膳食营养素参考摄入量来评定各种营养素的实际摄入水平,最后结合临床症状进行诊断。

### (二) 体格检查

体格测量指标包括体重、身高、头围、胸围、皮褶厚度等。

### （三）临床检查

营养缺乏症的临床表现可以较准确地判别各种特定营养素缺乏引起的临床特异表现，机体主要受影响的部位有：

1. 头发　蛋白质营养不良使头发改变颜色为灰暗，变细、干、脆，严重缺乏时极易将头发拔掉，发根容易断裂。

2. 眼　维生素 A 缺乏时眼球结膜干燥，进一步角膜软化，可出现溃疡、穿孔等，最终导致失明。

3. 口腔　口腔对营养素缺乏最敏感的部位，但其表现是非特异性的。如缺铁性贫血和巨幼红细胞贫血在口唇和口腔黏膜都出现苍白。维生素 C 缺乏可使齿龈充血肿胀、易流血。核黄素缺乏时可出现口角炎，舌的颜色为紫红色。

4. 颈部　碘缺乏时可出现甲状腺肿。

## 三、常见体征与营养缺乏症的关系

营养缺乏症的症状及体征往往比较复杂，轻度的营养缺乏病不太典型，检查时应注意观察不要遗漏，应仔细鉴别诊断。常见缺乏病的临床体征见表 5－5－1。

表 5－5－1　常见营养缺乏症的临床体征

| 营养缺乏症 | 临床体征 |
| --- | --- |
| 蛋白质-能量营养不良 | 幼儿：消瘦，生长发育迟缓或停止，皮下脂肪少，皮肤干燥、无弹性，色素沉着，水肿，肝脾大，头发稀少等<br>儿童和成年人：皮下脂肪减少或消失，体重减轻，颧骨突起，水肿等 |
| 维生素 A 缺乏 | 结膜、角膜干燥，夜盲症，比托斑，皮肤干燥，毛囊角化等 |
| 维生素 $B_1$ 缺乏 | 脚气病，外周神经炎，皮肤感觉异常或迟钝，体弱，疲倦，失眠，胃肠症状，心动过速，出现心力衰竭和水肿等 |
| 维生素 $B_2$ 缺乏 | 口腔生殖器综合征：口角炎、唇炎、舌炎、口腔黏膜溃疡，脂溢性皮炎，阴囊皮炎及会阴皮炎等 |
| 维生素 $B_{12}$ 缺乏 | 巨幼红细胞贫血，神经系统损害，高同型半胱氨酸血症 |
| 烟酸缺乏 | 癞皮病：皮炎、腹泻、痴呆等“三 D”症状，舌炎，舌裂，胃肠症状，失眠，头痛，精神不集中，肌肉震颤，有些患者甚至出现精神失常等 |
| 叶酸缺乏 | 巨幼红细胞贫血：头晕、乏力、精神萎靡、面色苍白，舌炎，食欲下降及腹泻等消化系统症状<br>对孕妇胎儿的影响：先兆子痫、胎盘剥离，胎儿发育迟缓、早产、出生低体重，胎儿脊柱裂和无脑 |
| 维生素 C 缺乏 | 坏血病：齿龈炎、齿龈出血，全身点状出血，皮下、黏膜出血，重者皮下、肌肉、关节出血或血肿出现等 |
| 维生素 D 缺乏 | 幼儿佝偻病：骨骺肿大，串珠肋，前囟未闭，颅骨软化，肌张力过低等<br>儿童佝偻病：前额凸出，O 形腿或 X 形腿，胸骨变形<br>成人骨质软化症：骨痛，肌无力，骨压痛，骨质疏松等 |
| 碘缺乏 | 地方性甲状腺肿：甲状腺增生肿大，巨大肿块压迫气管可有呼吸困难<br>克汀病：不同程度的呆、小、聋、哑、瘫 |
| 锌缺乏 | 生长迟缓，食欲缺乏，皮肤创伤不易愈合；性成熟延迟，第二性征发育障碍，性功能减退，精子产生过少等 |
| 硒缺乏 | 克山病：心脏扩大，急性心源性休克及严重心律失常，可引起死亡 |

**课程思政**

每个人都是自己健康的第一责任人，要通过主动的健康管理来经营好自己的健康。经营健康，首先要掌握健康的相关知识和技能，而营养素养是健康素养的重要组成。2023 年 12 月 9 日，在由国家食物与营养咨询委员会、国家卫健委食品安全标准与监测评估司、中国健康教育中心指导下，中国健康促进与教育协会主办的第一届国民营养素养大会上，新发布的《中国居民营养素养年度报告(2023)》揭示了我国一般人群的营养素养现状：人们的营养健康行为落后于认知和理念，尤其是合理选择食物的营养技能还有待提升。

不论是营养调查或营养监测都只是营养工作的必要手段和中间环节，而不是最终目的，开展营养调查与评价的最终目的是根据调查和监测资料纠正现存问题，并为更好改善居民营养状况提供实际和理论的依据。在营养调查与评价过程中，要具有爱岗敬业、诚实守信、办事公道、热情服务、奉献社会的职业道德规范。爱岗敬业体现的是从业者热爱工作岗位，敬重自己所从事职业的道德操守，是从业者对工作勤奋努力、恪尽职守的行为表现；诚实守信要求从业者在职业生活中诚实劳动、合法经营、信守承诺、讲求信誉，体现着从业者的道德操守和人格力量，也是在行业中扎根立足的基础；办事公道要求从业人员做到公平、公正，不以权谋私，不假公济私，无论对人对己都要出于公心，遵循道德和法律规范来处事待人；热情服务要求每个人无论从事什么工作、能力如何，都应该在本职岗位上通过不同形式为群众服务，形成人人都是服务者、人人又都是服务对象的良好秩序与和谐状态；奉献社会要求从业人员在工作岗位上兢兢业业地为社会和他人做贡献，是社会主义职业道德中最高层次的要求，体现了社会主义职业道德的最高目标指向。爱岗敬业、诚实守信、办事公道、热情服务，都体现了奉献社会的精神。

## 目标检测

### 一、单选题

1. 膳食调查的目的是(　　)

A. 了解营养素摄取情况　　B. 了解膳食结构和营养状况

C. 了解机体生长发育情况　　D. 了解机体营养状况

2. 人体营养状况评价不包括(　　)

A. 膳食调查　　B. 生化检测　　C. 经济状况调查　　D. 人体测量

3. 膳食调查方法不包括(　　)

A. 称重法　　B. 体格检查法　　C. 查账法　　D. 化学分析法

4. 膳食调查方法中，最准确的方法是(　　)

A. 称重法　　B. 查账法　　C. 化学分析法　　D. 回顾调查法

5. 适合于个人或家庭的膳食调查方法是(　　)

A. 回顾法　　B. 查账法　　C. 称重法　　D. 化学分析法

6. 适合于机关、幼儿园等集体伙食单位的膳食调查方法是(　　)

A. 回顾法　　B. 查账法　　C. 称重法　　D. 化学分析法

7. 无法采用称量法和记账法进行膳食调查时，应优先考虑采用哪种调查方法(　　)

A. 称量法　　B. 记账法　　C. 询问法　　D. 化学分析法

8. 营养调查中必测项目的三项指标是(　　)

A. 坐高、身高、头围　　B. 体重、身高、头围

C. 胸围、头围、体重　　D. 体重、身高、皮裙厚度

9. 体格检查的目的是(　　)

A. 是否营养缺乏或营养过剩　　B. 三餐分配是否合理

C. 个体生长发育情况　　D. 了解日常膳食组成

**二、多选题**

1. 全面的营养调查工作内容包括(　　)

A. 膳食调查　　B. 体格测量　　C. 实验室检测

D. 临床检查　　E. 家庭状况调查

2. 膳食调查方法包括(　　)

A. 称重法　　B. 记账法　　C. 化学分析法

D. 询问法　　E. 食物频数法

3. 膳食调查的基本要求包括(　　)

A. 选择有代表性的地点　　B. 选择有代表性的人群　　C. 夏季调查即可

D. 冬季调查即可　　E. 一般四季均需调查

4. 体格检查中需要检测哪些部位的皮褶厚度(　　)

A. 肱三头肌　　B. 肩胛下角　　C. 脐旁

D. 髂棘　　E. 二头肌

5. 有关营养调查,下列哪些说法是正确的(　　)

A. 营养调查包括膳食调查、体格检查、临床症状检查及生化检验等方面

B. 常见的膳食调查有询问法、记账法和称重法等方法

C. 24 h 询问法又称为 24 h 回顾法

D. 能了解居民膳食摄取情况及营养摄取量情况

E. 通过综合或者专题性研究某些生理常数来判定营养水平

**三、案例选择题**

1. 案例描述　某一次居民营养与健康状况调查中膳食调查采用了下列方法:

采用 24 h 回顾法对全部膳食调查户 2 岁及以上家庭成员进行连续 3 日个人食物摄入量调查。

用食物频率法收集 15 岁及以上调查对象过去 1 年内各种食物消费频率及消费量。

对部分调查对象采用称重法,收集住户 3 日内详细的食物及调味品消费数据,部分采用称重法收集 3 日内的调味品消费量数据。采用连续 3 日 24 h 回顾法收集的个人食物摄入数据及称重法收集的家庭调味品消费量数据,对调查居民平均食物摄入量、营养素摄入量及膳食结构进行分析。

请回答下列问题(本案例选择题,备选答案中仅有一项符合题意):

(1) 本次调查是以家庭为基础的,在进行 24 h 回顾法调查时是否需要调查在外就餐的食物及摄入量(　　)

A. 需要　　B. 不需要

C. 都可以　　D. 视被调查者的记忆情况而定

(2) 在进行家庭称重法数据统计时,计算人日数时在外就餐者是否需要计算在内(　　)

A. 需要　　B. 不需要　　C. 两者都可以　　D. 视情况而定

(3) 所用的膳食调查方法中,最准确并常用做标准的方法是(　　)

A.连续 3 日 24 h 回顾法　　B. 食物频率法

C. 称重法　　D. 24 h 回顾结合称重法

(4) 上述叙述的关于家庭调味品消费量的数据来自，原因是(　　)

A. 称重法更加准确　　B. 24 h 回顾法很难讲清调味品的摄入量

C. 频率法做法准确　　D. 称重法和回顾法避免了回忆偏差

(5) 用食物频率法收集 15 岁及以上调查对象过去 1 年内各种食物消费频率及消费量，目的是(　　)

A. 获得被调查者的膳食模式　　B. 采用多种调查方式，结果更加准确

C. 便于研究营养相关慢性病　　D. 验证 24 h 回顾法的准确性

2. 案例描述　某营养师在进行家庭膳食回顾调查时，针对家庭中的三位成员(父母和 10 岁儿子)进行 24 h 回顾膳食调查。在询问男主人关于昨晚家庭成员的饮食情况时，得知他们共食用了 600 g 米饭、250 g 鱼、500 g 青菜、两个鸡蛋和 200 g 西红柿。

当进一步询问每位家庭成员的具体摄入量时，他们均表示无法准确提供，并表示可以按照三人平均分配的方式来进行估算。调查员按要求进行了记录。随后，调查员还询问了关于调料使用等其他细节，但家庭成员表示对此记忆不清。鉴于无法获取更详细的信息，调查员决定终止此次调查。

请回答下列问题(本案例选择题，备选答案中仅有一项符合题意)：

(1) 调查时有哪些做法不正确，并会影响结果(　　)

A. 调查方法不正确　　B. 不能填写三人平均值

C. 不能忽略油盐　　D. 应问母亲

(2) 如补充油盐用量调查，应如何做更准确(　　)

A. 24 h 回顾法　　B. 称重法　　C. 记账法　　D. 膳食史调查法

(3) 如分别计算一家三口各自的膳食营养素摄入，准确的做法是(　　)

A. 调查每个人的实际食物摄入量　　B. 用标准人方法进行计算

C. 用混合系数方法进行计算　　D. B+C

# 第六章　食谱编制

教学课件

【学习目标】

知识目标

1. 掌握膳食宝塔中食物的分类，食谱编制的原则，主要营养素参考摄入量，供能营养素供能占每日总能量的比值。

2. 熟悉计算法编制食谱的步骤，食物交换份法编制食谱的步骤。

3. 了解食谱的评价程序及调整方法。

能力目标

1. 学会用计算法编制食谱及使用食物交换份表。

2. 具有独立编制食谱的能力，能够对食谱进行必要的调整和优化。

3. 能够根据不同个体或群体的营养需求，独立设计和调整食谱。

素养目标

具备团队合作精神和沟通能力，能够与他人合作完成食谱的编制和实施。

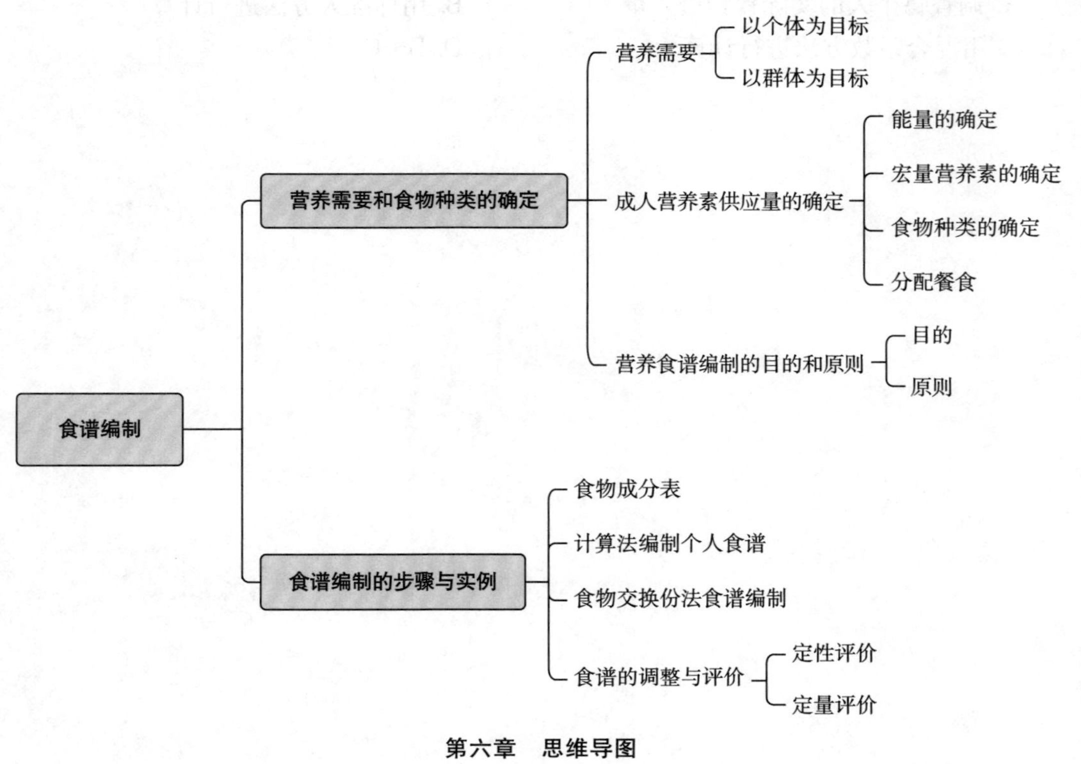


第六章　思维导图

食谱是反映膳食的食物配置及烹调方法的一种简明的文字形式，内容包括食物的种类、数量以及要制成的菜肴名称和烹调方法，可每日或几日编制一次。食谱编制的目的是要保证人体对能量和各种营养素的需要，并据此将食物原料分配到各餐中。编制食谱是有计划的调配膳食，是保证膳食多样化和合理平衡膳食制度的重要手段，也是满足用餐者能量和各种营养素需要的方法，可以防止营养缺乏和过剩。

**岗位情景模拟**

**情景描述：**以下是一份寄宿制小学的一日食谱，为非定量食谱，请在不考虑定量分析的前提下，作出评价。

早餐：小米稀饭、馒头、油条、泡菜

午餐：豆芽排骨汤、红烧肉、凉拌海带、大米饭

晚餐：农家炒肉、肉饼、榨菜汤

**请思考：**

1. 从颜色搭配上看：你觉得缺少什么营养素？
2. 从菜肴的形状上看，你觉得符合小学生的咀嚼习惯吗？
3. 从三餐搭配上看：动植物食物在三餐中的分配是否合理？

# 第一节　营养需要和食物种类的确定

如果长期缺乏某种营养素，机体可能会出现营养素缺乏症。然而，通过食物或补充剂大量摄取某种营养素，也可能产生一定的毒副作用。因此，了解和掌握如何合理摄入营养素显得尤为重要，这也是确定每日食物种类及摄入量的重要依据。

## 一、用餐者能量及营养素的供应目标

食谱设计的营养供应目标可以是个体，也可以是群体，两种食谱在确定营养素目标上略有不同。

### （一）营养供应目标为个体

首先需要了解个体的基本营养状况、健康状况、生活状态、体力活动水平。有无特殊需求（如疾病情况，是否控制体重等）。若属于健康个体，则可按其目标体重，用 DRI 的相应数值作为营养素的供应目标。

1. 能量　成年人的能量需要量与基础代谢、食物热效应及体力活动水平有关，《中国居民膳食营养素参考摄入量（2023 版）》中给出，如成年男性低体力活动水平，目标体重为 65 kg 者，每日能量供给为 2150 kcal，允许有±10%以内的浮动。

2. 蛋白质　蛋白质的食物来源包括植物性和动物性食物两大类。蛋白质供能应占每日膳食总能量的 10%～20%。《中国居民膳食营养素参考摄入量（2023 版）》推荐成年人蛋白质的 RNI 女性为 55 g/d，男性为 65 g/d。

3. 脂肪　脂肪是机体重要的能量来源，也是机体重要的组成成分和能量储存形式。《中国居民膳食营养素参考摄入量（2023 版）》中建议，成年人脂肪供能应占每日膳食总能量的 20%～30%，其中饱和脂肪酸供能应低于 10%。

4. 碳水化合物　碳水化合物是我国居民主要的能量来源。《中国居民膳食营养素参考摄入量（2023 版）》中建议，成年人碳水化合物供能占每日膳食总能量的 55%～65%为宜。膳食纤维具有

独特的生理功能，每日摄入量以25～30 g为宜。

5. 矿物质 一般健康成年人不会出现矿物质的缺乏，但女性对铁的需要量比男性要高。若平时喜食咖啡、浓茶者，应注意钙的补充。

6. 维生素 维生素中B族维生素随能量摄入量的改变而改变。

---

**【知识链接】**

**身体活动水平**

身体活动定义为骨骼肌收缩引起的能量消耗增加的身体移动。有益健康的身体活动强调大肌群参与、能量消耗明显增加的活动。可以增加循环和呼吸系统负荷、调动体内物质代谢、改善神经内分泌调节，体现在适宜的身体活动形式、强度、时间、频度和总量上。身体活动水平(physical activity level，PAL)分为三个级别。低身体活动水平：休息、静态生活方式、坐位工作者(PAI≤1.69)；高强度身体活动水平：建筑工人、农民、矿工、运动员等(PAI≥2.0)；其他为中等身体活动水平。

---

### (二) 营养供应目标为群体

首先要评价群体是否均匀，简单地说就是年龄、性别、体力活动水平、身体健康状况等方面是否一致。比如说一支篮球队或一个连队食堂的全部就餐人员，都属于健康成年男性，体力活动水平也均在一个水平上，就属于均匀性群体。此时，需要了解此群体的平均营养素需求，按照能满足97%以上人群的营养素需要量来确定营养目标。

对于非均匀性群体营养目标的确定比较复杂，最好能够对人群进行划分，分别确定营养目标，特别是能量和蛋白质的需要量。微量营养素的供应采用“就高不就低”的原则，只要在可耐受最高摄入量(UL)水平以下，就可避免营养素供应不足的问题。例如：一个单位食堂中全部的就餐人员，在这个群体中，有男性、有女性，且年龄层次、劳动强度、健康状况不同，所以对营养素的需求也不同，这样的群体属于非均匀性群体。

## 二、能量及营养素供应量的确定

参照膳食营养素参考摄入量，简单的根据就餐者的性别、年龄、体力活动水平等确定能量需要范围，见表6-1-1。

例如：20岁男性，办公室文员，要确定其每日能量需要量，可根据年龄20岁、男性、轻体力活动水平，查表得知，其能量需要量在1800～2250 kcal。

**表6-1-1 不同年龄轻体力劳动者的能量需要量(EER)**

| 人群分类 | 年龄(岁) | 能量需要量范围/($kcal \cdot d^{-1}$) |
|---|---|---|
| 幼儿 | 2～3 | 1000～1250 |
| | 4～6 | 1200～1400 |
| 儿童 | 7～10 | 1350～1800 |
| | 11～13 | 1800～2050 |
| | 14～17 | 2000～2500 |
| 成年人 | 18～49 | 1800～2250 |
| | 50～64 | 1750～2100 |
| 老年人 | ≥65 | 1500～2050 |

## 三、营养食谱编制的目的及原则

### （一）食谱编制的目的

（1）合理搭配，保证食物种类的多样性和营养的合理化。

（2）可计算用餐者每日或每周营养素的摄入量。

（3）反映膳食质量，便于监督管理。

（4）便于成本核算。

### （二）食谱编制的原则

1. 保证营养平衡　首先，参照《中国居民膳食指南（2022）》的要求，膳食应满足机体对能量、蛋白质、脂肪以及各种矿物质和维生素的需要。科学合理的膳食首先要做到食物品种多样，数量充足，防止过量。而对一些特殊人群，如生长期的儿童和青少年，孕妇和乳母，还需要特殊关注重点营养素的供给。其次，各营养素之间的比例要适宜，膳食中能量来源及其在各餐中的分配比例要合理；蛋白质要充足，优质蛋白质占比要适宜；脂肪的供能比要适宜，以植物油作为油脂的主要来源，适当控制饱和脂肪酸的摄入，注意隐性脂肪的摄入；保证碳水化合物的摄入量。再次，主食与副食、杂粮与精粮、荤与素等食物的搭配要合理。最后，膳食制度要合理，一般应做到定时、定量进餐，成年人一日三餐，儿童三餐以外再加一次点心，老年人也可在三餐之外加点心。平衡膳食宝塔的各类食物数量，见表 6-1-2。

表 6-1-2　平衡膳食宝塔的各类食物数量

| 食物种类 | 不同能量摄入水平/kcal·d$^{-1}$ | | | | |
|---|---|---|---|---|---|
| | 1600 | 1800 | 2000 | 2200 | 2400 |
| 谷类总量/g | 200 | 225 | 250 | 275 | 300 |
| 全谷物和杂豆/g | 50～150 | | | | |
| 薯类/g | 50～100 | | | | |
| 蔬菜总量/g | 300 | 400 | 450 | 450 | 500 |
| 深色蔬菜 | 占 1/2 | | | | |
| 水果总量/g | 200 | 200 | 300 | 300 | 350 |
| 肉类总量/g | 120 | 140 | 150 | 200 | 200 |
| 畜禽肉类/g | 40 | 50 | 50 | 75 | 75 |
| 蛋类/g | 40 | 40 | 50 | 50 | 50 |
| 水产品/g | 40 | 50 | 50 | 75 | 75 |
| 乳制品/g | 300 | 300～500 | | | |
| 大豆及坚果类/g | 25 | 25 | 25 | 35 | 35 |
| 油盐类/g | 油 25～30，盐<5 | | | | |

注：数据来源于《中国居民膳食指南（2022）》。

2. 照顾饮食习惯，注意饭菜的口味　在条件允许的情况下，应尽可能让膳食变得多样化，同时考虑到就餐者的饮食习惯。在烹饪过程中，应注重菜品的色香味以及外观，使食物既美味又具有吸引力。

3. 考虑季节和市场供应情况　优先选择当季食材，不仅能享受更为新鲜、口感更佳的食物，同时还能利用这些食材的营养价值。了解不同季节食材的营养特点，有助于更加合理地安排膳食，确保营养均衡。

4. 兼顾膳食者的经济条件　一个合理的食谱应当在保证营养均衡的同时，兼顾用餐者的经济承受能力。能够为不同经济水平的个人或家庭提供既健康又经济的饮食选择。

## 第二节　食谱编制的步骤与实例

编制食谱基本的方法有计算法、食物交换份法和计算机食谱编制法。

计算法是食谱编制最早采用的一种方法，也是其他两种食谱编制方法的基础。它主要是根据就餐者的营养素需要情况，根据膳食组成，计算供能营养素蛋白质、脂肪和碳水化合物的摄入量，参考《中国居民膳食营养素参考摄入量(2023 版)》中每日维生素、矿物质推荐/适宜摄入量(RNI/AI)，查阅食物营养成分表，选定食物种类和数量的方法。

由于同类食物的营养素含量相似，所以产生相同能量的同类食物所含的各类营养素相近。基于这个原理，把含有 90 kcal 热量的各类食物叫做一个交换份。食物交换份法是利用食物交换份，得出一个包括食物种类和重量在内的列表的方法。计算机食谱编制法是使用一系列食谱编制软件，利用食物成分数据库选择食材，计算膳食营养素含量，分析膳食营养结构，进而进行食谱编制的方法。现在大多数营养工作部门已越来越普遍使用。软件编制食谱速度快，可个性化制作，甚至还可以将中医养生相关内容加入其中，制订个性化的食谱。

### 一、食物成分表

要进行营养素计算、食谱设计和营养配餐，必须掌握各种食物原料中的能量和营养素的含量。因此，需要使用食物成分表，它通常包括常见食物和部分加工食物的能量、蛋白质、脂肪、碳水化合物、维生素、矿物质等成分的含量。

#### (一) 概念

食物成分表(food composition tables，FCT)是描述各种食物成分及含量数据的表格。一个国家或地区的食物成分表包括了当地常用食物的营养素数据。

我国现行的食物成分表《中国食物成分表》(第 6 版)按食物来源分为上下两册，第一册中所列以植物性食物原料和食品为主，共收集了 1110 余条数据，包括能量、水分、灰分、膳食纤维和宏量营养素共 10 种、维生素 11 种、矿物质 10 种、氨基酸 20 种、脂肪酸 45 种以及部分植物化学物的量。第二册以动物性食物原料和食品为主，共收集了 3600 余条信息，其中包括 1005 条一般营养成分数据，450 条常见食物的嘌呤数据以及部分国外产品的 DHA 数据。

#### (二) 主要内容

1. 食物　食物是食物成分表最重要的项目，包括原始食物和加工食品。从使用角度来说，食物成分表所包括的食物越多越好。但由于人力、物力、财力等各方面条件的限制，没有任何一个国家或地区的食物成分表能覆盖所有食物。

2. 食物成分　食物成分及其含量值是食物成分表的精华，它可以表现食物的主要营养特点，指导国家或地区的有关健康问题，反映营养学的发展状况等。比如，一些欠发达国家，各种营养缺乏病是迫切需要解决的问题，需要有关蛋白质、能量、微量营养素等资料进行指导。但对于发达国家，心血管病、糖尿病、癌症等是最突出的公共健康问题，同样需要能量、胆固醇、脂肪酸等数据指导居民合理膳食。

3. 应用注意事项　食物成分表提供了大量的数据，但任何数据库都有局限性，如果应用或理解不当，也会带来很大的误差。使用时需要注意以下几个问题：

(1) 食物原料的重量分为“市品”和“食部”　前者是在市场购入时的重量；后者是去掉皮、核、骨、刺等不可食部分后，直接可以入口的重量。食物成分表中的数据均以食部为 100 g 含量为基础，应用时很多食物重量应当查询其“可食部”，或换算成为可食部重量。

（2）食物是一种生物材料，成分具有变异性　食物成分表并不能准确地检测每一种食物样品的成分。因此，尽管可以利用食物成分表设计食谱，但营养素含量仍然是估计水平。

（3）食物成分表对于加工食品有效性的局限性　食物成分表并不能准确无误地预测加工食品中营养素水平，特别是对于在食品制作过程中添加或容易丢失的成分更为明显。

（4）食物成分表中的食物原料来源　食物成分表中的食物可能来自不同地区、属于不同品种，其营养素含量会有很大的差异，在使用时需注意。对一些食物新品种，必要时应查询该品种的研究测定数据，对已给定的食品其成分含量也会随着时间而改变，如生产者配方或市场淘汰，使食物成分表中的数值无效。因此在使用食物成分表时，一定要选取最合适、最准确的食品使用。

（5）同一个名称的食物原料会有不同的类型　有的食物同时存在干品、鲜品、水发品、烹调品等不同类型，其含水量不同的数据，查询的时候应看清其水分含量。

## 二、计算法编制食谱

### （一）确定用餐对象全日膳食总能量

1. 查表　按照劳动强度、年龄、性别、体力活动水平查《中国居民膳食能量参考摄入量（2023版）》，确定能量和各种营养素的参考摄入量。如20岁，低体力劳动者，男性。查表得该男性每日能量需要量为2150 kcal。

2. 根据基础代谢率计算EER　参考表6-2-1和表6-2-2。首先确定目标体重，再根据各年龄人群的目标参考体重值、BMR和PAL值，计算成年人的膳食能量需要量（EER）。公式为：

$$EER = BMR(kcal/d) \times PAL。$$

**表6-2-1　成年人目标参考体重及基础代谢率（BMR）**

| 性别 | 年龄/岁 | 目标参考体重/(kg) | BMR | |
|---|---|---|---|---|
| | | | $kcal \cdot d^{-1}$ | $kcal/(kg \cdot d)$ |
| 男性 | 18～ | 65.0 | 1510 | 23.2 |
| | 30～ | 63.0 | 1481 | 23.5 |
| | 50～ | 63.0 | 1407 | 22.3 |
| 女性 | 18～ | 56.0 | 1223 | 22.0 |
| | 30～ | 56.0 | 1209 | 21.6 |
| | 50～ | 55.0 | 1148 | 20.9 |

注：数据来源于《中国居民膳食营养素参考摄入量（2023版）》。

**表6-2-2　根据DLW测定结果估测的生活方式或职业的PAL值**

| 生活方式 | 从事的职业或人群 | PAL |
|---|---|---|
| 休息，主要是坐位或卧位 | 不能自理的老年人或残疾人 | 1.2 |
| 静态生活方式/坐位工作，很少或没有高强度的休闲活动 | 办公室职员或精密仪器机械师 | 1.4～1.5 |
| 静态生活方式/坐位工作，有时需要走动或站立，但很少有高强度的休闲活动 | 实验室助理，司机，学生，装配线工人 | 1.6～1.7 |
| 主要是站着或走着工作 | 家庭主妇，销售人员，侍应生，机械师，交易员 | 1.8～1.9 |
| 高强度职业工作或高强度休闲活动方式 | 建筑工人，农民，林业工人，矿工，运动员 | 2.0～2.4 |
| 每周增加1 h的中等强度身体活动 | | +0.025（增加量） |
| 每周增加1 h的高强度身体活动 | | +0.05（增加量） |

注：数据来源于《中国居民膳食营养素参考摄入量（2023版）》。

### （二）计算全日蛋白质、脂肪和碳水化合物的摄入量

根据《中国居民膳食营养素参考摄入量(2023 版)》可以确定各种供能营养素的供能比。成年人的每日膳食能量组成应为：蛋白质供能占总能量的 10%～20%，脂肪供能占总能量的 20%～30%，碳水化合物供能占总能量的 50%～65%。根据膳食组成及三大产热营养素的能量系数可以计算出蛋白质、脂肪和碳水化合物的每日摄入量。

### （三）预选定一日食物的种类和数量

根据之前计算的营养素供能比和《中国居民膳食营养素参考摄入量(2023 版)》，可以进一步规划一日的食物种类和数量。

首先确定主要供能食物，如粮谷物、薯类、肉类、蛋类、油脂等的供应量，再确定供应维生素、矿物质和膳食纤维的食物，如蔬菜、水果等的供应量。基于成年人每日能量需求在 1600～2400 kcal 水平的一日食物摄入的种类和数量约为：① 粮谷类 200～300 g，其中包含全谷类食物和杂豆类 50～150 g；薯类 50～100 g。② 动物性食物 120～200 g，每周至少 2 次水产品，每日一个鸡蛋。③ 大豆及坚果类 25～35 g。④ 蔬菜 300～500 g，其中绿叶菜约占 1/2。⑤ 植物油 25～30 g。

### （四）三餐的能量分配比例

三餐的能量分配应遵循 3∶4∶3 的比例。早餐应提供全日总能量的 25%～30%，并确保包含充足的优质蛋白质和脂肪。午餐作为一日中能量摄入最高的餐次，应占全日总能量的 40%，同时需确保碳水化合物、蛋白质和脂肪的充足供应，并兼顾维生素和矿物质的补充。晚餐则应提供全日总能量的 30%，主要以蔬菜、水果和易消化食物为主，避免过多的蛋白质和脂肪摄入，以免影响夜间的消化和睡眠质量。

### （五）三餐中各种食物的分配

如果三餐的总能量为 12.54 MJ(3000 kcal)，分配比例确定为早餐为 30%、午餐 40%、晚餐 30%（其中碳水化合物、蛋白质和脂肪提供的能量依次为 65%、12%和 23%）。那么将食物分配到各餐中的计算步骤如下：

1. 计算碳水化合物、脂肪和蛋白质分配到早、中、晚餐中的数量。

碳水化合物：3000×65%÷4.0=487.5 g

早餐 487.5×30%=146 g

午餐 487.5×40%=195 g

晚餐 487.5×30%=146 g

蛋白质 3000×12%÷4.0=90 g

早餐 90×30%=27 g

午餐 90×40%=36 g

晚餐 90×30%=27 g

脂肪 3000×23%÷9.0=77 g

早餐 77×30%=23 g

午餐 77×40%=31 g

晚餐 77×30%=23 g

2. 确定主副食品种和数量　已知三种产能营养素的三餐需要量，根据《中国食物成分表》确定主食和副食的品种和数量(表 6-2-3)。

表6-2-3　部分食物成分表

| 编码 | 食物名称 | 食部 | 能量/kcal | 蛋白质 | 脂肪 | 碳水化合物 |
|---|---|---|---|---|---|---|
| 011207 | 富强粉 | 100 | 362 | 12.3 | 1.5 | 74.9 |
| 012108 | 稻米(小站) | 100 | 346 | 6.9 | 0.7 | 79.2 |
| 015104 | 小米(黄) | 100 | 364 | 8.9 | 3.0 | 77.7 |
| 021205 | 红薯 | 90 | 61 | 0.7 | 0.2 | 15.3 |
| 031306 | 豆腐(北) | 100 | 116 | 9.2 | 8.1 | 3.0 |
| 031405 | 豆浆 | 100 | 31 | 3.0 | 1.6 | 1.2 |
| 041113 | 青萝卜 | 95 | 29 | 1.2 | 0.2 | 6.9 |
| 042206 | 绿豆芽 | 100 | 16 | 1.7 | 0.1 | 2.6 |
| 043119 | 番茄(西红柿) | 97 | 15 | 0.9 | 0.2 | 3.3 |
| 043124 | 甜椒(柿子椒) | 82 | 18 | 1.0 | 0.2 | 3.8 |
| 043226 | 黄瓜(旱) | 92 | 14 | 0.9 | 0.2 | 2.5 |
| 044404 | 韭菜 | 90 | 25 | 2.4 | 0.4 | 4.5 |
| 045115 | 油菜(小) | 95 | 12 | 1.3 | 0.2 | 1.6 |
| 051048 | 平菇 | 100 | 17 | 1.7 | 0.1 | 3.2 |
| 061105 | 红富士苹果 | 85 | 49 | 0.7 | 0.4 | 11.7 |
| 081129 | 猪里脊 | 100 | 150 | 19.6 | 7.9 | 0 |
| 082116 | 牛肉(牛腩) | 100 | 332 | 17.1 | 29.3 | 0 |
| 111109 | 鸡蛋(红皮) | 87 | 143 | 12.2 | 10.5 | 0 |
| 192004 | 豆油 | 100 | 899 | — | 99.9 | 0 |

注:摘自《中国食物成分表》(第6版),第1,2册,2018年。

(1) 主食的确定　我国居民一般以谷薯类作为主食,选择时可根据用餐者的饮食习惯来确定种类。主食的重量=膳食中碳水化合物的供给量(g)÷食物中所含碳水化合物的百分比÷可食部。

1)早餐:碳水化合物摄入量应为146 g,若选择小米粥和馒头为主食,分别提供20%和80%的碳水化合物(各主食所占比例可按照自己喜好确定)。查食物成分表得知,小米碳水化合物的含量为77.7%,富强粉碳水化合物的含量为74.9%。则所需小米和富强粉的量分别是:

$$小米=146\times20\%\div77.7\%\div100\%\approx37\ g$$

$$富强粉=146\times80\%\div74.9\%\div100\%\approx156\ g$$

2)午餐:碳水化合物摄入量应为195 g,若选择大米饭为主食,查食物成分表得知,大米(稻米/粳米)碳水化合物的含量为79.2%,则所需大米的量是:

$$大米=195\div79.2\%\div100\%\approx246\ g$$

3)晚餐:碳水化合物摄入量应为146 g,若选择大米饭为主食,查食物成分表得知,大米(稻米/粳米)碳水化合物的含量为79.2%,则所需大米的量是:

$$大米=146\div79.2\%\div100\%\approx184\ g$$

(2) 副食的确定　副食的选择包括鱼、禽、肉、蛋、豆类及其制品。在一日的蛋白质摄入量分配中,首先确定一日所需的蛋白质总量,接着计算出主食中的蛋白质含量,从总需要量中减去主食的蛋白质量,得到的结果即为副食需要提供的蛋白质量。设定副食中蛋白质的三分之二由动物性食物提供,剩下的三分之一由植物性食物提供。通过查阅食物成分表来确定各种食物的具体数量,然后设计蔬菜的种类和数量。最后,根据以上食材搭配确定油脂的使用量。

1)蛋白质的需要量:总蛋白质需要量$=3000\times12\%\div4=90$ g

2) 计算主食蛋白质：主食蛋白质含量＝小米蛋白质含量＋富强粉蛋白质含量＋大米蛋白质含量。由食物成分表得知，每 100 g 小米、富强粉、粳米的蛋白质分别为 8.9 g、12.3 g、6.9 g，由此可算出主食物蛋白质含量＝37×8.9%＋156×12.3%＋246×6.9%＋184×6.9%≈52 g。

3) 副食中蛋白质含量：副食中蛋白质的含量＝总需要量－主食中蛋白质含量。即 90－52＝38 g。假如设定副食中蛋白质 2/3 由动物性食物提供，1/3 由植物性食物提供。则动物性食物应含蛋白质重量＝38×2/3≈25 g，植物性食物提供蛋白质 38－25＝13 g。

4) 选定动物性食物种类：猪里脊肉、鸡蛋。其中，猪里脊肉提供 2/3，鸡蛋提供 1/3；植物性食物豆制品选择豆腐(北)。查食物成分表，每 100 g 猪里脊肉、鸡蛋、豆腐(北)的蛋白质含量分别为：19.6 g、12.2 g、9.2 g。猪里脊肉的重量＝25×2/3÷19.6%÷100%≈85 g，鸡蛋的重量＝25×1/3÷12.2%÷100%≈68 g，豆腐的重量＝13÷9.2%÷100%≈141 g。

5) 设计蔬菜的品种和数量：依照自己的口味，尽量选择应季蔬菜和当地蔬菜，并参照所选动物性食物及豆制品合理搭配蔬菜的种类。如蒜薹炒肉，韭菜炒鸡蛋，麻婆豆腐，家常炒豆腐，辣椒炒肉，西红柿炒鸡蛋。

6) 配制一日食谱：见表 6-2-4。

**表 6-2-4 总一日食谱(能量 3000 kcal)**

| 餐次 | 食物：食材和数量 |
| --- | --- |
| 早餐 | 小米粥：小米 37 g<br>馒头：富强粉 156 g<br>鸡蛋：40 g<br>拌黄瓜：黄瓜(旱)50 g |
| 早点 | 苹果：150 g |
| 午餐 | 大米饭：大米(粳米)246 g<br>白灼生菜：生菜 200 g，植物油 5 g<br>辣椒炒肉：青椒 200 g，猪里脊肉 85 g，植物油 8 g<br>冬瓜汤：冬瓜 50 g，虾皮 5 g，植物油 2 g |
| 午点 | 橙子 150 g |
| 晚餐 | 大米饭：大米(粳米)184 g<br>麻婆豆腐：豆腐 141 g，植物油 10 g<br>清炒小白菜：小白菜 100 g，植物油 5 g<br>西红柿鸡蛋汤：鸡蛋 28 g，西红柿 75 g |

确保充分补水是健康的关键，推荐每日饮用 7～8 杯水。若需添加糖，其量应控制在 25 g 以下。若摄入酒精，每日量不应超过 15 g。为了保持健康的体重，建议采取吃动平衡的方式，即每日至少走 6000 步或进行 30 min 的中等强度运动，确保运动消耗的能量至少达到 270 kcal。

## 三、食物交换份法编制食谱

食物交换份法是一种基于食物交换份的食谱编制方法，它操作简单，同类食物之间可以互换，便于用餐者根据自己的情况选择食物，避免单调。食物交换时要注意同类别，等能量交换。如：以粮换粮，以豆换豆，以菜换菜，鱼禽畜肉相互交换。

### (一) 食物分类

食物被分为五类：谷薯类、蔬菜类、水果类、动物性食物和纯能量食物。

1. 谷薯类　米、面、杂粮及薯类，主要提供碳水化合物、蛋白质、膳食纤维和 B 族维生素。

2. 动物食物及大豆类　肉、禽、鱼、蛋、奶、大豆类，主要提供蛋白质、脂肪、矿物质、维生素 A 和

B 族维生素。

3. 蔬果类　鲜豆、叶菜、根茎、茄果类，主要提供膳食纤维、矿物质、维生素 C 和胡萝卜素。

4. 纯能量食物　动植物油、淀粉、食用糖、酒类，主要提供能量，植物油还可以提供维生素 E 和必需脂肪酸。

### （二）食谱编制程序

步骤一：确定每日膳食所需总能量（方法与计算法中能量的确定方法相同）。

步骤二：计算全日食物总交换份数。

步骤三：确定三餐份数的餐次分配。

步骤四：将食物份数换算成具体的食物重量。

步骤五：编制一日食谱或一周食谱。

步骤六：食谱评价及调整。

### （三）食物交换份基本内容

1. 食物交换份　食物交换份，见表 6－2－5。

**表 6－2－5　食物交换份**

| 组别 | 食品种类 | 重量 g/份 | 能量 kcal/份 | 蛋白质 /g | 脂肪 /g | 碳水化合物 /g | 主要营养素 |
|---|---|---|---|---|---|---|---|
| 谷薯类 | 谷薯类 | 25 | 90(337 kJ) | 2.0 | — | 20.0 | 碳水化合物<br>膳食纤维 |
| 蔬果类 | 蔬菜类 | 500 | 90(337 kJ) | 5.0 | — | 17.0 | 矿物质、维生素、膳食纤维 |
| | 水果类 | 200 | 90(337 kJ) | 1.0 | — | 21.0 | 矿物质、维生素、膳食纤维 |
| 肉蛋类 | 大豆类 | 25 | 90(337 kJ) | 9.0 | 5.0 | 6.0 | 蛋白质 |
| | 奶制品 | 160 | 90(337 kJ) | 5.0 | 5.0 | — | 蛋白质 |
| | 肉蛋类 | 50 | 90(337 kJ) | 9.0 | 6.0 | 2.0 | 蛋白质 |
| 油脂类 | 坚果类 | 15 | 90(337 kJ) | 4.0 | 7.0 | 2.0 | 蛋白质 |
| | 油脂类 | 10 | 90(337 kJ) | — | 10.0 | — | 脂肪 |

注：资料来源于北京协和医院营养科。

2. 各类食物的交换份值　谷薯类食品、蔬菜类食品、肉蛋类食品、大豆类食品、奶类食品、水果类食品及油脂类食品的能量等值交换份，见表 6－2－6～表 6－2－12。

**表 6－2－6　谷薯类食品的能量等值交换份**

| 食品名称 | 重量/g | 食物名称 | 重量/g |
|---|---|---|---|
| 大米、小米、糯米、薏米 | 25 | 干粉条、干莲子 | 25 |
| 高粱米、玉米碴 | 25 | 油条、油饼、苏打饼干 | 25 |
| 面粉、米粉、玉米面 | 25 | 烧饼、烙饼、馒头 | 35 |
| 混合面 | 25 | 咸面包、窝窝头 | 35 |
| 燕麦片、莜麦面 | 25 | 生面条、魔芋生面条 | 35 |
| 荞麦面、苦荞面 | 25 | 茨菇 | 75 |
| 各种挂面、龙须面 | 25 | 马铃薯、山药、藕 | 125 |
| 通心粉 | 25 | 荸荠 | 150 |
| 绿豆、红豆、芸豆、干豌豆 | 25 | 凉粉 | 300 |

注：每份谷、薯类食品提供蛋白质 2 g，碳水化合物 20 g，能量 90 kcal，根茎类以净食部计算。

表 6-2-7 蔬菜类食品的能量等值交换份

| 食品名称 | 重量/g | 食物名称 | 重量/g |
| --- | --- | --- | --- |
| 大白菜、圆白菜、菠菜、油菜 | 500 | 白萝卜、青椒、茭白、冬笋 | 400 |
| 韭菜、茴香、茼蒿、鸡毛菜 | 500 | 倭瓜、南瓜、菜花 | 350 |
| 芹菜、苤蓝、莴苣笋、油菜薹 | 500 | 鲜豇豆、扁豆、洋葱、蒜苗 | 250 |
| 西葫芦、西红柿、冬瓜、苦瓜 | 500 | 胡萝卜 | 200 |
| 黄瓜、茄子、丝瓜 | 500 | 山药、荸荠、藕、凉薯 | 150 |
| 芥蓝菜、瓢菜、塌菜 | 500 | 茨菇、芋头 | 100 |
| 蕹菜、苋菜、龙须菜 | 500 | 毛豆、鲜豌豆 | 70 |
| 绿豆芽、鲜蘑、水浸海带 | 500 | 百合 | 50 |

表 6-2-8 肉蛋类食品能量等值交换

| 食品名称 | 重量/g | 食物名称 | 重量/g |
| --- | --- | --- | --- |
| 热火腿、香肠 | 20 | 鸡蛋(1 大个带壳) | 60 |
| 肥瘦猪肉(半肥半瘦) | 25 | 鸭蛋、松花蛋(1 大个带壳) | 60 |
| 熟叉烧肉(无糖)、午餐肉 | 35 | 鹌鹑蛋(6 个带壳) | 60 |
| 熟酱牛肉、熟酱鸭、大肉肠 | 35 | 鸡蛋清 | 150 |
| 瘦猪、牛肉、羊肉 | 50 | 带鱼 | 80 |
| 带骨排骨 | 50 | 草鱼、鲤鱼、甲鱼、比目鱼 | 80 |
| 鸭肉 | 50 | 大黄鱼、黑鲢、鲫鱼 | 100 |
| 鹅肉 | 50 | 对虾、青虾、鲜贝 | 100 |
| 兔肉 | 100 | 蟹肉、水发鱿鱼 | 100 |
| 鸡蛋粉 | 15 | 水发海参 | 350 |

注:每份肉蛋类食品提供蛋白质 9 g,脂肪 6 g,能量 90 kcal。其中,蛋类为市售重量,其余为净食部。

表 6-2-9 大豆类食品能量等值交换份

| 食品名称 | 重量/g | 食物名称 | 重量/g |
| --- | --- | --- | --- |
| 腐竹 | 20 | 北豆腐 | 100 |
| 大豆 | 25 | 南豆腐(嫩豆腐) | 150 |
| 大豆粉 | 25 | 豆浆 | 400 |
| 豆腐丝、豆腐干 | 50 | 油豆腐 | 30 |

注:每份大豆及其制品提供蛋白质 9 g,脂肪 4 g,碳水化合物 4 g,能量 90 kcal。

表 6-2-10 奶类食品等值交换

| 食品名称 | 重量/g | 食物名称 | 重量/g |
| --- | --- | --- | --- |
| 全脂奶粉 | 20 | 牛奶 | 245 |
| 脱脂奶粉 | 25 | 羊奶 | 160 |
| 乳酪 | 25 | 酸奶、淡全脂奶粉 | 150 |

注:每份奶类食品提供蛋白质 5 g,脂肪 5 g,碳水化合物 6 g,能量 90 kcal。

表 6-2-11　水果类食品能量等值交换份

| 食品名称 | 重量/g | 食物名称 | 重量/g |
|---|---|---|---|
| 柿子、香蕉、鲜荔枝 | 150 | 李子、杏 | 200 |
| 梨、桃、苹果 | 200 | 葡萄 | 200 |
| 橘子、橙子 | 200 | 草莓、杨桃 | 300 |
| 猕猴桃 | 200 | 西瓜 | 500 |

注：每份水果提供蛋白质 1 g，碳水化合物 21 g，能量 90 kcal。每份水果重量一律计算。

表 6-2-12　油脂类食品能量等值交换份

| 食品名称 | 重量/g | 食物名称 | 重量/g |
|---|---|---|---|
| 花生油、香油(1 汤匙) | 10 | 猪油 | 10 |
| 玉米油、菜籽油(1 汤匙) | 10 | 牛油 | 10 |
| 豆油(1 汤匙) | 10 | 羊油 | 10 |
| 红花油(1 汤匙) | 10 | 核桃、杏仁、花生米 | 10 |
| 黄油 | 10 | 葵花籽(带壳) | 25 |

注：每份油脂类食品提供脂肪 10 g，能量 90 kcal。

3. 不同能量需要量所需的各类食物交换份份数及种类　根据不同能量水平对各类食物的需要量，参考各类食物能量等值交换表(表 6-2-13)，确定不同能量供给量的食物交换份，然后拟定食谱。

表 6-2-13　不同能量需要量食物交换份分配

| 能量/kcal | 交换份 | 谷物组 | 蔬菜组 | 水果组 | 肉蛋组 | 豆乳组 | 油脂组 |
|---|---|---|---|---|---|---|---|
| 1200 | 13.3 | 6.3 | 1.0 | 1.0 | 2.0 | 2.0 | 1.0 |
| 1400 | 15.6 | 7.6 | 1.0 | 1.0 | 3.0 | 2.0 | 1.0 |
| 1600 | 17.8 | 8.3 | 1.0 | 1.0 | 4.0 | 2.0 | 1.5 |
| 1800 | 20.0 | 10.0 | 1.0 | 1.0 | 4.0 | 2.0 | 2.0 |
| 2000 | 22.2 | 11.7 | 1.0 | 1.0 | 4.5 | 2.0 | 2.0 |
| 2200 | 24.4 | 13.9 | 1.0 | 1.0 | 4.5 | 2.0 | 2.0 |
| 2400 | 26.7 | 15.7 | 1.0 | 1.0 | 5.0 | 2.0 | 2.0 |

注：数据来源于《食品营养与配餐》，中国人民大学出版社。

4. 食品交换份法设计营养餐的方法与步骤

例如：王同学，男性，20 岁，身高 175 cm，低体力活动水平，目标体重为 65 kg，身体健康，请用食物交换份法为其编制一日食谱。

(1) 根据上述描述，查表得其一日所需总能量为 2150 kcal。

(2) 确定三大供能营养素的需要量：

| 营养素 | 占热能比例 | 提供能量/kcal | 每日需要量/g |
|---|---|---|---|
| 蛋白质 | 15% | 322.5 | 81 |
| 脂肪 | 20% | 430.0 | 48 |
| 碳水化合物 | 65% | 1397.5 | 349 |

(3) 查表 6-2-13 确定每日所需的食物交换份数，2150÷90≈24 份。该同学一日食物需要份数接近 2200 kcal，谷薯类减少 0.4 份即可，即：

| 能量(kcal) | 总交换份 | 谷薯类 | 果蔬类 | 肉蛋组 | 豆乳类 | 油脂类 |
|---|---|---|---|---|---|---|
| 2150 | 24 | 13.5 | 2 | 4.5 | 2 | 2 |

(4) 确定三餐份数的餐次分配

| 项目 | 能量分配比 | 总交换份 | 谷薯类份数 | 果蔬类份数 | 鱼肉蛋组份数 | 豆乳类份数 | 油脂组份数 |
|---|---|---|---|---|---|---|---|
| 每日 | | 24 | 13.5 | 2 | 4.5 | 2 | 2 |
| 早餐 | 30% | 24×30%=7.2 | 13.5×30%=4.05 | 0.6 | 1.35 | 0.6 | 0.6 |
| 中餐 | 40% | 24×40%=9.6 | 13.5×40%=5.40 | 0.8 | 1.80 | 0.8 | 0.8 |
| 晚餐 | 30% | 24×30%=7.2 | 13.5×30%=4.05 | 0.6 | 1.35 | 0.6 | 0.6 |

(5) 从各类食物交换份表中，挑选适当种类和数量的食物，并将各类食物的份数换算成具体的食物重量，食物重量=食物份数×每份质量。如挑选馒头 2 份即 70 g，大米 6 份即 150 g，面粉 6 份即 150 g，豆乳类 2 份(牛奶 160 mL、豆浆 400 mL)，鱼肉蛋类 4.5 份(鸡蛋 55 g，猪瘦肉 50 g，草鱼 112.5 g)，蔬菜、水果 2 份(黄瓜 100 g、葱 30 g、芹菜 150 g、小油菜 300 g、橙子 200 g)，油脂 2 份(芝麻 2 g、花生油 18 g)。

(6) 选择合适的烹调方法，将食物合理分配至一日三餐中，组成食谱如下：

早餐：豆浆 400 mL，煮鸡蛋 1 个(鸡蛋 55 g)，馒头 1 个(约 70 g)，拍黄瓜(黄瓜 100 g、芝麻油 2 g)。

加餐：橙子 200 g。

中餐：米饭(大米约 150 g)，清炒油菜(油菜 300 g，花生油 5 g)、家常炖鱼(草鱼 112.5 g、葱 20 g，花生油 8 g)。

晚餐：面条(面粉 150 g)，芹菜炒肉(芹菜 150 g、瘦肉 50 g、葱 10 g、花生油 5 g)。

加餐：温牛奶 140 mL。

(7) 食谱调整与评价

经核算，本食谱符合预定配餐目标，食物份量合理，三餐分配科学。

## 第三节　食谱的评价

要判断一个食谱是否科学合理，应当参照食物成分表核算该食谱所提供的能量以及各类营养素的含量。然后，将这些数据与《中国居民膳食营养素参考摄入量(2023 版)》中的推荐摄入量或适宜摄入量进行对比。若食谱中的能量和营养素含量与推荐值相差在 10%以内，则可认为此食谱是合理的。在食谱制定时，无需追求与推荐摄入量完全一致，只要每日的能量、蛋白质、脂肪和碳水化合物的供应量大致接近推荐值即可。至于其他营养素，可以采取按周为单位进行计算和评估的方法，以确保整体饮食的均衡与科学。

### 一、定性评价

(1) 评价食谱中所含的食物类别是否齐全？是否满足食物多样化？

上一节的食谱中共有 13 种不同的食物原料，包括了谷类、豆类、薯类、奶类、肉类、蔬菜、水果等多个类别，基本符合食物多样化要求。

(2) 评价食谱中主食是否加入了粗粮、薯类或淀粉豆类？

(3) 评价食谱是否用豆制品或水产品替代一部分肉类？

(4) 评价食谱中是否有奶制品？如果没有乳制品，有无足够的豆制品和绿叶蔬菜来供应钙？

(5) 评价蔬菜中是否有 200 g 以上深色蔬菜,颜色是否多样?

(6) 评价动物性食物选择时是否考虑到膳食者的年龄及健康情况,考虑是否选择低脂食材?

(7) 评价烹调方法是否合理? 油盐是否适量?

(8) 评价是否摄入过多零食?

(9) 评价食物的成本是否符合要求?

在制定一周的食谱时,应遵循相同的方法和步骤。首先考虑就餐者的饮食习惯,同时了解当地的食物供应状况,包括市场供应的主副食品种类、价格波动等情况。选择食物时,应注重来源和品种的多样性,确保食谱中有主食和副食、精细和粗糙的搭配,以及荤素、凉热、干稀的均衡,以满足不同个体的营养需求。调整食物的基本原则是合理安排主食的粗细搭配,适时调换食物原料和烹饪方法,尽量避免一周内出现过多的重复菜品,以达到饮食的多样化和均衡。

## 二、定量评价

1. 评价食物所含营养素

步骤一:从食物成分表中查出每 100 g 食物所含营养素的量,计算出每种食物所含营养素的量,计算公式为:

食物中某营养素含量=食物量(g)×可食部分比例×100 g 食物中营养素含量÷100

步骤二:将食物中各种营养素分别累加,算出一日食谱中三种能量营养素及其他营养素的量。

步骤三:评估计算出的营养素摄入量,将计算结果与中国居民膳食营养素参考摄入量中相应年龄和性别的人群标准进行比较。通常认为,能量摄入可以有±5%的弹性空间,而其他营养素的摄入允许有±10%的变动范围,即摄入量占供给量的百分比在 90%~110%,视为正常范围。若某营养素的摄入量低于 80%,则可能表明体内储存量开始下降,有缺乏症状的风险。如果低至 60%以下,则表示营养素严重不足,极易引发缺乏症。

2. 评价三种供能营养素的供能比例。

3. 评价优质蛋白质的比例。为确保蛋白质供应的合理性,动物性及豆类蛋白质的比例应超过 1/3,并尽量接近 1/2。这样的比例可以认为蛋白质的供应比是合理的,既保证了优质蛋白质的充足摄入,又有助于满足身体对必需氨基酸的需求。

4. 评价三餐提供能量的比例。将早、午、晚三餐的所有食物提供的能量分别按餐次相加,得到每餐摄入的能量,然后除以全日摄入的总能量,评价是否符合 3∶4∶3 的比例。

5. 评价膳食模式和食物种类。

6. 根据中国居民膳食指南、中国居民膳食宝塔进行评价。

7. 食谱综合评价。根据以上计算和评价,对调查结果和存在问题提出改进意见,进行调整。

虽然目前有许多营养配餐软件可以利用数据库快速设计食谱,但这些软件存在一些不足。它们通常不能及时更新以反映最新的营养研究成果,也难以设计出创新性的菜肴。此外,在设计个性化食谱时,软件可能无法准确确定所有相关参数。因此,对于营养专业从业人员而言,首先应掌握手动配餐的技能。在熟练掌握这些技能后,再辅以软件工具,以提高日常工作的效率。

---

### 课程思政

营养科学工作者通过长期的实践研究和论证,提出了膳食指南和膳食营养素参考摄入量的标准,这些原则和标准既是合理营养、促进健康的要求,又是制订膳食计划的依据。为了把平衡膳食理论和营养素参考摄入量在日常的膳食中科学地体现出来,需要制订相应的膳食计划和安排。营养食谱就是这种膳食计划的记录。编制营养食谱的目的是把"膳食营养素参考摄入量"和"中国居民膳食指南”的基本原则与要求具体地落实到一日三餐当中。一个合理的营养餐谱，对正常人而言，可以保证其均衡的营养；对于营养性疾病患者，可作为治疗或辅助治疗的重要措施之一；对于膳食管理者和制备者，是实施膳食营养工作的具体体现。

在食谱编制过程中，要善于理论联系实际。要自觉躬身实践，知行合一。漫长征途需要一步一步地走，崇高理想的实现需要一点一滴地奋斗。通往理想的路是遥远的，但起点就在脚下，就在一切平凡的岗位上，就在扎扎实实的学习和工作中。中国古代先哲老子说：“合抱之木，生于毫末；九层之台，起于累土；千里之行，始于足下。”踏踏实实、循序渐进，与雄心壮志、力争上游并不矛盾，不踏踏实实打好基础，就无法攻尖端、攀高峰。大学生要牢记“空谈误国、实干兴邦”，志存高远、脚踏实地、埋头苦干，充分展现自己的抱负和激情，在“真刀真枪”的实干中成就一番事业。

---

## 目标检测

### 一、单选题

1. 通常通过哪种营养素的量确定副食的品种与数量(　　)
   A. 蛋白质　B. 碳水化合物　C. 铁　D. 脂肪
2. 计算法编制食谱首先要确定(　　)
   A. 蛋白质　B. 碳水化合物　C. 能量　D. 脂肪
3. 食谱编制中优质蛋白质的比例至少要达到(　　)
   A. 1/4 以上　B. 1/2 以上　C. 1/3 以上　D. 1/5 以上
4. 对食谱进行调整，是指(　　)
   A. 根据食谱的设计目标调整　B. 根据食谱的价格问题调整
   C. 根据食谱的口味调整　D. 根据食谱评价中发现的营养问题调整
5. 老年人一般一日进餐为(　　)
   A. 三餐　B. 三餐两点　C. 四餐　D. 三餐三点

### 二、多选题

1. 制定食谱时最需要注意的方面是(　　)
   A. 膳食能量分布要合理
   B. 维生素要高些
   C. 一日的食物总量只需要计算，不需要分配
   D. 感冒或腹泻患者的食谱需要根据实际情况进行调整
   E. 优先保证一日的能量摄入
2. 食谱编制的目的包括(　　)
   A. 便于监督和管理
   B. 保证食物多样化和营养合理化
   C. 可计算食用者每日或每餐营养素摄入量
   D. 反映膳食质量的好坏
   E. 便于成本核算
3. 成年人食物的基本选择包括(　　)
   A. 价格便宜　B. 粮食类食物供给十分重要
   C. 减少动物性食物供应　D. 蔬菜品种多样　E. 清淡少油
4. 属于食谱定量评价内容的是(　　)

A. 评价食物所含营养素　B. 评价三种供能营养素的供能比例
C. 评价优质蛋白质比例　D. 评价三餐提供能量的比例
E. 评价膳食模式和食物种类

5. 食谱营养评价的目的是(　　)
A. 检查该食谱能否满足营养需要　B. 发现是否有某些营养素的缺乏
C. 对食谱进行调整和纠正　D. 分析食谱中的食物来源
E. 同其他食谱进行比较

6. 烹饪方法最关键要注意的营养问题是(　　)
A. 盐的用量　B. 糖的用量　C. 油的用量
D. 料酒的用量　E. 熏制

7. 在营养配餐过程中，食物的搭配、营养平衡是非常重要的原则，除此之外，还应特别注意的是(　　)
A. 饭菜的适口性　B. 就餐者的经济状况　C. 饭菜的温度
D. 当地的天气情况　E. 进餐者的年龄与食物形状

8. 供餐卫生要求是(　　)
A. 饭菜质量好，价格低
B. 食物种类丰富
C. 重服务，轻盈利
D. 做好防腐烂、防霉变、防治蚊蝇鼠害工作，保证饭菜卫生
E. 定期对餐具、储藏室和厨房进行消毒处理

9. 儿童食谱营养评价内容包括(　　)
A. 满足儿童营养需要　B. 各种营养素之间比例适宜　C. 食物的结构
D. 三餐的分配　E. 是否专门制作，不宜使用过多调味品

10. 维生素 $B_1$ 主要存在于下列哪些食物中(　　)
A. 动物的肝脏　B. 肉类　C. 豆类
D. 挂面　E. 全麦面包

## 三、问答题

1. 简述食谱编制的目的。

2. 案例描述　一初中男生的午餐有鸡肉汉堡包 2 份，香辣鸡翅 2 只，可乐 300 mL，冰激凌一杯。请根据上述案例回答以下问题：

(1) 请分析该男生的午餐存在的主要问题是什么?

(2) 请给该男生的午餐食谱提出合理化的改善建议。

3. 案例描述　某老年公寓食堂设计星期一的早、中、晚餐食谱如下表。请问：如果食用此膳食一段时间，该食谱结构有什么主要问题，调整的主要原则是什么，列出调整食谱。

**老年公寓食堂食谱(星期一)**

| 时间 | 早餐 | 中餐 | 晚餐 |
|---|---|---|---|
| 星期一 | 稀饭<br>油条<br>炸荷包蛋<br>咸菜 | 米饭<br>黄焖鸡翅<br>炒三片 | 包子<br>玉米面糊<br>香干芹菜炒胡萝卜<br>酱豆腐<br>八宝菜 |

# 第七章 特定人群营养

【学习目标】

知识目标

1. 掌握母乳喂养的优点，婴幼儿辅食的添加原则，老年人的膳食要点及特殊人群的生理特点和膳食指导原则。

2. 熟悉孕妇、乳母、不同年龄段儿童、老年人等特殊人群的营养需求。

3. 了解孕妇、乳母、不同年龄段儿童、老年人等特殊人群的生理特点及常见营养问题。

能力目标

1. 学会根据特殊人群的个体差异，设计和实施个性化的营养干预措施。

2. 具有评估特殊人群的营养问题的能力，并能够提供科学的膳食指导。

3. 能够根据孕妇、乳母、不同年龄段儿童、老年人等特殊人群的营养需求和生理特点，制定合理的膳食计划。

素养目标

具备推广营养与健康知识的意识，对特殊人群进行有效的健康教育和促进活动。

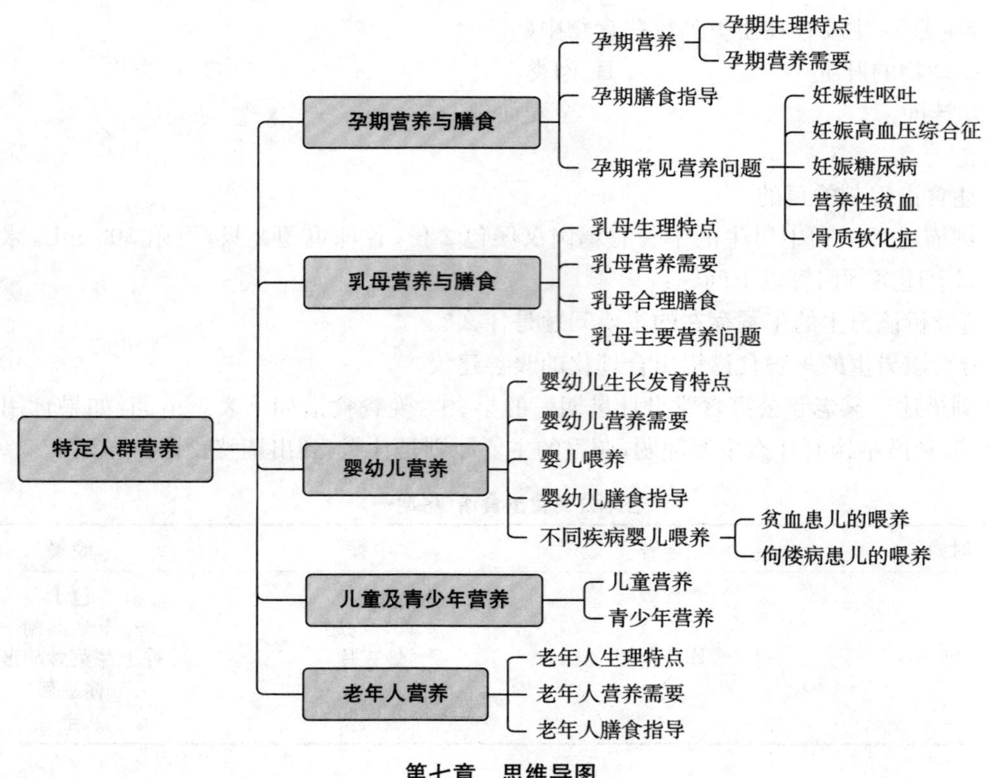


第七章 思维导图

# 第一节 孕期妇女的营养与膳食

**岗位情景模拟**

**情景描述**：李小姐，29 岁，身高 161 cm，妊娠第 20 周，孕前体重 68 kg，现在体重 80 kg。自述孕期饮食正常，不喜欢食用牛肉、羊肉及动物肝脏。近期出现头晕、乏力、心悸等现象。营养师对其进行了营养测评，同时对其做了详细的孕期膳食指导。

**请思考**：

1. 该孕妇可能出现了哪些健康问题？应该做哪些营养检测项目？
2. 提出该孕妇孕期不同阶段的膳食指导意见。

孕期也称为妊娠期，妊娠（pregnancy）是指在母体内胚胎的形成及胎儿的生长发育过程。一般分为三个阶段，分别是孕早期（1～12 周）、孕中期（13～27 周）和孕晚期（28～40 周）。这个阶段妇女的营养不仅要满足自身营养需求和胎儿生长的营养需要，还要为分娩后分泌乳汁做准备。相较于非孕期，孕期对各类营养素的需求量显著增加。孕期的营养状况对胎儿和婴儿的成长发展至关重要，且可能对其成年后的健康产生长远影响。因此，确保孕期营养的合理充足摄入具有极其重要的意义。

## 一、孕期妇女的生理特点

为了适应和支持胎儿在子宫内的生长发育，孕妇在妊娠期间会经历显著的生理和代谢变化。这些变化包括心排血量的增加、蛋白质合成代谢的加强以及内分泌和消化功能的变化等。这些生理改变随着妊娠期的推进而变得更加明显，并会在产后逐渐恢复到孕前的状态。

### （一）内分泌系统

受精卵在子宫着床后，孕妇的人绒毛膜促性腺激素（HCG）分泌增多，这种激素的增加刺激黄体产生更多的孕酮，刺激子宫内膜促使胎盘形成。胎盘随后生成大量雌激素和孕酮，刺激子宫和乳腺发育。随着胎盘的逐渐发育，人绒毛膜生长素（HCS）的分泌增多，促进乳腺的生长，为产后哺乳做准备。同时，孕妇的甲状腺功能增强，基础代谢水平升高。这些激素水平的改变导致孕妇体内的合成代谢增高，需要消耗更多的能量和营养素。

此外，妊娠期激素水平的改变对孕妇的葡萄糖代谢也有一定影响。人绒毛膜生长素可促进脂肪分解，皮质醇可促进由氨基酸合成葡萄糖的生化过程，二者均具有拮抗胰岛素的作用，可导致孕妇的糖耐量试验异常及妊娠糖尿病发生率增高。

### （二）消化系统

在孕期，妇女体内的孕酮水平显著升高，这种变化虽为正常生理现象，但会对消化道功能产生影响。孕酮的增加可以导致消化道平滑肌松弛，肠蠕动减慢，消化液的分泌量减少。这些改变共同作用，使得孕妇更容易出现胃肠胀气和便秘等问题。特别是在孕早期，恶心和呕吐等妊娠反应也相对常见。虽然孕妇的消化道功能受到一定影响，但孕妇对某些关键营养素如钙、铁、维生素 $B_{12}$ 和叶酸的吸收率却有所增加，尤其在妊娠后期尤为明显，一方面可能是由于孕妇体内对这些营养素的需求量增加，另一方面也可能与食物在肠道内停留时间的延长有关。

### （三）肾功能

胎儿的代谢产物需经母体排出，所以孕期妇女的肾功能会出现明显的生理性调节，表现为肾小球滤过水平增高，排出尿素、尿酸、肌酐的功能明显增强。同时，与孕前相比，尿中葡萄糖、叶酸及其他水溶性维生素的排出量增加，但尿钙排出量较孕前减少。

### （四）血容量与血液成分

随着妊娠时间的延长，孕妇的血浆容积逐渐增加。妊娠 6～8 周时，妊娠妇女血浆容积开始增加，至妊娠第 28～32 周时达顶峰，并一直维持至分娩。与此同时，红细胞和血红蛋白的量也逐渐增加，至分娩时达到最大值。虽然血红蛋白的总量增加，但由于血液相对稀释，血液中血红蛋白的含量反而下降，形成了血液的生理性稀释，呈现生理性贫血。在妊娠第 20～30 周时，血浆容量上升的速率明显高于红细胞上升的速率，所以此时的生理性贫血现象最为明显。

此外，孕期血浆葡萄糖、氨基酸、铁以及大多数水溶性维生素，如维生素 C、叶酸、维生素 $B_6$、维生素 $B_{12}$、生物素等均降低。某些脂溶性维生素如胡萝卜素、维生素 E 的血浆水平上升。这些变化可能与营养素在胎盘的转运机制有关。

### （五）体重

孕期适宜的体重增长是成功妊娠的最基本条件。孕期妇女增长的体重是母体和胎儿正常生长发育的必要组成部分。孕期平均增重约 12 kg，其中胎儿约 3 kg，胎盘及羊水约 1.5 kg，子宫和乳房增加约 1.4 kg，血液增加约 1.2 kg，细胞外液约增加 1.5 kg，脂肪组织增加约 3～4 kg。孕期脂肪储存主要发生在孕 10～30 周，即胎儿快速生长期，其生理意义是为孕晚期及哺乳期做能量储备。

孕妇体重增长的速度随孕期的进展而不同，孕期一般划分为三期，即孕早期（1～12 周）、孕中期（13～27 周）和孕晚期（28～40 周）。孕早期的体重增长不到 2 kg。进入孕中期和孕晚期后，体重增长基本呈直线上升趋势，这是因为胎儿的生长速度加快，母体需要更多的能量和营养来支持胎儿的发育，以及为分娩和产后恢复做准备。

## 二、孕期妇女的营养需要

### （一）能量

孕妇在孕期摄入的能量除了维持自身所需，还要负担胎儿生长发育、胎盘及母体组织增长所需的能量。因此，适宜的能量对孕妇机体及正在发育的胎儿都很重要。孕期基础代谢率与非孕期相比有所增高，但在孕早期变化不明显，孕中期时有所升高，到孕晚期基础代谢增高 15%～20%。

《中国居民膳食指南（2022）》建议轻身体活动水平妇女孕期膳食能量需要量（EER）为孕早期与非孕期相同，孕中、晚期在非孕期能量需要量的基础上每日分别增加 1.26 MJ（300 kcal）和 1.88 MJ（450 kcal）。由于地区、民族、气候、生活习惯及劳动强度等的不同，孕妇对能量的具体需要量也会不同，一般建议根据体重的增减来调整。孕期体重的适宜增长量，见表 7-1-1。

**表 7-1-1　孕期体重的适宜增长量**

| 孕前 BMI/kg·m$^{-2}$ | 总增长范围/kg | 孕早期增重/kg | 孕中晚期每周增重/kg |
|---|---|---|---|
| BMI<18.5 | 11.0～16.0 | 0～2.0 | 0.37～0.56 |
| 18.5≤BMI<24.0 | 8.0～14.0 | 0～2.0 | 0.26～0.48 |
| 24.0≤BMI<28.0 | 7.0～11.5 | 0～2.0 | 0.22～0.37 |
| BMI≥29.0 | 5.0～9.0 | 0～2.0 | 0.15～0.30 |

注：资料来源于中国营养学会团体标准《中国妇女妊娠期体重监测与评价》（T/CNSS 009—2021）。

### （二）蛋白质

孕妇必须摄入足够数量的蛋白质以满足自身需求和胎儿生长发育的需要，同时也为产后哺乳打下基础。胎儿体内所含的蛋白质，加上胎盘和孕妇自身组织的增长需求的蛋白质，所有这些蛋白质都需要孕妇在妊娠期间从食物中补充，以满足孕期的生理需求，并保障胎儿的健康发育。《中国居民膳食指南(2022)》中建议孕妇蛋白质摄入量为孕早期与非孕期相同，孕中期和孕晚期与非孕期相比分别增加 15 g/d 和 30 g/d。

### （三）脂类

在妊娠过程中孕妇需要积累一定量的脂肪以备产后泌乳及胎儿储存脂肪。孕妇膳食中应有适量脂肪，包括饱和脂肪酸、ω－3 和 ω－6 系列多不饱和脂肪酸。此外，孕妇血脂水平较非孕期高，脂肪摄入总量不宜过多。《中国居民膳食指南(2022)》中建议孕期膳食脂肪的供能百分比占一日总能量的 20%～30%，饱和脂肪酸：单不饱和脂肪酸：多不饱和脂肪酸的摄入比例约为 1：1：1。

### （四）碳水化合物

孕期胎儿消耗葡萄糖较多，母体糖类摄入不足时，将氧化脂肪、蛋白质供能，容易导致孕妇机体内酮体积累过多，影响胎儿早期脑发育。

### （五）矿物质

1. 钙　钙是人体内含量最多的无机元素。孕期缺钙可能导致孕妇出现腰腿疼痛和腓肠肌痉挛等症状。此外，保持充足的钙水平对于孕妇在分娩时减少血液丢失也极为重要。这是因为钙作为凝血因子的激活剂，直接参与到机体的凝血过程中，有助于快速有效地控制出血。当妊娠期妇女的钙摄入量轻度或短暂不足时，其血清钙浓度会下降，从而刺激甲状旁腺激素的合成与分泌增加。这会加速母体骨骼和牙齿中钙盐的溶出，以维持正常的血钙水平，确保满足胎儿对钙的需求。然而，如果缺钙情况严重或长期得不到纠正，血钙浓度将持续下降。这不仅会使母亲可能出现小腿抽筋或手足抽搐的症状，且在严重情况下可能导致骨质软化症；对胎儿而言，则可能导致先天性佝偻病的发生。

2. 铁　由于在妊娠期间，母体需要储备相当数量的铁以补偿分娩时因失血造成的铁损失。同时，胎儿的肝脏内也需要储存一定量的铁，以满足其出生后 6 个月内对铁的需求。因此，孕期妇女对铁的需求量显著增加。如果妊娠期间膳食中的铁摄入量不足，容易导致孕妇出现缺铁性贫血，并且减少胎儿的铁储备，从而使得婴儿较早出现铁缺乏症状。此外，孕早期的铁缺乏还与早产及低出生体重有关。

3. 锌　在妊娠期间，妇女摄入充足量的锌对胎儿的生长发育至关重要。通常，孕妇的血浆锌水平从妊娠早期开始逐渐下降，直至妊娠结束。但胎儿对锌的需求量在妊娠末期达到高峰。因此，确保妊娠期间增加锌的摄入量对于满足母体和胎儿的健康需求至关重要。

4. 碘　甲状腺素对人体大脑的正常发育和成熟具有至关重要的作用。在妊娠期间，孕妇若存在碘缺乏，可能会导致胎儿甲状腺功能不足，进而引发生长发育迟缓和认知能力降低等问题。特别是在孕早期，碘缺乏对神经系统的损害更为严重。

孕期矿物质的主要用途与参考摄入量，见表 7－1－2。

**表 7－1－2　孕期矿物质的主要用途与参考摄入量**

| 矿物质 | 主要用途 | RNI 或 AI | | |
|---|---|---|---|---|
| | | 早 | 中 | 晚 |
| 钙/(mg・$d^{-1}$) | 促进胎儿骨骼发育；满足母体自身储备，降低母体发生骨软化症、妊娠高血压和先兆子痫前期的风险 | 800 | 1000 | 1000 |

续　表

| 矿物质 | 主要用途 | RNI 或 AI | | |
|---|---|---|---|---|
| | | 早 | 中 | 晚 |
| 铁/($mg \cdot d^{-1}$) | 满足胎儿造血及储备需要，满足母体自身储备，补充分娩损失 | 20 | 24 | 29 |
| 锌/($mg \cdot d^{-1}$) | 预防胎儿先天畸形，促进胎儿生长发育 | 9.5 | 9.5 | 9.5 |
| 碘/($\mu g \cdot d^{-1}$) | 合成甲状腺素，预防因缺碘导致的子代克汀病，增强母体新陈代谢 | 230 | 230 | 230 |

注：数据来源于《中国居民膳食营养素参考摄入量(2023 版)》。

### （六）维生素

1. 维生素 A　妊娠期妇女缺乏维生素 A 可能会对胎儿造成严重影响，包括宫内发育迟缓、死亡、畸形、低出生体重以及早产等问题。然而，在妊娠早期增加维生素 A 摄入时，妇女必须注意避免过量，因为大剂量的维生素 A 摄入有可能引发自发性流产和胎儿先天畸形。相同剂量的类胡萝卜素并不会引起这些不良作用，而且类胡萝卜素在人体内可以有效地转化为维生素 A。

2. 维生素 D　维生素 D 可以促进钙的吸收和在骨骼沉积，同时还调节钙磷代谢和机体对感染的反应。在孕期，维生素 D 的缺乏与孕妇骨质软化症、新生儿低钙血症、手足抽搐和牙釉质发育不良等钙代谢紊乱症状相关。然而，维生素 D 的过量摄入也可能导致婴儿发生高钙血症，从而产生维生素 D 中毒的风险。

3. 维生素 E　孕早期缺乏维生素 E 可能导致子代体重减轻，并增加子代先天性畸形和先天性白内障的风险。同时，维生素 E 作为体内一种重要的抗氧化剂，其抗氧化作用能有效地减少氧化型低密度脂蛋白的形成，抑制血小板聚集，并保护血管内皮屏障，从而有效地预防动脉粥样硬化的发生。

4. 维生素 $B_2$　维生素 $B_2$ 与能量代谢有关。妊娠期维生素 $B_2$ 缺乏与胎儿生长发育迟缓、缺铁性贫血有关。

5. 维生素 $B_6$　维生素 $B_6$ 与体内氨基酸、脂肪酸和核酸的代谢有关，临床上常用于辅助治疗早孕反应。此外，维生素 $B_6$ 还可与叶酸、维生素 $B_{12}$ 联用预防妊娠高血压。

6. 叶酸　叶酸的不足与孕妇巨细胞贫血、不良妊娠结局如低出生体重、胎盘早剥以及新生儿神经管畸形(包括无脑儿和脊柱裂等)的发生有关。适当补充叶酸可以有效地预防这些神经管畸形的发生，对孕妇及胎儿的健康至关重要。

孕期维生素的主要用途与参考摄入量，见表 7－1－3。

**表 7－1－3　孕期维生素的主要用途与参考摄入量**

| 维生素 | 主要用途 | RNI 或 AI | | |
|---|---|---|---|---|
| | | 早 | 中 | 晚 |
| 维生素 A/($\mu gRAE \cdot d^{-1}$) | 促进胎儿发育；缺乏时可致早产；胎儿宫内发育迟缓及出生低出生体重；过多过少均可致畸形 | 700 | 770 | 770 |
| 维生素 D/($\mu g \cdot d^{-1}$) | 促进母体和子代钙代谢，预防新生儿低钙血症、手足抽搐、婴儿牙釉质发育不良及母体骨软化症；过量可导致婴儿高钙血症 | 10 | 10 | 10 |
| 叶酸/($\mu gDFE \cdot d^{-1}$) | 预防孕妇巨幼红细胞性贫血，降低胎儿神经管畸形，降低低出生体重儿的发生率 | 600 | 600 | 600 |
| 维生素 C/($mg \cdot d^{-1}$) | 增强母体抵抗力和胎儿活力，缺乏易导致早产、流产、胎膜早破、死胎 | 100 | 115 | 115 |

续　表

| 维生素 | 主要用途 | RNI 或 AI | | |
|---|---|---|---|---|
| | | 早 | 中 | 晚 |
| 维生素 $B_1$/($mg \cdot d^{-1}$) | 促进胎儿生长发育，预防婴儿急性脚气病 | 1.2 | 1.4 | 1.5 |
| 维生素 $B_2$/($mg \cdot d^{-1}$) | 促进胎儿生长发育，缺乏可致胎儿生长发育迟缓 | 1.2 | 1.4 | 1.5 |
| 维生素 $B_6$/($mg \cdot d^{-1}$) | 辅助治疗早孕反应，预防妊娠高血压的发生 | 2.2 | 2.2 | 2.2 |
| 维生素 $B_1$/($mg \cdot d^{-1}$) | 预防妊娠高血压，缺乏易引发贫血和早产 | 2.9 | 2.9 | 2.9 |

注：数据来源于《中国居民膳食营养素参考摄入量(2023 版)》。

## 三、孕期妇女的合理膳食

### (一) 孕期妇女的合理膳食原则

孕期膳食应该随着孕妇生理变化和胎体的生长发育情况进行合理调配。

1. 备孕、孕早期合理膳食　备孕及孕早期主要遵循的膳食原则仍然是平衡膳食。备孕期应调整体重至正常范围。孕前体重正常，有利于孕育出健康胎儿。孕早期孕吐严重或食欲不佳者，可根据个人口味和饮食嗜好选用清淡、易消化的食物，少食多餐，尽可能多地摄入食物，特别是富含碳水化合物的谷类、薯类食物，避免油腻、有特殊气味的食物。每日摄入约 130 g 的碳水化合物，孕吐特别严重影响进食者，应该寻求医师的帮助，以保证脑组织对葡萄糖的需要，预防母体酮症酸中毒对胎儿造成危害。

从备孕期开始就要多摄入叶酸含量丰富的食物，如绿叶菜、豆类等。孕前 3 个月开始，每日补充叶酸 400 μg，可持续至整个孕期，预防胎儿神经管畸形。及时补充铁、锌、碘等微量元素。禁烟、戒酒，适量运动，保持良好的生活方式。

2. 孕中、晚期合理膳食　从孕中期开始，胎儿体重迅速增长，且孕妇本身也开始储存脂肪、蛋白质等为分娩和哺乳做准备。因此，从孕中期开始随着孕妇对各类营养素的需求明显增加，妊娠反应减轻或消失，食欲转好，应增加营养丰富、种类齐全的食物。

(1) 适当增加含优质蛋白质含量较高的食物　如增加奶、鱼、蛋、瘦肉的摄入量。建议孕中、晚期孕妇每日增加含优质蛋白质的食物 50～100 g。每周摄入 2～3 次鱼，鸡蛋每日 1～2 个，牛奶 250 mL。

(2) 常吃含铁丰富的食物　孕中、晚期每日铁的推荐摄入量分别为 24 mg 和 29 mg。此时孕妇的膳食中应适当增加瘦肉、健康动物的血液和动物肝脏等食品的比例，同时多摄入含维生素 C 丰富的食物以促进铁的吸收。贫血孕妇应在医师指导下适当补充铁剂。

(3) 经常户外活动，维持体重适宜增长　适当的户外活动有利于钙的吸收，同时有助于维持体重的正常增长和自然分娩。若无医学禁忌，孕妇应每日有适当的身体活动。孕中、晚期孕妇可根据自己的身体情况和孕前运动习惯每日坚持 30 min 及以上中等强度身体活动，如快走、游泳、孕妇瑜伽、各种家务劳动等。

(4) 禁烟、酒，积极准备母乳喂养　烟草和酒精对胎儿宫内发育有明显的毒性作用，易引起早产、流产和胎儿畸形。

(5) 坚持检测体重，保持心情愉悦　孕中、晚期妇女应坚持监测体重，若出现体重增长过快，应及时调整饮食结构，如选择脂肪含量较低的鱼虾、瘦肉，畜肉和禽肉在食用时尽量剔除皮及肥肉部分。孕妇应以积极的心态面对身心的变化，愉快迎接新生命的到来。

### (二) 孕期妇女的膳食指导

为满足孕妇及胎儿对各种营养素的需求，孕妇对各营养素的需求量均增加，膳食供应量也相应增加。保证平衡膳食的原则的前提下，适当增加食物的种类和数量，保证营养充足。若特殊原因导致膳食营养素无法满足，可在医师或营养师的指导下合理使用营养补充剂。《中国居民膳食指南(2022)》中给出了中低体力活动水平的孕期妇女一日食物推荐，见表 7－1－4。

表 7－1－4　备孕及孕期妇女一日食物推荐量(低至中等体力活动水平)

| 食物种类 | 备孕/孕早期 | 孕中期 | 孕晚期 |
|---|---|---|---|
| 粮谷类/($g \cdot d^{-1}$) | 200～250 | 200～250 | 225～275 |
| 薯类/($g \cdot d^{-1}$) | 50 | 75 | 75 |
| 蔬菜类/($g \cdot d^{-1}$) | 300～500 | 400～500 | 400～500 |
| 水果类/($g \cdot d^{-1}$) | 200～300 | 200～300 | 200～350 |
| 鱼、禽、肉、蛋(含动物内脏)/($g \cdot d^{-1}$) | 130～180 | 150～200 | 300～500 |
| 奶/($g \cdot d^{-1}$) | 300 | 300～500 | 300～500 |
| 大豆/($g \cdot d^{-1}$) | 15 | 20 | 20 |
| 坚果/($g \cdot d^{-1}$) | 10 | 10 | 10 |
| 烹调油/($g \cdot d^{-1}$) | 25 | 25 | 25 |
| 加碘食盐/($g \cdot d^{-1}$) | 5 | 5 | 5 |
| 饮用水/mL | 1500/1700 | 1700 | 1700 |

注：数据来源于《中国居民膳食指南(2022)》。

粮谷类中，杂粮及豆类不少于 1/3。蔬菜类中绿叶菜不少于 2/3。合理膳食，均衡营养，保证饮食卫生，减少辛辣刺激性食物的摄入，忌浓茶、咖啡。对于体重增长较多的孕妇，可多食鱼类而少食畜禽类，食用畜禽肉时尽量剔除皮和肥肉，畜肉可以选择脂肪含量较少的牛肉。

## 四、孕期常见营养问题

### (一) 妊娠性呕吐

孕妇一般从孕 6 周开始出现畏寒、食欲缺乏、恶心、呕吐等现象。大部分妊娠期妇女在晨起空腹时或饭后容易出现呕吐、恶心等症状，严重时甚至会影响进食，导致体液失衡及新陈代谢紊乱，这种情况称为妊娠性呕吐。此时应鼓励孕妇通过各种措施积极应对，保证营养需要。具体膳食措施包括：① 食用清淡、易消化的食物，避免油腻，可尽量迎合孕妇的口味，少食多餐。② 多吃蔬菜、水果、牛奶等碱性食物。③ 早餐可食用一些馒头、面包、苏打饼干等碳水化合物。④ 适当补充维生素 $B_1$、维生素 $B_2$、维生素 $B_6$ 及维生素 C 以减轻呕吐症状。⑤ 忌食一些不易消化的煎炸食品、酒类和辛辣刺激性食物。⑥ 严重不能饮水和进食者，应及时前往医院治疗。⑦ 可在中医的指导下，尝试一些药食同源的食疗方，如生姜红糖茶、姜汁米汤等。

### (二) 妊娠高血压综合征

妊娠高血压综合征简称妊高征，通常发生在孕 24 周以后，孕晚期最常见，好发于年轻初产妇、高龄初产妇、体型肥胖者、双胎妊娠者及有妊高征家族史者，发病率约为 10%。其主要表现为高血压、蛋白尿、水肿，严重时出现抽搐、昏迷，甚至母婴死亡。

膳食调查发现，妊高征患者能量、蛋白质、碳水化合物摄入量与正常孕妇相似，但其总脂肪及饱和脂肪酸摄入量较正常孕妇多，钙、铁、维生素 A、维生素 $B_2$ 的摄入较少。研究表明，妊高征的危险性与钙的摄入量成负相关。调整患者的饮食结构是营养预防妊高征的重点，具体措施如下：

1. 控制总能量的摄入　纠正“能吃就好”的饮食观念，孕期要坚持均衡饮食，适当控制膳食总能量的摄入，维持妊娠期正常体重增长。

2. 减少脂肪摄入　妊高征患者应减少脂肪的摄入量，建议每日脂肪供能占总能量的比例不超过30%，且要降低膳食脂肪中饱和脂肪酸的占比，选用植物油进行烹调，尽量避免食用肥肉、烧腊肉及动物的皮等脂肪含量较高的食物。

3. 减少盐的摄入　钠盐摄入过多会导致水钠潴留，进而使血压升高。建议妊高征患者每日食盐摄入量少于5 g，酱油要少吃，少吃或不吃盐腌渍食品。此外，妊高征严重者还应该避免食用含钠高的食品，如挂面、干枣、豆腐干等。

4. 增加优质蛋白的摄入　妊高征患者因尿中排出大量蛋白质，导致血清蛋白偏低，影响胎儿发育，故膳食中应增加优质蛋白质的摄入。

5. 补充足够的钙、镁和锌　膳食中充足的钙、镁和锌不仅能满足孕妇的生理需要，也可以降低妊高征的发病率以及维持血压稳定。奶及奶制品含钙丰富且易吸收，是钙的良好来源。豆类、绿叶蔬菜含有丰富的镁，海产品含丰富的锌，如鱼、牡蛎等。

### （三）妊娠糖尿病

妊娠期发生或发现的糖尿病称为妊娠糖尿病（gestational diabetes mellitus，GDM）。孕期母体由于性激素、生长激素、甲状腺激素及肾上腺皮质激素等激素分泌量增加，拮抗胰岛素且导致胰岛素敏感性下降。为维持糖代谢的正常，孕妇必须增加胰岛素的分泌量，如果孕妇胰岛素不能相应增加，就可能出现糖尿病症状或糖耐量异常。

饮食控制是糖尿病治疗的基础，尤其是妊娠期糖尿病，但过度地控制饮食会增加酮症酸中毒的风险，对母体和胎儿健康均不利。故针对妊娠糖尿病提出以下营养防治原则：① 调整能量摄入至合理需要量，结合体重和血糖调节合适的能量摄入。② 饮食均衡，限制单双糖的摄入量，选择血糖生成指数较低的食物，增加膳食纤维素摄入量。妊娠糖尿病孕妇主食应多选用粗杂粮，多吃新鲜的蔬菜，适量的水果。③ 选用鱼类、瘦猪肉、牛肉、鸡肉、兔肉及大豆类、低脂牛奶等食品作为优质蛋白质的来源。减少动物性脂肪的摄入量，烹调油选用植物油。饮食清淡少盐，进餐有规律。④ 供给充足的维生素、矿物质，如维生素 $B_1$、维生素 $B_2$ 和烟酸等对糖代谢有重要作用的营养素。

### （四）营养性贫血

孕期母体的生理变化之一是血容量和血红蛋白的增加。由于血红蛋白的增加远低于血容量的增加，孕妇易出现血液的相对稀释，发生生理性贫血。轻度贫血对母体和胎儿影响不大，但重度贫血时，母体可因机体虚弱，分娩时子宫收缩乏力、滞产，若伴有贫血性心脏病则会在腹压增加时易导致心力衰竭。此外，贫血还容易引起胎儿和胎盘缺氧，导致胎儿宫内发育迟缓，严重者可导致早产或死产。所以，应该重视孕妇贫血的早期预防和发生贫血后的及时纠正。

孕期贫血大都属于缺铁性贫血，只要及时调整饮食结构即可有效地预防或纠正，具体措施如下：① 增加膳食铁，特别是血红素铁的摄入量。② 增加维生素C的摄入量，以促进铁的吸收。③ 增加维生素 $B_{12}$ 和叶酸的摄入量，以保证红细胞的正常生长。④ 保证每日摄入适量的动物性食物。

### （五）骨软化症

骨软化症是一种全身性病变，是由于维生素D及钙磷缺乏引起的以手足抽搐和痉挛等症状为主的疾病。骨软化症会使骨盆明显变形狭窄，常引起难产，影响母婴健康。骨软化症多发生于经产妇，可有腰腿酸痛或手足麻木及抽搐等症状，严重者行走不便。

钙和维生素D缺乏是引起骨质软化症的主要原因，积极预防骨质软化症非常重要，具体膳食措施如下：① 增加钙的摄入量。膳食调配时多选择含钙较高的食物，如奶及奶制品，小鱼、虾米、豆及豆制品等，必要时在医师或营养师的指导下补充钙剂。② 补充维生素D。孕期维生素D的缺乏并不多见，主要发生在北方日照不足的地方，或是患有严重的胃肠道疾病（肠道吸收不良症、小肠切除术等）导致维生素D吸收不良。增加户外活动时间，或者在医师或营养师的指导下补充维生素D

可有效地增加体内维生素 D 的储量。③ 适量摄入磷。孕期体内缺磷也会导致骨质软化症，磷相对不容易缺乏，但是一些肾脏疾病或者会影响机体对磷的吸收，导致机体磷缺乏。

# 第二节 乳母的营养与膳食

**岗位情景模拟**

**情景描述**：张女士，30 岁，两日前剖宫产下一男婴，婴儿各项指标发育正常。护士为其做了乳母营养及婴儿喂养指导。

**请思考**：

如果你是那位护士，该如何对张女士进行乳母营养及婴儿喂养指导呢？

## 一、乳母的生理特点

### （一）乳房及乳腺发育

乳房是一个大的内分泌腺，随年龄的增长而逐渐发育成熟。幼儿期乳房发育缓慢，青春期迅速发育，妊娠期发育得更快。在妊娠后期，乳房已经具备分泌乳汁的能力，产后其分泌乳汁的能力进一步扩大。每侧乳腺有 15～20 个乳腺叶，每个腺叶又分成许多腺小叶，腺小叶由小乳管和腺泡组成，是乳腺的基本单位。每一腺叶有其单独的导管，称为输乳管，各腺小叶及相连的输乳管均以乳头为中心呈放射状排列，并在近乳头处形成输乳管窦，其末端以输乳孔开口于乳头。未生育妇女，乳腺处于静止状态，从妊娠开始，乳房在大量激素的作用下，腺体明显增生，腺管增长并有分支，腺管末端腺泡增大，具备分泌乳汁的能力。分娩后，由于雌激素的分泌减少，催乳素占主导，在催乳素的作用下，乳汁开始分泌。

### （二）泌乳及排乳

乳汁分泌包括泌乳和排乳两个过程。泌乳是指乳腺的腺泡细胞将合成的乳汁分泌到腺泡腔内的过程，主要受催乳素和生长激素的作用。排乳则是另一种反射活动，主要受缩宫素的影响，婴儿吸吮乳头可刺激乳母垂体产生催乳素，引起乳腺腺泡分泌乳汁，并存积在乳腺导管内，也可反射性地引起乳母神经垂体释放缩宫素，引起乳腺导管内壁的肌上皮细胞主动收缩而增加乳腺管内的压力，使乳汁排出。在正常情况下，在哺乳的前 6 个月，平均每日泌乳量为 500～800 mL。泌乳量受多种因素调节，良好的环境、愉快的心情都可促进乳汁分泌。此外，乳母的营养状况不仅会影响泌乳的数量，还将直接影响乳汁的营养素含量，从而影响婴儿健康状况。

## 二、乳母的营养需要

### （一）能量

乳母的能量需要既包括自身需要，也包括分泌乳汁、哺育婴儿等的需要，哺乳期乳母的基础代谢率比未哺乳妇女高约 20%，而且在哺乳期乳母的摄入的能量不仅要维持自身需要，还要供给乳汁所含能量以及乳汁的分泌过程所需能量，故乳母对能量的需求增高。《中国居民膳食营养素参考摄入量（2023 版）》中建议乳母能量推荐摄入量比非孕期增加 400 kcal/d。

### （二）蛋白质

乳母蛋白质的摄入量直接影响乳汁数量和质量。当膳食中蛋白质供给不足时，乳汁分泌量将减少。母乳中蛋白质的平均含量为 1.2 g/100 mL，按照每日正常泌乳 750 mL 计算，每日从乳汁中排出蛋白质约 9 g，而乳母膳食中蛋白质转化为乳汁蛋白质的有效率约为 70%。故每日用于泌乳的蛋白质需要 13 g，如果膳食中蛋白质来自植物性食物，则转化率更低。《中国居民膳食指南(2022)》中建议，乳母蛋白质推荐摄入量为 80 g/d，其中优质蛋白质应在 1/3 以上。

### (三) 脂肪

乳母膳食中脂肪的数量和种类会影响乳汁中脂肪的组成，而乳汁中的脂肪是婴儿脂肪酸的主要来源，这些脂肪酸对婴儿中枢神经系统发育及脂溶性维生素的吸收起到重要的作用。因此，乳母膳食中必须有适量的脂肪，尤其是多不饱和脂肪酸，不必刻意限制某一种脂肪酸(如饱和脂肪酸)的摄入量，也没必要刻意增加不饱和脂肪酸的摄入量。

### (四) 矿物质

母乳中的主要矿物质，如钙、磷、镁、钾和钠，其浓度通常不受乳母膳食的影响。在微量元素中，碘和硒的膳食摄入量增加时，它们在乳汁中的含量也会相应增加。

1. 钙　母乳中的钙含量相对稳定。当乳母膳食中的钙供给不足时，会动用骨骼中的钙来维持乳汁中的钙水平，这会导致母体自身的钙储备下降。乳母如果长期缺钙，可能会引发腰腿疼痛、抽搐，甚至骨软化症等问题。因此，为保证乳汁中正常的钙含量，并维持母体钙平衡，应增加乳母钙的摄入量。

2. 铁　母乳中的铁含量相对较低，因为铁元素难以通过乳腺输送到乳汁中。为了防止乳母出现缺铁性贫血的情况，乳母在其膳食中应当特别注意铁的补充。

乳母膳食中矿物质的主要用途和参考摄入量及可耐受最高摄入量，见表 7-2-1。

**表 7-2-1　乳母膳食中矿物质的主要用途和参考摄入量及可耐受最高摄入量**

| 矿物质 | 主要用途 | RNI 或 AI | UL |
|---|---|---|---|
| 钙/($mg \cdot d^{-1}$) | 补充乳母因乳汁分泌丢失的钙 | 800 | 2000 |
| 铁/($mg \cdot d^{-1}$) | 补充分娩损失的铁、产后恶露及月经恢复后丢失的铁，预防乳母发生缺铁性贫血 | 24 | 42 |
| 锌/($mg \cdot d^{-1}$) | 促进婴儿智力、免疫力、体格发育 | 13 | 40 |
| 碘/($\mu g \cdot d^{-1}$) | 促进婴儿神经系统及体格发育 | 240 | 500 |

## 三、乳母的合理膳食

### (一) 产褥期膳食

自胎盘娩出到产妇全身器官(除乳腺外)恢复(或接近)正常未孕状态所需要的一段时间称为产褥期，通常为 6 周。正常分娩的产妇，产后 1 h 即可进食红糖水、藕粉、蒸蛋等易消化的流质或半流质食物，次日可进行普通膳食；分娩时有会阴撕裂者，应给予流质或半流质等少渣饮食 5～6 日；剖宫产妇女术后禁食至肠蠕动恢复后，逐渐给予米汤、稀藕粉、鲜榨果汁、菜汁等清流质食物 1 日，避免牛奶、豆浆、大量蔗糖等胀气食品，之后逐渐转向半流质、软质膳食，再转成普通食物。

产褥期膳食可适当增加鸡、鱼、瘦肉等富含优质蛋白质和铁的食物，既能促进产妇机体及体力的恢复，也有助于增加乳汁的分泌，但应纠正产褥期仅摄入肉汤、糖汁和荤腻的动物性食品，缺少蔬菜水果的传统习惯，每日都要吃适量的新鲜蔬菜和水果，增加肠蠕动，防止便秘，促进乳汁分泌。烹调时，首选蒸、煮、炖的烹调方法，如炖母鸡汤、排骨汤、牛肉汤、鲫鱼汤、猪蹄汤等。条件较差的地区也可用鸡蛋汤、豆腐汤等，尽量少用煎、炸等不易消化的烹调方法。

### (二) 哺乳期膳食

哺乳期妇女(乳母)既要分泌乳汁哺育后代，还需要逐步补偿妊娠、分娩时营养素的损耗，以及促进各器官、系统功能的恢复，因此比非哺乳期妇女需要更多的营养。与非哺乳期妇女一样，乳母的膳食也应该是由多样的食物组成的平衡膳食。另外，哺乳期膳食除保证营养需要外，还要考虑食物的滋味和气味对乳汁的滋味和气味的影响，这会对婴儿未来接受食物和建立多样化膳食结构产生重要的影响。

根据乳母生理变化及其对各类营养素的需求，哺乳期妇女膳食应注意以下几点：① 产褥期食物要多样且不过量，坚持整个哺乳期营养均衡。② 适量增加富含优质蛋白质及维生素 A 的动物性食物和海产品，选用碘盐，合理补充维生素 D。③ 家庭支持，愉悦心情，充足睡眠，坚持母乳喂养。④ 增加身体活动，促进产后恢复健康体重。⑤ 多喝汤和水，限制浓茶和咖啡，忌烟酒。

乳母一日膳食实例，见表 7-2-3。

**表 7-2-3　乳母一日膳食实例**

| 餐次 | 食谱名称 | 原料名称及用量 |
|---|---|---|
| 早餐 | 肉包子 | 面粉 50 g，瘦猪肉 20 g，植物油 2 g |
| | 红薯稀饭 | 大米 20 g，小米 10 g，红薯 20 g |
| | 拍黄瓜 | 黄瓜 100 g |
| | 煮鸡蛋 | 鸡蛋 50 g |
| 早点 | 牛奶 | 牛奶 250 g |
| | 苹果 | 苹果 150 g |
| 午餐 | 生菜猪肝汤 | 生菜 100 g，猪肝 20 g，植物油 5 g |
| | 丝瓜炒牛肉 | 丝瓜 100 g，牛肉 50 g |
| | 清蒸带鱼 | 带鱼 40 g，小香葱 10 g，植物油 2 g |
| | 大米杂粮饭 | 大米 50 g，绿豆 15 g，小米 30 g，糙米 10 g |
| 午点 | 橘子 | 橘子 175 g |
| 晚餐 | 青菜炖豆腐 | 小白菜 175 g，豆腐 175 g，虾仁 20 g，植物油 8 g |
| | 香菇炖鸡汤 | 鸡肉 50 g，鲜香菇 25 g |
| | 玉米面馒头 | 玉米粉 30 g，面粉 50 g |
| | 蒸红薯 | 红薯 50 g |
| 晚点 | 牛奶燕麦片 | 牛奶 250 g，麦片 10 g |

### 四、乳母常见营养问题

我国妇女产后能量的摄入较充足，尤其是产后前一两个月，可达到推荐摄入量的 96.3%～110.8%。此后膳食质量和数量开始下降，尤其是蛋白质、维生素 A、钙、锌均明显下降。因此，我国哺乳期妇女产后不同阶段营养素摄入不平衡，钙、锌、维生素 A、维生素 C 等微量营养素摄入量不足，产褥期能量摄入过高严重影响乳母自身健康及婴儿的生长发育。

## 第三节　婴幼儿的营养与膳食

婴儿期是指出生至满一周岁的时期，包括新生儿(0～28 日)、较小婴儿(0～6 个月)和较大婴儿(7～12 个月)，是人类生命从母体子宫内到母体外自然界生活的过渡期，也是从完全依赖母乳营养到依赖母乳外食物营养的过渡时期。幼儿期是 1～3 周岁，此阶段是养成一生良好饮食习惯和健康生活方式的关键阶段。良好的营养不仅是保证婴幼儿正常生长发育的物质基础，也是他们成年后获得良好体力和智力，预防肥胖、高血压等慢性疾病的根本保证。

### 一、婴儿的生长发育特点

#### (一) 体格发育特点

体格发育常用的测定指标包括身长、体重和围度。婴儿期是人生的第一个生长高峰期，年龄越小，增长越快。同时，生长发育也受到遗传和环境因素（包括饮食营养因素）的影响。

1. 体重　体重是指全身所有器官、组织重量的总和，是反映全身营养状况、预测营养性疾病的指标，常用于婴幼儿生长发育评价、食谱配制以及药物使用剂量计算等方面。如果婴幼儿体重不足、增长缓慢或停滞则提示营养不良或患有慢性疾病；而体重增长过快、超过同龄儿童标准，则要注意是否肥胖。较小婴儿体重平均每月增长约 0.6 kg，较大婴儿体重平均每月增长约 0.5 kg。婴儿出生后 1 周内可出现生理性体重减轻，一般 7～10 日恢复到出生时的体重，此后迅速生长。婴儿体重推算公式，如下：

1～6 月龄　体重(kg)＝出生体重＋月龄×0.6

7～12 月龄　体重(kg)＝出生体重＋月龄×0.5

2. 身长　身长是从头顶至脚跟的垂直长度，是头部、脊柱和下肢长度的总和，可反映骨骼的生长情况。短期营养不足对身长影响不明显，只有较长期营养不足才会影响骨骼生长，进而影响身高。2 岁以下儿童立位测量身高操作不易，容易出现误差，故用卧位测量身长；2 岁以上儿童可用立位的身高测量器测定身高，故 2 岁为立、卧位测量身高的界限。我国婴儿出生时平均身长为 50 cm，新生儿期身长增长约 6 cm，0～3 月龄每月增长 3～3.5 cm，4～6 月龄每月增长约 2 cm，7～12 月龄每月增长 1～1.5 cm，1 岁身长约为 75 cm；2～12 岁儿童身长可按以下公式估算：

身长(cm)＝年龄×5＋80

3. 坐高　坐高是从头顶至坐骨结节的长度。3 岁以下儿童卧位测量为顶臀长，代表头颅与脊柱的生长情况。新生儿期坐高约增加 4 cm，1 岁时约增加 14 cm。

4. 头围、胸围和上臂围　头围反映脑和颅骨的生长情况。婴儿出生时头围约 34.3 cm，1 岁时增至约 46 cm。胸围反映胸廓的生长情况及胸廓和胸背肌肉的发育情况。出生时胸围约 32.7 cm，比头围小 1～2 cm，1 岁时增至约 46 cm，与头围基本相等，并开始超过头围。上臂围反映上臂肌肉、骨骼、皮下脂肪的生长情况。出生后第 1 年内由约 11 cm 增至约 16 cm，随后维持到 5 岁左右。

#### （二）消化系统发育

1. 口腔　婴儿口腔狭小，黏膜柔嫩，双颊部有厚实的脂肪垫，有助于吮吸活动。唾液腺发育不完善，唾液分泌量少，淀粉酶含量低，3～4 月龄时淀粉酶含量可达到成年人的 1/3 左右。5～6 月龄随着乳牙的萌出，唾液量明显增加，出现生理性“流口水”，同时淀粉酶的活力也逐渐增强。2.5 岁左右乳牙全部出齐，超过 1 周岁仍未出牙属于异常情况，需考虑佝偻病、营养不良等问题。

2. 胃、肠及其酶　婴儿胃出生时呈水平位，会走路时呈垂直位，胃壁黏膜和基层都较薄嫩。由于婴儿胃幽门括约肌紧张，贲门括约肌力弱，易引起溢乳和呕吐。初生婴儿胃容量小，为 30～50 mL，6 个月时约 200 mL，1 岁时为 300～500 mL。

婴儿肠壁黏膜细嫩，发育良好，有丰富的血管和淋巴结，肠壁通透性强，且肠壁肌肉较薄弱，肠蠕动差，食物在肠腔内通过时间较长，这些特点都有利于营养素的吸收，但因肠壁屏障功能差，易对食物过敏。

各种消化酶在新生儿期活力都较弱，特别是淀粉酶，胰淀粉酶在出生 4 个月后才能达到成年人水平，同时胰脂肪酶活力也较低，故婴儿对淀粉、脂肪的消化吸收能力较差。

#### （三）神经系统发育

神经系统是胚胎期第一个形成的系统，此后一直优先发育。脑是中枢神经系统的主要器官，控制着全身各个系统和器官的功能活动，调节体内新陈代谢过程。新生婴儿脑重量约 380 g，出生后 6 个月内脑细胞数目持续增加，是大脑和智力发育的关键时期。6 月龄时脑重为 600～700 g。出生后 6 个月后，婴儿脑部发育以细胞体积增大、树突增多和延长为主，神经髓鞘形成并进一步发育。

1 岁时脑重达 900～1000 g，2 岁时脑重达约为成年人脑重的 75%，3 岁时脑重超过出生时的 3 倍，表现为语言思维能力迅速增强。

## 二、婴幼儿的营养需要

### （一）能量

婴儿期的能量需要主要包括基础代谢、生长发育、体力活动、排泄消耗及食物热效应。基础代谢消耗的能量约占总能量的 60%，此后随年龄的增长而逐渐减少。我国婴儿能量的推荐摄入量：0～6 月龄的婴儿为 90 kcal/(kg·d)；6～12 月龄婴儿为 75 kcal/(kg·d)；1～2 岁男孩为 900 kcal/d，女孩为 900 kcal/d；3 岁男孩为 1100 kcal/d，女孩为 1150 kcal/d。

### （二）蛋白质

婴儿生长发育迅速需要优质充足的蛋白质，以保证正氮平衡。《中国居民膳食营养素参考摄入量(2023 版)》建议婴儿蛋白质的推荐摄入量为：0～6 月龄的婴儿蛋白质适宜摄入量(AI)为 9 g/d；6～12 月龄婴儿蛋白质适宜摄入量(AI)为 17 g/d；1～2 岁幼儿对蛋白质的需求相对更多，质量要求也更高，优质蛋白质应占总量的 50%。1～2 岁幼儿每日蛋白质推荐摄入量(RNI)为 25 g/d。

### （三）脂肪

婴儿期脂肪的需要量明显高于成年人，各种脂类不仅是能量和必需脂肪酸的重要来源，还有助于脂溶性维生素的吸收和利用，对婴儿生长发育和神经系统的发育具有重要的影响。《中国居民膳食营养素参考摄入量(2023 版)》推荐婴儿膳食脂肪的适宜摄入量：0～6 月龄为 48%E；7～12 月龄为 40%E；1～3 岁幼儿为 35%E。

### （四）碳水化合物

4 个月以下的婴儿消化吸收功能不完善，淀粉酶缺乏，乳糖酶活跃，此时不宜给予淀粉类食物，提倡母乳喂养。6 月龄后，随着婴儿消化系统发育逐渐完善，可以逐渐添加淀粉类食物。幼儿活动量增大，身体耗能增多，对碳水化合物的需要较多。碳水化合物供能占一日总能量摄入的50%～60%。

### （五）维生素

膳食均衡的乳母乳汁中含有婴儿所需的各种维生素，但维生素 D 含量较低。为保证婴儿摄入足够量的维生素 D，建议从婴儿出生 15 日起，每日补充 400 IU 的维生素 D。《中国居民膳食营养素参考摄入量(2023 版)》推荐 1～3 岁幼儿维生素 D 推荐摄入量(RNI)为 10 μg/d。

### （六）矿物质

1. 钙　婴儿生长发育过程中所需要的钙主要来自乳汁，人乳中含钙量约为 35 mg/100 mL，以婴儿每日摄入 800 mL 人乳汁为例，则一天能通过乳汁摄取钙约 300 mg。《中国居民膳食营养素参考摄入量(2023 版)》推荐 0～6 月龄婴儿钙的适宜摄入量(AI)为 200 mg/d；7～12 月龄为 350 mg/d；1～3 岁幼儿推荐摄入量(RNI)为 500 mg/d。

2. 铁　足月出生的健康婴儿体内贮存铁可以满足其出生后 4～6 个月铁的需要。母乳中铁含量低，4 个月后，体内贮存铁逐渐耗尽，婴儿需要通过膳食补充足量的铁以满足生长发育需要。《中国居民膳食营养素参考摄入量(2023 版)》推荐婴儿铁的适宜摄入量(AI)：6 月龄以下为 0.3 mg/d；6 月龄以上为 10 mg/d；1～3 岁幼儿推荐摄入量(RNI)为 10 mg/d。

3. 锌　婴儿生长过程中缺锌会出现生长发育迟缓、食欲不振、味觉异常、伤口愈合缓慢、智力发育受损等。《中国居民膳食营养素参考摄入量(2023 版)》推荐婴儿锌的适宜摄入量(AI)：6 月龄以下婴儿锌的适宜摄入量(AI)为 1.5 mg/d；6 月龄以上为 3.2 mg/d；1～3 岁幼儿推荐摄入量(RNI)为 4 mg/d。

## 三、婴幼儿的喂养指导

### （一）0～6 月龄儿喂养指导

1. 产后尽早开奶，尽快让婴儿吸吮乳头　婴儿出生后的第一口食物应是母乳，既可刺激母体乳汁分泌，也可减轻婴儿的生理性黄疸、生理性体重减轻和低血糖的发生。

2. 6 月龄内坚持母乳喂养　母乳是婴儿最好的食物，不仅能满足 6 个月内婴儿对营养素的全部需求，且最适于婴儿肠胃的吸收；纯母乳喂养有利于增强婴儿的抵抗力，有利于婴儿肠道微生态环境的建立和肠道功能的成熟，能够降低感染性疾病和过敏发生的风险；母乳喂养经济安全，能促进母婴感情，能给予婴儿最大的安全感，有利于婴儿心理、行为和情感的发展；也有利于母体产后恢复。

3. 回应式喂养，建立良好的生活规律　母乳喂养应该顺应婴儿胃肠道成熟和生长发育过程，从按需喂养到规律喂养模式递进。婴儿饥饿是按需喂养的基础，饥饿引起哭闹时，应及时喂哺，无需强调喂奶次数和两次喂奶的间隔时间，特别是 3 月龄以下的婴儿。婴儿在出生后 2～4 周就可以基本建立自己的进食规律，喂养者应明确感知其进食规律及时间信息。随着月龄的增长，婴儿胃容量也逐渐增加，单次哺乳量随之增加，哺喂的时间间隔相应延长，喂奶次数逐渐减少，逐步建立起规律哺喂的良好习惯。

4. 适当补充维生素 D　母乳中维生素 D 的含量低，母乳喂养的婴儿不能通过母乳获得足够量的维生素 D。适宜的光照会促使皮肤中维生素 D 的合成，但对于 6 月龄内的婴儿而言，通过阳光照射获得足够量的维生素 D 并不是最方便的途径。故应在婴儿出生数日后，通过摄入维生素 D 补充剂补充足够量的维生素 D，即每日补充维生素 D 400 IU。纯母乳喂养可以满足婴儿骨骼对钙的需求，无需额外补充钙剂。

5. 婴儿配方奶粉替代母乳喂养　若婴儿患有某些代谢性疾病、母亲患有精神类疾病或感染类疾病、母亲因各种原因摄入药物、母亲乳汁分泌不足，经专业人士指导和努力后仍然不足的情况下，应考虑用婴儿配方奶粉代替母乳喂养婴儿。

6. 监测体格指标，保持健康生长　身长和体重是反映婴儿营养状况的直观指标。疾病和喂养不当都会使婴儿生长缓慢或停滞。6 月龄前婴儿每半月测量一次身长和体重，疾病恢复期可增加测量次数。通过对体格的测量观察，可以判断婴儿的生长发育情况。建议选用 WHO《儿童生长曲线》来判断婴幼儿的生长状况。

### （二）7～12 月龄婴儿喂养指导

1. 继续母乳喂养，满 6 月龄起添加辅食　母乳仍然可以为满 6 个月的婴儿提供部分能量及营养素。6 月龄后继续母乳喂养，还有助于增进母子间的亲密感，对婴儿生长发育有促进作用，故 7～12 月龄婴儿应继续母乳喂养。此外，从 6 月龄开始，需要逐渐给婴儿补充一些非乳类食品，包括果汁、菜汁等液体食物，米粉、果泥、肉泥等泥糊状食物及软饭、烂面、切成小块的水果、蔬菜等固体食物。这一类食物被称为辅助食品，简称“辅食”。辅食添加时应从富含铁的泥糊状食物开始；及时提供多样化食物，重视动物性食物的添加；尽量少加糖、盐，油脂适当，保持食物原味；提倡回应式喂养，鼓励但不强迫进食；注重饮食卫生和进食安全。

2. 提倡顺应喂养，鼓励但不强迫进食　随着婴儿的生长发育，喂养者应根据其营养需求的变化及喂养过程中感知到的婴儿发出的饥饿或饱足的信号，为其提供多样化的食物。鼓励并协助幼儿自主进食，但不强迫。建议 7～8 月龄的婴儿尝试手握或抓食物吃，10～12 月龄婴儿鼓励其自己用勺进食。进餐时为婴儿创造良好的进餐环境，通过一些小游戏培养婴儿进餐兴趣。进餐时喂养者与幼儿应有充分的交流，不看电视，玩玩具，每次进餐时间不超过 20 min。

母乳的分期及其特点，见表 7-3-1。

表 7-3-1 母乳的分期及其特点

| 时期 | 定义 | 特点 |
| --- | --- | --- |
| 初乳 | 出生后 7 日内的乳汁 | 色黄，黏稠，其成分有如下特点：<br>① 脂类(3.0%)和乳糖(5.7%)含量少<br>② 蛋白质含量高(2.3%)，其中主要含有大量免疫球蛋白，特别是分泌型免疫球蛋白<br>③ 含有较多的维生素 A、锌、铜。初乳特别适合新生儿，因新生儿在第一周内，消化能力弱，需要能量少，且 sIgA 在新生儿体内含量很少，初乳中的 sIgA 以及其他免疫球蛋白能增强新生儿的抗感染能力 |
| 过渡乳 | 出生后 7～15 日内的乳汁 | 乳量增加至总量可达 500 mL 左右，蛋白质含量逐渐减少，脂类和乳糖含量逐渐增高 |
| 成熟乳 | 出生后 15 日以后的乳汁 | 泌乳总量可达 700～1000 mL，蛋白质含量低，乳糖和脂类含量较高 |

3. 辅食添加的原则及顺序　母乳喂养 4～6 个月至 1 岁断奶，称为断奶过渡期。此时应在坚持母乳喂养的条件下，有步骤地添加辅助食品，以满足婴儿发育需要，过早或过迟添加辅助食品都会影响婴儿发育。补充断奶过渡食物，要因人而异，且应遵循以下原则：① 从富含铁的泥糊状食物开始，最先添加的应该是富铁米粉。② 每次添加一种食物，由少量到适量，由一种到多种，由稀到稠，由半固态到固态。③ 密切注意婴儿食后的反应，并注意饮食卫生。④ 生病期间不宜添加新的食物。⑤ 尝试多种多样的食物，膳食少糖、无盐、不加调味品。断奶过渡期辅助食物的添加顺序为谷类(如婴儿营养米粉)、蔬菜泥、水果泥、蛋黄、鱼类、肉类、全蛋、豆类等。动物性食物的添加顺序为蛋黄泥、鱼泥、全蛋(蒸蛋羹)、肉末等。

4. 定期监测体格指标，追求健康生长　体重、身长是反映婴幼儿营养状况的直观指标。一般每 3 个月一次监测，评估身长、体重、头围等体格生长指标，不仅有助于判断其营养状况，还可以根据体格生长指标的变化，及时调整喂养方法。对于急慢性疾病期间的婴儿、超重肥胖的婴儿、生长发育不良的婴儿要增加监测次数。

---

**【知识链接】**

**混合喂养方法**

因母乳不足或其他原因不能完全以母乳喂养时，不足或空缺的部分可使用婴儿配方奶粉予以补充，这种喂养方式称为混合喂养，其方法有两种：

1. 补授法　母乳不足时，喂哺母乳的次数不变，在每次母乳喂哺后用婴儿配方奶补足，补充量以婴儿吃饱为准，具体用量根据婴儿体重、母乳缺少的程度而定。母乳喂哺时每次吸空乳房，以刺激母乳分泌。

2. 代授法　如果母亲因上班或短时间外出不能按时哺乳，可用代授法进行混合喂养。每日喂哺母乳至少 3 次，另几次以婴儿配方奶代替，也可以用清洁无菌的奶瓶收集乳汁，低温储存，煮沸放凉至合适温度后，供婴儿食用。

---

## 四、不同疾病婴幼儿的喂养指导

### (一) 贫血患儿的喂养指导

婴幼儿缺铁性贫血多发于出生后 5 个月至 2 岁，是婴幼儿常见营养缺乏症，多见于早产儿、多胎儿。

1. 喂养原则　应当在膳食中补充富含铁的食物，同时增加有助于铁吸收的食物的摄入量，并减少抑制铁吸收的食物的摄入量。在必要时，可以在医师的专业指导下适当使用铁剂来补充铁元素。

2. 喂养方法

(1) 选择富含铁的食物　建议每日至少食用一次瘦肉或蛋黄等动物性食品。同时，每周至少两次摄入来自健康动物的肝脏或血液制品。此外，适当选择富含铁元素的植物性食物，如菠菜、黑芝麻等，并增加维生素C含量较高的食物的摄入，如柑橘类水果和深色蔬菜等。

(2) 避免或减少可能抑制铁吸收的膳食成分的摄入　在食用含草酸高的蔬菜时，应先焯水。

(3) 其他情况　若有蛔虫、钩虫等寄生虫感染，应先驱虫。巨幼红细胞性贫血患儿要补充叶酸、维生素 $B_{12}$ 等营养素。

**(二) 佝偻病患儿喂养指导**

佝偻病主要发生于骨骼处于生长期的幼儿，尤其在3～18个月婴幼儿中最常见，其主要原因是缺乏维生素D，引起的钙磷代谢失调和骨钙化不全。佝偻病严重影响儿童的正常生长发育。

1. 喂养原则　在断母乳之后，推荐采用牛乳或其他乳制品作为营养的补充来源。同时，建议延长户外活动的时间，以促进身体健康和发育。还应注意补充维生素D，以及增加富含钙的食物的摄入量，以支持骨骼健康。

2. 喂养方法

(1) 持续摄入乳制品　对于婴幼儿而言，断奶后若不通过其他乳制品继续进行喂养，将显著降低其钙的摄入，从而增加发生佝偻病的风险。牛奶及乳制品是提供高质量蛋白质和钙的关键食物来源，因此建议多选择纯牛奶，并避免用含乳饮料替代牛奶。对于有乳糖不耐受的幼儿，可以选择去乳糖的牛奶作为替代。

(2) 多摄入其他富含钙的食物　对于由于各种原因无法摄入乳制品的幼儿，为了防止钙质缺乏，可以多选择其他富含钙的食物，如带壳的小鱼、虾皮、裙带菜等。在必要时，还可以考虑选用适当的钙剂来补充钙的摄入。

(3) 多参加户外活动　阳光照射是提升体内维生素D水平、促进骨骼健康和预防佝偻病的最佳途径。建议幼儿每日至少应保证1 h的户外活动时间。在夏季，为了避免强烈的阳光暴晒，可以选择在树荫下或在一天中的早晨或傍晚时段进行户外活动。

(4) 补充维生素D　新生儿出生2周后，可补充维生素D，建议每日400 IU。对于已经确诊佝偻病的幼儿，除了坚持上述喂养方式，还要在医师的指导下口服或注射维生素D。

## 第四节　儿童少年的营养与膳食

儿童少年是指满2周岁，不满18周岁的未成年人，可分为2～5周岁的学龄前儿童和6～17岁的学龄儿童两个阶段。

### 一、学龄前儿童的合理膳食

**(一) 学龄前儿童生理特点**

学龄前期儿童生长发育速率与婴幼儿相比略有下降，但仍然处于较高水平，表现为身高和体重的发育速度变慢，但对各种营养素的需要量仍然较高。这个阶段儿童的消化功能尚未发育成熟，食物的加工烹饪与成年人的食物应有一定的差别。儿童的生活自理能力逐渐提高，好奇心、自主性、学习能力和模仿能力增强，但注意力易分散，进食不够专注，所以这个时期是引导和纠正不良生活方式的最佳时期。

（二）学龄前儿童营养需要

1. 能量　学龄前儿童基础代谢率高，活泼好动，活动量大，故能量需求高。具体能量需要量，见表 7－4－1。

表 7－4－1　学龄前儿童能量需要量

| 年龄/a | 能量（RNI） | | | |
|---|---|---|---|---|
| | RNI/（MJ・$d^{-1}$） | | RNI/（kcal・$d^{-1}$） | |
| | 男 | 女 | 男 | 女 |
| 2～ | 4.60 | 4.18 | 1100 | 1000 |
| 3～ | 5.23 | 4.81 | 1250 | 1150 |
| 4～ | 5.44 | 5.23 | 1300 | 1250 |
| 5～6 | 5.86 | 5.44 | 1400 | 1350 |

2. 碳水化合物　除 2 岁以下婴幼儿，其他人群膳食中碳水化合物供能应占总能量的 50％～65％。这些碳水化合物应以谷类和薯类为主，尽量减少纯糖食品和甜食，多提供一些富含膳食纤维和 B 族维生素的全谷类食物，如杂粮、豆类。

3. 矿物质　学龄前儿童骨骼发育较快，膳食中充足的矿物质是保障其健康成长的必要条件。学龄前儿童矿物质的主要用途及参考摄入量，见表 7－4－2。

表 7－4－2　学龄前儿童矿物质的主要用途及参考摄入量

| 矿物质 | 主要用途 | RNI | |
|---|---|---|---|
| | | 2～3 岁 | 4～6 岁 |
| 钙/（mg・$d^{-1}$） | 促进骨骼生长发育，增加骨密度 | 500 | 600 |
| 铁/（mg・$d^{-1}$） | 预防铁缺乏及缺铁性贫血 | 10 | 10 |
| 锌/（mg・$d^{-1}$） | 促进生长发育，增进食欲，提高免疫力 | 4 | 5.5 |
| 碘/（$\mu$g・$d^{-1}$） | 促进生长发育、预防碘缺乏病 | 90 | 90 |

4. 维生素　学龄前儿童代谢活跃，生长发育速度较快，膳食中充足的维生素不仅能促进其生长发育，还有利于其智力及认知能力的发育。学龄前儿童维生素的主要用途及参考摄入量，见表 7－4－3。

表 7－4－3　学龄前儿童维生素的主要用途及参考摄入量

| 维生素 | 主要用途 | RNI | |
|---|---|---|---|
| | | 2～3 岁 | 4～6 岁 |
| 维生素 A/（$\mu$g RAE・$d^{-1}$） | 促进生长发育，提高抵抗力 | 男 340<br>女 330 | 男 390<br>女 380 |
| 维生素 D/（$\mu$g・$d^{-1}$） | 促进钙吸收，促进骨骼生长 | 10 | 10 |
| 维生素 $B_1$/（mg・$d^{-1}$） | 促进食欲、帮助消化 | 0.6 | 0.9 |
| 维生素 $B_2$/（mg・$d^{-1}$） | 预防口腔-生殖综合征 | 男 0.7<br>女 0.6 | 男 0.9<br>女 0.8 |
| 维生素 C/（mg・$d^{-1}$） | 增强抵抗力和免疫功能 | 40 | 50 |

（三）学龄前儿童膳食指导

针对 2～5 岁儿童的生理特点、营养需要以及饮食习惯培养规律，结合其膳食营养和饮食行为现状，学龄前儿童膳食应遵循以下原则：

1. 食物多样，规律就餐，自主进食，培养健康饮食行为。家庭和托幼机构应遵循食物丰富、规律就餐原则安排儿童的膳食和餐次。注重合理烹调，控制高盐、高脂、高糖食品及含糖饮料摄入。有意识地培养儿童使用餐具，自主进食，养成良好饮食习惯。引导儿童参与食物选择和制作，增进对食物的认知和喜爱。

2. 每日饮奶，足量饮水，合理选择零食。乳制品能够提供优质蛋白质和钙，应积极鼓励儿童每日饮用牛奶。推荐每日饮奶量为300～500 mL或相当量的奶制品。儿童时期新陈代谢旺盛、活动量大且出汗多，应及时补充水分。建议儿童每日的总摄入量（含饮水和汤、奶等）为1300～1600 mL，其中饮水量为600～800 mL，并以饮白水为佳，采用少量多次的方式饮用。零食可以作为全日营养的一个补充，应将其与加餐相结合，并确保不影响正餐的食欲。在零食的选择上，应优先考虑营养价值高的食物，如奶制品、新鲜水果、蛋类和坚果等，不仅可以满足孩子的口味需求，还能为他们提供必要的营养素。

3. 合理烹调，少调料少油炸。从小培养儿童清淡的口味对于形成其终身的健康饮食行为至关重要。在烹制儿童膳食时，应严格控制盐和糖的使用量，同时减少调味品的种类和数量，以保留食物的自然风味，让儿童尝试并接受食物的原汁原味。在烹调方法上，建议多采用蒸、煮、炖的方式，而尽量减少煎、炒等方法，不仅能保持食物的营养成分，还能避免过多的油脂摄入。

4. 参与食物选择与制作，增进对食物的认知和喜爱。家庭和托幼机构应有计划地开展食育活动，为儿童提供更多接触、观察和认识食物的机会。在保证安全前提下，鼓励儿童参与食物选择和烹调加工过程，增进儿童对食物的认知和喜爱，培养尊重和爱惜食物的意识。

5. 经常户外活动，定期体格测量，保障健康成长。积极规律的身体活动、较少的久坐及较短的视屏时间以及充足的睡眠都有利于儿童生长发育，能够预防儿童期肥胖及近视。鼓励幼儿经常参加户外活动，每日至少120 min，每次久坐时间不超过1 h，每日累计视屏时间不超过1 h，且越少越好。保证充足睡眠，推荐每日总睡眠时间为10～13 h，其中包括1～2 h午睡时间，家庭、托幼机构要积极为幼儿创建身体活动的支持环境。身高和体重能直接反映幼儿的膳食营养和生长发育状况，应定期监测身高和体重等体格指标，及时发现营养健康问题，并做出相应的饮食和运动调整，避免营养不良和超重肥胖，保障幼儿健康成长。

**【知识链接】**

**如何培养儿童良好的饮食习惯**

1. 饮食安排逐渐做到定时、适量、有规律进餐、不随意改变儿童的进餐时间和进餐量。
2. 家长注意自己的言行、以身作则、不挑食、不偏食，创造和谐愉悦的餐桌氛围。
3. 鼓励和安排儿童与全家人一同进餐，以便于日后能更好地接受家庭膳食。
4. 培养儿童集中精力进食，用餐时暂停其他活动。
5. 合理地选择零食。

## 二、学龄儿童的合理膳食

学龄儿童是指6～17周岁的未成年人，通常可分为6～12岁的小学学龄期和12～17周岁的中学学龄期。这个阶段的儿童正处在体格、智力发育的关键时期。因此，学龄儿童的平衡膳食对其生长发育极其重要。

### （一）学龄儿童生理特点

1. 小学学龄儿童生理特点　学龄期儿童的体格增长呈现出持续而稳定的趋势，其增长速度相较于婴儿期有所放缓。在这一阶段，儿童的身高平均每年增长约 5 cm，而体重则平均增长 2.3 kg。随着年龄的增长，儿童的活动能力逐步增强，除生殖器官外，其他器官和系统已逐渐接近成人的水平。

2. 中学学龄儿童生理特点　中学阶段的儿童正处于青春期，是人生中第二个生长发育的高峰期。在这一时期，由于神经内分泌的影响，生殖系统逐渐发育成熟，第二性征开始显现。随着生殖器官和内脏功能的日益成熟，大脑功能和心理发展也进入了关键阶段。身体的各个系统都在逐渐向成熟的方向发展，为儿童的成长奠定了坚实的基础。

### （二）学龄儿童营养需要

学龄儿童的营养需求具有两个显著特点。首先，他们的能量和营养素需求不仅需要维持基本的生命活动、日常生活和体力活动，还要满足其生长发育的需求。在整个生长发育期间，他们对能量和各种营养素的需求量相对成年人来说更高，特别是能量和蛋白质。其次，12 岁以后的儿童营养与其性发育有着密切的关系。在青春期之前，同龄男孩和女孩对营养素的需求差异较小，但到了青春期后，这种差异会逐渐显现，主要原因是女孩的成熟较早。此外，与生殖功能相关的生理变化也会影响机体对某些营养素的需求，例如月经期会导致对铁的需求量增加。

1. 能量、蛋白质、脂肪　学龄儿童正处于生长发育的快速阶段，他们的基础代谢率高，活泼好动，体力和脑力活动量大，因此他们所需的能量接近或甚至超过成人。由于他们需要合成大量的新组织，同时学习任务繁重、思维活跃、需要不断认识新事物，因此必须保证供给充足的蛋白质，以满足他们的营养需求。

充足的蛋白质对于学龄儿童的生长发育至关重要，它不仅有利于身体的健康发育，还对智商和情商的发展起到积极作用。如果食物中蛋白质的含量不足，可能会导致生长发育迟缓、体格虚弱，甚至影响学习成绩。在脂肪摄入方面，建议其摄入量占一日总能量的 20%～30%为宜(表 7－4－4)。摄入量过低可能会因为必需脂肪酸缺乏而影响学龄儿童的正常生长发育。尽管学龄儿童的膳食脂肪摄入不必过分限制，但仍需注意避免饮食过于油腻。过多的膳食脂肪摄入可能会导致血清胆固醇水平升高，增加肥胖、心血管疾病、高血压和某些肿瘤发生的风险。因此，保持适量的膳食脂肪摄入对于维护学龄儿童的健康至关重要。

**表 7－4－4　学龄儿童能量、蛋白质及脂肪供能比**

| 年龄/a | 能量/($kcal \cdot d^{-1}$) | | 蛋白质/($g \cdot d^{-1}$) | | 脂肪供能占总能量的百分比 |
|---|---|---|---|---|---|
| | 男 | 女 | 男 | 女 | |
| 6～ | 1600 | 1450 | 35 | 35 | 20%～30% |
| 7～ | 1700 | 1550 | 40 | 40 | 20%～30% |
| 8～ | 1850 | 1700 | 40 | 40 | 20%～30% |
| 9～ | 1950 | 1800 | 45 | 45 | 20%～30% |
| 10～ | 2050 | 1900 | 50 | 50 | 20%～30% |
| 11～ | 2200 | 2050 | 55 | 55 | 20%～30% |
| 12～ | 2600 | 2200 | 70 | 60 | 20%～30% |
| 15～17 | 2950 | 2100 | 75 | 60 | 20%～30% |

2. 维生素　学龄儿童正处于身体和智力发展的关键时期，他们体内的碳水化合物、脂肪和蛋白质的代谢反应非常活跃。同时，他们面临的学习任务繁重，需要长时间近距离用眼。因此，确保充

足的能量代谢、蛋白质代谢以及维持正常视力和智力所需的维生素供给至关重要，特别是维生素A、维生素E、维生素$B_1$、维生素$B_2$、维生素$B_6$、维生素$B_{12}$、叶酸和烟酸等。这些维生素对于他们的健康和发育具有不可替代的作用。学龄儿童维生素的主要用途及参考摄入量，见表7-4-5。

**表7-4-5　学龄儿童维生素的主要用途及参考摄入量**

| 维生素 | 主要用途 | | RNI | | |
|---|---|---|---|---|---|
| | | | 7岁～ | 9岁～ | 12岁～ |
| 维生素A/($\mu$g RAE·$d^{-1}$) | 促进生长发育，提高抵抗力 | 男 | 430 | 560 | 780 |
| | | 女 | 390 | 540 | 730 |
| 维生素D/($\mu$g·$d^{-1}$) | 促进钙吸收，促进骨骼生长 | | 10 | 10 | 10 |
| 维生素$B_1$/(mg·$d^{-1}$) | 促进食欲、帮助消化 | 男 | 1.0 | 1.1 | 1.4 |
| | | 女 | 0.9 | 1.0 | 1.2 |
| 维生素$B_2$/(mg·$d^{-1}$) | 预防口腔-生殖综合征 | 男 | 1.0 | 1.1 | 1.4 |
| | | 女 | 0.9 | 1.0 | 1.2 |
| 维生素C/(mg·$d^{-1}$) | 增强抵抗力和免疫功能 | | 60 | 75 | 95 |

3. 矿物质　学龄儿童时期，骨骼发育迅速，特别是在青春期，这一时期生长发育旺盛，对矿物质的需求量显著增加，其中，钙、铁、锌、碘等矿物质的需求量尤为突出。《中国居民膳食营养素参考摄入量(2023版)》对学龄儿童主要矿物质的推荐摄入量，见表7-4-6。

**表7-4-6　学龄儿童矿物质的主要用途及参考摄入量**

| 矿物质 | 主要用途 | RNI | | |
|---|---|---|---|---|
| | | 7岁～ | 9岁～ | 12岁～ |
| 钙/(mg·$d^{-1}$) | 促进骨骼生长，增加骨密度 | 800 | 1000 | 1000 |
| 铁/(mg·$d^{-1}$) | 增强抵抗力，预防缺铁性贫血 | 12 | 16 | 男16<br>女18 |
| 碘/($\mu$g·$d^{-1}$) | 促进生长发育 | 90 | 90 | 110 |
| 锌/(mg·$d^{-1}$) | 促进生长发育，增加食欲，增强抵抗力 | 7.0 | 7 | 8.5<br>7.5 |

4. 水　学龄儿童的水分需求量介于婴儿和成人之间，具体来说，每摄入4.18 kJ(1 kcal)能量需要水1～1.5 mL。在特殊状况下，如运动后、炎热的夏季、发热、腹泻或失血等体液流失较多的情况，应特别注意及时补充水分。《中国居民膳食营养素参考摄入量(2023版)》建议，7～11岁儿童每日的饮水量应为1000 mL，总计摄入水量应达到1800 mL；12～14岁的男孩和女孩每日饮水量分别为1300 mL和1100 mL，总摄入水量分别应达到2300 mL和2000 mL；15～17岁的男孩和女孩每日饮水量分别为1400 mL和1200 mL，总摄入水量分别应达到2500 mL和2200 mL，以满足机体代谢的需求。

### （三）学龄儿童膳食指导

1. 学龄儿童膳食指导

学龄期是建立健康信念和形成健康饮食行为的关键时期，应积极学习营养健康知识，主动参与食物选择和制作，提高营养健康素养。

(1) 主动参与食物选择和制作，提高营养素养。学龄儿童应该了解食物和相关营养知识，学会选择与合理搭配食物，养成健康的饮食行为。家长应鼓励儿童参与食物的准备和烹饪，体会珍惜食物。学校应制定和实施营养健康相关政策，开设营养健康教育相关课程，配置相关设施与设备，营造校园营养健康支持环境。家庭、学校和社会要共同努力，帮助学龄儿童提高营养科学素养，养成健康的饮食行为和生活方式。

(2) 吃好早餐，合理选择零食，培养健康饮食习惯。饮食规律是保证学龄儿童健康成长的基本要求。一日三餐、定时定量，吃好早餐。早餐供能应占到一日总能量的 25%～30%，早餐的摄入对学龄儿童健康、智力发育都有很大的影响。健康的早餐应包括谷薯类、蔬菜水果类、奶、动物性食物、豆、坚果等食物中的三类及以上。零食要适量并选择营养丰富的食物，如坚果、乳制品、水果等。在外就餐时也要注重合理搭配，少吃含高盐、高糖和高脂菜肴。做到清淡饮食、不挑食偏食、不暴饮暴食。

(3) 天天喝奶，足量饮水，不喝含糖饮料，禁止饮酒。奶制品营养丰富，是钙和优质蛋白质的良好食物来源，学龄儿童应每日至少摄入 300 mL 液态奶或相当量的奶制品；足量饮水是机体健康的基本保障，有助于维持身体活动和认知能力，要足量饮水，少量多次，首选白开水；常喝含糖饮料会增加患龋齿、肥胖的风险，学龄儿童正处于生长发育阶段，应不喝含糖饮料，更不能用含糖饮料代替白水；饮酒有害健康，应禁止饮酒及含酒精饮料。

(4) 多户外活动，少视屏时间，每日 60 min 以上的中高强度身体活动，积极规律的身体活动、充足的睡眠有利于学龄儿童的生长发育和健康。《中国居民膳食指南(2022)》中建议，学龄儿童应每日累计进行至少 60 min 的中高强度身体活动，以全身有氧活动为主，每次最好 10 min 以上。鼓励家长和孩子共同运动，培养孩子运动兴趣。尽量减少静坐和缩短视屏时间，每日观看视屏的时间应限制在 2 h 内，越少越好，且保证充足睡眠。

(5) 定期监测体格发育，保持体重适宜增长。营养不足和超重、肥胖都会影响儿童生长发育和健康。《中国居民膳食指南(2022)》中建议，学龄儿童应树立科学的健康观，正确认识自己的体型，定期测量身高和体重，通过合理膳食和充足的身体活动保持适宜的体重增长，预防营养不足和超重、肥胖。对于已经超重、肥胖的儿童，应在保证体重适宜增长的基础上，控制总能量摄入、逐步延长身体活动时间、增加活动频率和强度，逐步将体重管理至合理范围。

2. 我国学龄儿童常见膳食问题

(1) 早餐问题　早晨起床后，由于食欲不佳以及赶时间上学的原因，很多学龄儿童的早餐往往简单应付，有的只吃点牛奶和面包，有的则受到膳食习惯的影响，选择以稀饭、油条和咸菜为主，导致早餐营养不均衡。

(2) 超重肥胖问题　食物种类繁多且容易获得，晚餐往往过于丰富，运动量不足等因素共同作用，极易导致学龄儿童出现超重和肥胖问题。

(3) 不良饮食习惯　学龄儿童的饮食习惯极易受到周围人群以及影视媒介的影响，常见的问题包括挑食、偏食、以零食替代正餐，甚至暴饮暴食。这些不良的饮食习惯会导致营养素摄入不均衡，从而影响学龄儿童的正常生长发育。

3. 学龄儿童膳食宝塔

(1) 6～10 岁学龄儿童膳食宝塔(表 7-4-7)，能量需要水平为 1400～1600 kcal/d。

**表 7-4-7　6～10 岁学龄儿童膳食宝塔**

| | |
|---|---|
| 第一层<br>谷薯类食物 | 每日摄入谷类 150～200 g，其中包括全谷类和杂豆类 30～70 g，每日摄入薯类 25～50 g |
| 第二层<br>蔬菜水果类食物 | 每日摄入蔬菜至少达到 300 g，水果 150～200 g |
| 第三层<br>鱼、禽、肉、蛋等动物性食物 | 每日摄入畜肉 40 g，水产品 40 g，蛋类 25～50 g |

续 表

| | |
|---|---|
| 第四层<br>奶类、大豆和坚果 | 每日摄入相当鲜奶 300 g 的奶及奶制品，每周摄入大豆 105 g，其他豆制品摄入量按蛋白质含量与大豆进行折算，每周摄入坚果 50～70 g |
| 第五层<br>烹调油和盐 | 每日摄入食盐不超过 5 g，烹调油摄入量为 25～30 g |

注：内容摘自《中国居民膳食指南(2022)》。

(2) 11～13 岁学龄儿童膳食宝塔(表 7-4-8)，11～13 岁学龄儿童能量需要水平为 1800～2000 kcal/d。

**表 7-4-8　11～13 岁学龄儿童膳食宝塔**

| | |
|---|---|
| 第一层<br>谷薯类食物 | 每日摄入谷类 225～250 g，其中包括全谷类和杂豆类 30～70 g，每日摄入薯类 25～50 g |
| 第二层<br>蔬菜水果类食物 | 每日摄入蔬菜至少达到 300 g，水果 200～300 g |
| 第三层<br>鱼、禽、肉、蛋等动物性食物 | 每日摄入畜肉 50 g，水产品 50 g，蛋类 40～50 g |
| 第四层<br>奶类、大豆和坚果 | 每日摄入相当鲜奶 300 g 的奶及奶制品，每周摄入大豆 105 g，其他豆制品摄入量按蛋白质含量与大豆进行折算，每周摄入坚果 50～70 g |
| 第五层<br>烹调油和盐 | 每日摄入食盐不超过 5 g，烹调油摄入量为 25～30 g |

注：内容摘自《中国居民膳食指南(2022)》。

(3) 14～17 岁学龄儿童膳食宝塔(表 7-4-9)，14～17 岁学龄儿童能量需要水平为 2000～2400 kcal/d。

**表 7-4-9　14～17 岁学龄儿童膳食宝塔**

| | |
|---|---|
| 第一层<br>谷薯类食物 | 每日摄入谷类 150～300 g，其中包括全谷类和杂豆类 50～100 g，每日摄入薯类 50～100 g |
| 第二层<br>蔬菜水果类食物 | 每日摄入蔬菜至少达到 450～500 g，水果 300～350 g |
| 第三层<br>鱼、禽、肉、蛋等动物性食物 | 每日摄入畜肉 50～75 g，水产品 50～75 g，蛋类 50 g |
| 第四层<br>奶类、大豆和坚果 | 每日摄入相当鲜奶 300 g 的奶及奶制品，每周摄入大豆 105～175 g，其他豆制品摄入量按蛋白质含量与大豆进行折算，每周摄入坚果 50～70 g |
| 第五层<br>烹调油和盐 | 每日摄入食盐不超过 5 g，烹调油摄入量为 25～30 g |

注：内容摘自《中国居民膳食指南(2022)》。

# 第五节　老年人的营养与膳食

## 一、老年人的生理特点

我国将 65 岁以上的人群界定为老年人。《中国居民膳食指南(2022)》中，将老年人分为 65～79 岁的一般老年人和 80 岁以上的高龄老年人。老年人机体各部位的组织、器官均发生不同程度的功能性衰退，导致其对外界环境的适应能力下降，这些变化主要表现在以下几个方面。

### （一）体格及体成分变化

老年人的身体变化不仅反映在外表，还涉及整个身体结构。在外表上，他们通常会出现更多的皱纹、头发变白、身高略有下降以及脊柱弯曲。皮肤可能会变得粗糙且失去光泽，面部、手部和身体的其他部位可能出现老年斑。

随着年龄的增长，身体的总水量会减少，这可能导致在紧急情况下更容易出现脱水的情况。肌肉质量也会减少，导致肌肉萎缩，而腹部脂肪可能会堆积，使得脂肪组织在体重中所占的比例逐渐上升。

此外，老年人的骨代谢可能会出现异常，表现为骨密度下降。尤其是女性在绝经后，由于雌激素分泌的减少，她们的骨质流失可能会更为严重，增加了骨质疏松和骨折的风险。

### （二）器官功能改变

1. 感觉器官功能改变　老年人可能会经历视力下降，同时味觉、嗅觉和触觉等感觉功能也会有所减退。这些变化可能导致他们的食物摄取量减少。而部分老年人还可能出现味觉和嗅觉异常，比如口味变得更重，这容易让他们摄入过多调味过重的食物，进而可能导致营养不良以及慢性疾病的患病率增加。

2. 消化系统功能改变　随着年龄的增长，老年人的牙龈会发生退化，牙齿磨损更加明显，甚至可能出现牙齿脱落的情况。此外，胃酸分泌的减少以及消化酶活性的降低，会使食物的消化和吸收发生障碍。肠道蠕动的减慢也可能导致食物在胃肠道停留的时间延长，从而易出现饱胀不适，并增加了便秘的风险。

3. 内分泌功能的改变　垂体、甲状腺、胰腺、性腺功能下降，生长激素、甲状腺激素 $T_3$ 水平逐年降低，导致基础代谢率下降。老年人胰岛素受体敏感性下降，易导致胰岛素抵抗，出现高胰岛素血症、高血糖、高血脂等问题。

4. 心血管功能的改变　随着年龄的增长，老年人血管壁的弹性降低，脂肪浸润增加，会削弱血管壁平滑肌的功能，导致毛细血管的数量减少。这些变化，加上部分老年人血液黏度上升，会导致血流阻力增加，从而使血压升高。此外，老年人的血管脆性增加，这使得他们更容易发生血管破裂和梗死等心血管疾病。

5. 泌尿系统功能改变　老年人的肾脏会随着年龄的增长而萎缩变小，同时肾血流量减少，共同导致肾小球滤过率和肾小管重吸收能力下降。这些变化会使老年人的肾功能逐渐减退，影响血液中代谢废物的排泄以及电解质的平衡。因此老年人更容易出现酸碱平衡代谢失调的问题，并且身体可能无法迅速反应并加以纠正。此外，老年人的膀胱也会随着年龄的增长而出现萎缩现象，肌层变薄，纤维组织增生，导致膀胱容量减少，括约肌可能会变得松弛，尿道由于纤维化而变硬。这些问题会导致老年人频繁排尿，并容易出现尿失禁的情况。

### （三）代谢功能降低

老年人的基础代谢速率会随着年龄的增长而减慢，总的能量消耗量也会随之减少。合成代谢过程减弱，而分解代谢过程增强，细胞功能逐渐下降。这些代谢功能的改变会对营养素的消化、吸收、利用和排泄产生不同程度的影响。

### （四）其他

随着年龄的增长，老年人的神经细胞数量会逐渐减少，脑重量也会相应减轻。大脑对氧气和营养素的利用率下降，这会导致脑功能逐步衰退，并可能出现一些神经系统相关的症状，如记忆力减退、健忘、失眠等，甚至可能引发情绪波动和某些精神症状。

此外，老年人的肌肉组织会逐渐萎缩，肌力减弱，肌肉更容易疲劳。同时，肌腹和韧带也会萎缩，肌腱附着处可能会发生骨化，关节囊内的液体量减少，导致关节的灵活性降低，活动范围受限制。这些骨骼、肌肉和关节的衰老变化，会导致老年人的灵巧性和协调性变差，反应变得迟钝，行动也会变得缓慢。

## 二、老年人的营养需要

### （一）能量

随着年龄的增长，老年人的基础代谢率会下降，并且体力活动也会相应减少，这就导致能量消耗的降低。因此，老年人对膳食能量的需求也会随之降低。在为老年人提供能量时，应以确保维持其标准体重为宜，避免过量或不足的能量摄入。

### （二）蛋白质

蛋白质对于老年人的健康至关重要。由于老年人体内蛋白质的代谢过程主要以分解代谢为主，容易导致负氮平衡的出现。因此，老年人的膳食中应含有充足的蛋白质来补充组织蛋白的消耗。然而，由于老年人消化能力较弱，以及肾脏排泄功能的减退，过多的蛋白质摄入可能会增加肝脏和肾脏的负担，从而对老年人的健康产生不利影响。因此，建议老年人的蛋白质摄入量要适中，并主要选择优质蛋白来源，如大豆、奶类、鱼类、瘦肉和蛋类等。《中国居民膳食营养素参考摄入量(2023版)》中，轻体力老年人膳食能量需要量(EER)、蛋白质摄入量(RNI)，见表7-5-1。

**表7-5-1　老年人膳食能量需要量、蛋白质参考摄入量**

| 年龄/a | 能量(EER)/($kcal \cdot d^{-1}$) | | 蛋白质(RNI)/($g \cdot d^{-1}$) | |
|---|---|---|---|---|
| | 男 | 女 | 男 | 女 |
| 65～75 | 1900 | 1850 | 72 | 72 |
| 75～ | 1800 | 1750 | 62 | 62 |

### （三）脂类

老年人每日的脂肪摄入量可以随着年龄的增长而适当减少，并且应该主要以植物性脂肪为主。同时，应减少摄入含有较高动物性脂肪和胆固醇的食物。总的摄入量应以占全日膳食总能量的20%～30%为宜，其中饱和脂肪酸提供的能量应占总能量的10%以下，以预防心血管疾病的发生。

### （四）碳水化合物

碳水化合物仍然是老年人能量的主要来源，其适宜摄入量应与青年人相同，占膳食总能量的50%～65%。然而，应注意膳食中摄入的碳水化合物种类。由于老年人机体的糖耐量降低，容易发生血糖增高的情况，因此在膳食中应选择血糖生成指数较低的食物，控制食用糖或甜食的摄入量，并增加膳食纤维的摄入。多吃蔬菜、糙米等杂粮有助于促进胃肠蠕动，从而促进消化并预防慢性病的产生。

### （五）维生素

老年人的维生素供给应充足，特别是维生素A、维生素E、维生素D、维生素$B_1$、维生素$B_2$、维生素C及叶酸。这些维生素在老年期对于改善代谢、增强免疫力、促进食欲、抗氧化和抗衰老等方面起到重要的作用。

### （六）矿物质

《中国居民膳食营养素参考摄入量(2023版)》显示老年人矿物质的需求基本与18岁以上成年人相同，但钠属于高血压的危险因素，而老年人又是罹患高血压的高危人群，故推荐摄入量较青年人群有所降低，为1400 mg/d。

### （七）水

老年人对水的需求实际上比青年人更高，因为他们对脱水的反应较为迟钝。因此，老年人应该采取少量多次的方式，主动饮水，首选温热的白开水，每日的饮水量应保持在1500～1700 mL。

## 三、老年人的合理膳食

老年人的膳食指导应当基于对其营养状况的评价，包括临床检查以识别与营养相关的健康问题或疾病，膳食调查以将营养素摄入量与公认的标准进行比较，以及实验室检查以获取体内某些营养素含量的数据等。根据《中国居民膳食指南(2022)》的建议，一般老年人的膳食应在《一般人群膳食指南》的基础上，结合他们的生理特点、生活环境和个人营养需求进行科学的调整。

### （一）一般老年人膳食指导

1. 食物品种丰富，动物性食物充足，常吃大豆制品。老年人膳食需要注意品种丰富，需要注意以下几个方面：① 主食中添加小米、荞麦、玉米等杂粮，也可将土豆、红薯等纳入主食的选择之中。② 努力做到餐餐有蔬菜，可尽量选择不同种类的蔬菜，特别注意多选深色叶菜，如油菜、青菜、菠菜、紫甘蓝等。③ 尽可能选择不同种类的水果，但不能用蔬菜替代水果。④ 动物性食物换着吃。动物性食物是优质蛋白质和铁的良好食物来源，有利于减少老年人贫血、延缓肌肉衰减的发生。其摄入总量应争取达到平均每日120～150 g，并应选择不同种类的动物性食物，其中鱼40～50 g，畜禽肉40～50 g，蛋类40～50 g。各餐都应有一定量的动物性食物，食用畜肉时，尽量选择瘦肉，少吃肥肉。⑤ 吃不同种类的奶类和豆类食物。大豆制品种类非常丰富，且口感细软、营养丰富，老年人可以做多样选择，达到每日平均摄入量相当于大豆15 g。奶类及制品的种类也很丰富，老年人可按照个人情况进行选择。推荐一般老年人每日300～400 mL的牛奶或蛋白质含量相当的奶制品。

2. 鼓励共同进餐，保持良好的食欲，享受食物的美味。老年人离开工作岗位，生活方式有很大的变化，特别是空巢、独居老年人，他们的心态可能会出现一些问题。制作和分享食物可以改善、调整心理状态，家人、亲友应劝导、鼓励老年人一同挑选、制作、品尝、评论食物，让他们对生活有新认识，感受到来自家人、亲友的关心与支持，保持良好的精神状态。

老年人味觉、嗅觉、视觉敏感度的下降明显降低了老年人的食欲；而因罹患慢性病，长期服用药物的老年人也容易出现食欲减退，表现为餐次、食量减少，食物品种单一。这些情况极易导致营养不良的发生，家人应鼓励老年人积极参加群体活动，排除厌倦，保持乐观的情绪。确保安全的前提下，适度增加身体活动量，增强身体对营养的需求，提升进食欲望。采取不同的烹调方式、丰富食物的色泽、风味，增加食物本身的吸引力。

3. 积极参加户外活动，延缓肌肉衰减，保持适宜体重。老年人应该认识到运动对健康的重要影响，在日常生活中应主动、积极地锻炼身体。户外运动也有利于人体内维生素D的合成，延缓骨质疏松和肌肉衰减的发展。老年人的肌肉质量、数量及收缩能力均有降低，故老年人在选择锻炼方法和安排运动负荷时，应根据自身的生理特点和健康状况而定，可在天气温暖、晴好的时候到户外进行步行、快走、体操、太极拳等身体活动。在安排老年人运动负荷时要量力而行，切忌因强度过大造成运动损伤，甚至跌倒或急性事件的发生。合适的运动负荷应该是锻炼后睡眠正常、食欲良好、精神振奋、情绪愉快。

4. 减少久坐等静态时间，保持适宜体重增长。长时间久坐和保持静态的活动方式，如看电视、玩手机、打麻将、阅读等，会使人长期保持同一姿势，这不仅可能导致局部肌肉劳损，还可能诱发各种疾病，如腰肌劳损和心肺功能下降，甚至可能引起头昏脑涨或痔疾等常见老年疾病的发生与发展。因此，建议老年人应尽量减少这类静态活动，多参与身体活动，积极增加身体运动的机会和延长运动时间，以维护和促进身体健康。

肥胖是许多慢性疾病的危险因素，但老年人身体过瘦会导致抵抗力降低，并增加死亡风险。因此，老年人的体重指数(BMI)在20～29.6 $kg/m^2$是比较适宜的。需要注意的是，无论进入老年期后是胖还是瘦，都不应该采取极端措施让体重在短时间内有大幅度的变化。

5. 定期健康体检，测评营养状况，预防营养缺乏。体检是做好健康管理的首要途径，可以及时发现健康问题。老年人应该根据自身状况，定期到有资质的医疗机构参加健康体检，一般情况下，每年参加1～2次健康体检。此外，老年人身体功能、生活状况、社会交往等情况都发生了很大的变化，这些改变也会对健康状况产生影响。应鼓励老年人关注自己的饮食，经常测评营养状况。定期称量体重，看看体重是否在推荐的正常范围内，如果在短时间内出现较大波动，应及时查找原因进行调整。另外，还可以记录一下自己的饮食情况，看看进食的食物种类是否丰富，尽可能地达到膳食指南中每日12种，每周25种食物的推荐，通过这些简单的自我测评，就能够了解自己的饮食是否合理。

患有多种慢性病、身体功能显著下降并正在接受医学治疗的老年人有着特殊的营养需求。这些老年人应该接受专业的营养不良风险评估和评定，并在医学营养专业人员的指导下，科学且精细地调控饮食，以确保在疾病治疗和康复过程中得到适当的营养支持。

### （二）高龄老年人膳食指导

高龄老年人指的是年龄在80岁以上的老年人。他们常常面临进食受限的问题，味觉、嗅觉和消化吸收能力也会降低，这可能导致营养摄入不足。因此，他们的膳食应包含能量和营养密度高、品种丰富的食物，如鱼、畜禽肉、蛋类、奶制品及大豆等，同时搭配适量的蔬菜和水果。食物的烹制应精细且口感丰富，质地细软，以适应老年人的咀嚼和吞咽功能。

根据高龄老年人的具体情况，应采取多种措施鼓励他们进食，并减少不必要的食物限制。对于高龄老年人而言，体重的减轻可能是健康状况不良的信号，这会增加患病、衰弱和失能的风险。因此，应经常监测高龄老年人的体重，并对体重过轻（$BMI<20\ kg/m^2$）或短时间内体重明显减轻的高龄老年人进行医学评估，以尽早查明原因并采取膳食干预措施。

对于膳食摄入量过少（少于目标量的80%）的高龄老年人，应在医师和营养师的指导下，适时补充营养。如有必要，可以使用营养强化剂、特殊食品等来改善营养状况，提高生活质量。

---

## 课程思政

《中国特定人群膳食指南》是根据各人群的生理特点及其对膳食营养需要而制定的。当代大学生要利用所学知识对身边特定人群给予更多关爱，激发爱人民、爱健康的热情，共同为实践“和谐”、“友善”的社会主义核心价值观做出贡献。

和谐是中华文明的核心价值理念。社会主义核心价值观倡导的和谐，是人与人、人与社会、人与自然以及人的自我身心的有机统一。和谐的中国，是民主与法治相统一、公平与效率相统一、活力与秩序相统一、人与自然相统一的社会主义国家。和谐的中国，秉持世界持久和平的理想，心系人类共同繁荣的命运，担当可持续发展的历史责任。

友善是维系良好人际关系和社会关系的基本价值准则。友善要求人们善待亲友、他人，对社会抱有善意，与自然和谐共处。友善是公民优秀的个人品质，是构建和谐人际关系和社会关系的道德纽带，更是维护健康良好社会秩序的伦理基础。无论身处哪个阶层、从事哪个行业，友善都是公民应当积极倡导的基础性的价值理念。特别是在市场经济建设过程中，竞争压力不可避免地带来人际关系的紧张，各种社会矛盾凸显，培育和践行社会主义友善价值观，是缓解社会矛盾、维护社会秩序、促进社会和谐的坚实基础。

---

# 目标检测

## 一、单选题

1. 胎儿出生时体内储备的铁，一般可以满足多长时间内婴儿对铁的需求（　　）

A. 1 个月　　B. 2 个月　　C. 4～6 个月　　D. 12 个月

2. 儿童生长发育迟缓、食欲减退或有异食癖，最可能缺乏的营养素是（　　）

A. 蛋白质　　B. 钙　　C. 维生素 D　　D. 锌

3. 下列营养素不易通过乳腺输送到乳汁中的是（　　）

A. 铁　　B. 钙　　C. 维生素 A　　D. 维生素 C

4. 提倡婴儿母乳喂养的原因是（　　）

A. 人乳中的蛋白质容易消化　　B. 人乳中的脂肪球小吸收好

C. 人乳中含丰富的免疫活性物质　　D. 以上都对

5. 1 岁儿童钙的 RNI 值是（　　）

A. 300 mg　　B. 400 mg　　C. 500 mg　　D. 600 mg

6. 与老年人容易发生的腰背酸痛有较密切关系的营养素是（　　）

A. 钠　　B. 钙　　C. 维生素 $B_1$　　D. 维生素 A

7. 学龄前儿童膳食安排主要特点是（　　）

A. 能量密度低、软、多餐　　B. 能量密度低、软、少餐

C. 能量密度高、软、多餐　　D. 能量密度高、软、少餐

8. 婴幼儿和青少年的蛋白质代谢状况应维持（　　）

A. 氮平衡　　B. 负氮平衡　　C. 排除足够的尿素氮　　D. 正氮平衡

9. 学龄前儿童以一日“三餐两点”制为宜，最主要的原因是（　　）

A. 胃容量小　　B. 肝脏中糖原储存量少

C. 增加胃张力　　D. 活泼好动，容易饥饿

10. 在青少年时期，摄入脂肪时应注意脂肪中饱和脂肪酸、单不饱和脂肪酸和多不饱和脂肪酸的比例为（　　）

A. 1∶1∶1　　B. 1∶1∶2　　C. 1∶2∶1　　D. 2∶1∶2

## 二、多选题

1. 妊娠期妇女吸收增多的营养素包括（　　）

A. 蛋白质　　B. 维生素 B　　C. 铁　　D. 钙　　E. 叶酸

2. 反映婴幼儿时期生长发育的指标包括（　　）

A. 体重　　B. 身高　　C. 头围　　D. 胸围　　E. 上臂围

3. 对于婴幼儿的营养需要叙述正确的包括（　　）

A. 婴幼儿时期要维持能量摄入与消耗的正平衡

B. 婴儿对脂肪和必需氨基酸的需要量高于成年人

C. 母乳喂养的婴儿在 1 岁后体内储存的锌逐渐消耗

D. 蔗糖是 1 岁以内婴儿的主要能量来源

E. 能量摄入长期不足，可使生长迟缓或停滞

4. 青少年的合理膳食原则包括（　　）

A. 多吃谷类，供给充足的能量

B. 保证足量的鱼、禽、蛋、奶、豆类和新鲜蔬菜及水果的摄入
C. 平衡膳食，鼓励参加体力活动，避免盲目节食
D. 多食用高能量食物
E. 碳水化合物供能比达 70%以上

5. 妊娠期营养不良对胎儿健康的影响包括（　　）
A. 生长发育迟缓　　B. 先天畸形　　C. 脑发育受损
D. 低出生体重　　E. 巨大儿

6. 哺乳对母亲近期健康的影响包括（　　）
A. 促进产后子宫恢复　　B. 避免发生乳房肿胀和乳腺炎
C. 预防产后肥胖　　D. 延长恢复排卵的时间间隔
E. 降低乳母发生乳腺癌和卵巢癌的危险性

## 三、案例分析

1. 李女士，身高 160 cm，孕前体重 56 kg，先孕 24 周，体重增至 63 kg。
(1) 请计算李女士孕前的体重指数。
(2) 对李女士的孕晚期的体重控制做出指导。
(3) 为李女士做详细的孕晚期膳食指导。

2. 设计一个 10 岁儿童的一日食谱，需要首先确定能量、蛋白质、脂肪和碳水化合物的目标量，如果用大米为主食提供 90%的碳水化合物的量。请问其碳水化合物目标量是多少，1 日需要多少大米？

3. 75 岁老年人，男性，牙齿松动，近一个月便秘、腹胀、面色苍白、疲乏无力，近 3 日加重。老年人平素健康，门诊就诊未发现器质性病变。前来社区咨询，你作为社区卫生服务站的医师对他进行了接待。请问：
(1) 他可能存在哪些营养问题？
(2) 如何对他进行膳食指导？

# 第八章　特殊职业人群营养

教学课件

【学习目标】

知识目标

1. 掌握高温、低温、高原环境作业人群、铅作业人群、苯作业人群膳食原则。
2. 熟悉高温、低温、高原环境下人群的营养需要。
3. 了解高温、低温、高原环境以及铅、苯对人体的危害。

能力目标

1. 学会识别并评估在铅、苯等有害物质作业环境中工作的群体的特殊营养需求。
2. 具有为特定人群制订合理的膳食指导的能力。
3. 能够根据个体差异和工作环境，设计和实施个性化的营养干预措施。

素养目标

具备创新思维和解决问题的能力，能够面对复杂的营养问题，提出切实可行的解决方案。

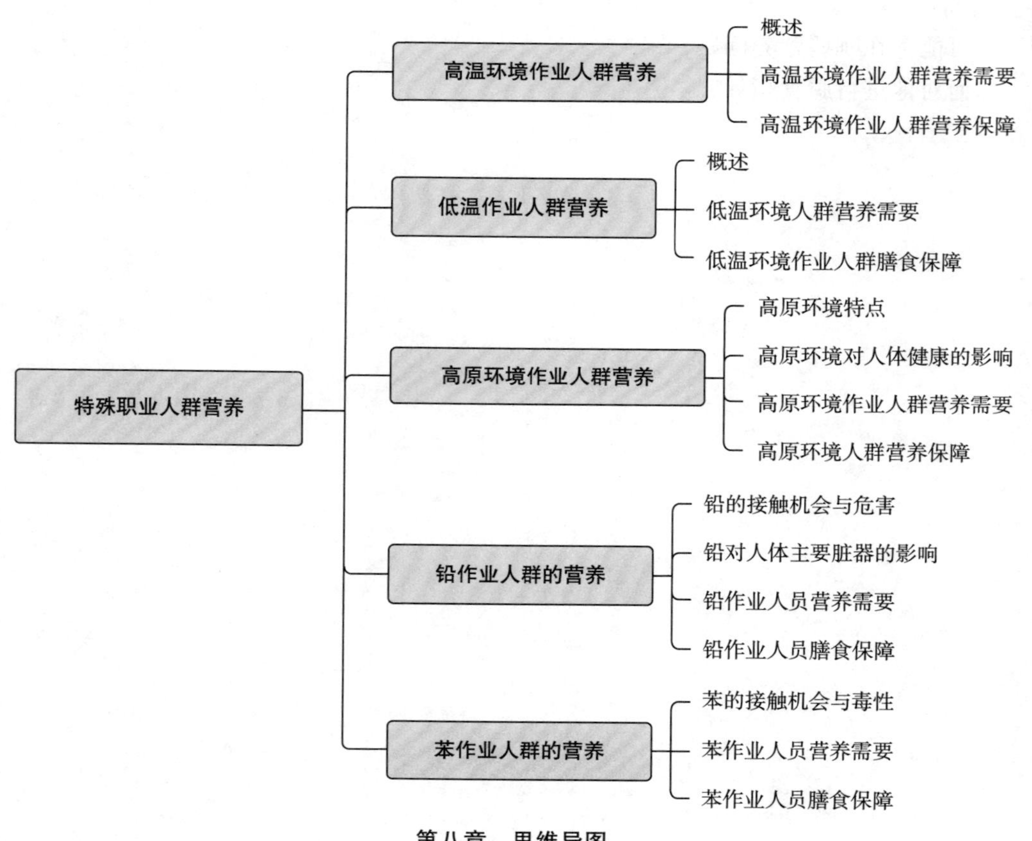

第八章　思维导图

特殊自然环境或特殊工作环境包括高温、低温、缺氧环境，有毒化学物质（如铅、苯等）作业环境。人们长期处于这些特殊环境中，其机体经常受到物理或化学因素的不良刺激。随着时间的推移，体内代谢将发生特殊的变化。如果不注意营养补充，他们适应这些不利环境的能力就会降低，容易引发疾病。然而，若能改善处于上述环境中人群的营养状况，就可以增强他们的习服能力。习服能力，也称为适应环境的能力，包括对气候环境的适应，如热习服、冷习服、高原习服等。

# 第一节 高温环境作业人群营养

## 一、概述

通常将由自然热源（如太阳光）或人工热源（如生产性热源）引起，温度在35℃以上的生活环境或32℃以上的工作环境称为高温环境。而当相对湿度大于80%、环境温度高于30℃的环境也可看作为高温环境。

在我国长江流域，重庆、武汉、南京等城市的夏季气温可高达41℃，而南方许多城市夏季气温也经常超过35℃。在这些地区，如果居民夏季缺少适当的降温设备，他们实际上是在高温环境中生活的人群。此外，在这些地区的夏季，从事室外作业、农活、训练、行军的人员，以及在冶金工业中的炼焦、炼铁、炼钢、轧钢，机械工业的铸造、锻造，陶瓷、搪瓷、玻璃等工厂的炉前作业人员，还有印染、造纸厂的蒸煮作业人员等，都属于在高温环境中工作的群体。

## 二、高温环境对机体代谢的影响

### （一）高温环境使皮肤散热增强

一般情况下，机体产热和散热保持在一种相对平衡的状态。但在高温环境下，机体的热平衡被打破，体内热蓄积，使体温升高。当组织细胞经热刺激后，会产生热应激反应，即合成对组织细胞有保护作用的热应激蛋白（heat stress proteins，HSP）来增强热习服能力。

在高温环境下，人体体温可能接近或甚至低于环境温度，这时机体难以通过传导、对流和热辐射等常规方式有效散热。因此，机体会在神经和体液的共同调节下，借助大量出汗并通过汗液的蒸发来增强散热。这种散热方式的改变引发了一系列代谢状态的变化，包括电解质代谢、消化系统和循环系统的调整。这些生理功能的变动必然导致体内多种物质代谢的变化。特别是由于大量排汗，钠和钾的大量流失会引起矿物质代谢的紊乱，血清钾浓度下降，同时水溶性维生素和矿物质也会大量丢失。

### （二）高温环境下机体的消化功能减弱

由于机体过热，人体为了调节体温，会重新分布血液，使皮肤血管扩张，从而增加皮肤血流量，同时减少腹腔内血管的血流量。这种调整导致消化道血流量减少，进而影响唾液、胃液、胆汁、胰液和肠液中消化酶的分泌，减弱胃蠕动，降低消化功能，导致食欲减退。这些变化使得营养素的摄入、消化和吸收利用率降低，对人体的健康产生不利影响。

### （三）高温对神经系统有抑制作用

在高温环境下，人体中枢运动神经的兴奋性会降低，导致注意力下降和反应迟钝。这种状态容易使人感到烦躁和倦怠，同时肌肉的收缩协调能力也会受到影响。因此，在这种环境下工作时，容易出现工伤事故。

（四）高温引起循环系统的改变

高温引起大量的出汗和体液丢失，导致血液浓缩和血容量减少；外周血管扩张导致末梢血管血流量增大，如果此时再加上高强度的劳动，会使肌肉血流量增加，可造成心脏负担增加，导致心率加快，人体会出现明显的不适感。因此，高温下长时间体力劳动或劳动强度过大，可使体温过度升高，血压下降，劳动能力下降。

（五）免疫系统功能的改变

免疫系统对高温的反应具有明显的相对性。在热应激状态下，机体的免疫功能首先会短暂增强，但随后会出现免疫抑制。有研究表明，长期暴露在热环境下会导致血清中的IgG、IgA、IgM等免疫球蛋白含量下降。

鉴于高温环境下人体代谢的种种改变，我们应该加强对高温环境下人群的营养干预，以提高他们对环境的适应性，促进健康，防止严重危害的产生。

---

**【知识链接】**

**中暑预防及处理**

中暑是指长时间在高温环境和热辐射作用下，机体体温调节障碍，出现水、电解质代谢紊乱及神经系统功能损害等症状的总称。中暑的预防措施如下：

1. 提高耐热适应能力，平时要坚持在较热的环境中锻炼，逐步提高机体的热习服能力。

2. 食用清热解暑的食品如喝绿茶、菊花茶、绿豆汤等；吃苦瓜、鳄梨等含钾和维生素C丰富的食物。

3. 注意自我保护，在烈日下运动应戴白帽，尽量穿浅色、透气、散热的棉质衣服；耐热能力较差，身体疲劳或患病时，不要在高温环境中参加剧烈运动，尽可能降低劳动强度。

4. 降温设施降低室温，安装电扇、空调，控制室内人数和热源设备。

5. 防暑知识宣传教育教育内容包括先兆中暑的预防、中暑的症状和处理措施。

6. 中暑的现场处理措施当有先兆或轻度中暑时，应将患者迅速离开高热环境，移至阴凉通风处休息，解开衣领，并给予清凉饮料、浓茶、淡盐水和人丹、解暑片（每次1～4片）或藿香正气丸（每次1粒）等解暑药物。

---

## 三、高温环境作业人群的营养需要

（一）能量

在高温环境下，人体的能量消耗会随着环境温度和体温调节状况的不同而有所差异。当体温上升时，能量代谢也会相应增加，从而增加能量需求。对于高温作业人员来说，即使离开高温工作环境并减轻了劳动强度，但由于体内因高温引起的生理功能改变尚未完全恢复，且食欲较差，因此需要逐步分次增加饮食，以确保提供足够的能量和营养素，促进机体功能的恢复。

（二）蛋白质

在高温环境下，机体因失水和体温增高而导致蛋白质分解代谢增加。大量出汗还会导致含氮物质的丢失。一般认为，处于高热环境适应初期的人员，其蛋白质需求量会有所增加。而对于已经适应高温环境的人员，其蛋白质供给量可以稍高于或等于常温条件下的摄入量，推荐摄入量大约占总能量的12%，但不宜过高，以免增加肾脏负担，特别是在饮水受限的情况下更应注意。

### （三）脂肪和碳水化合物

在高温环境下，人们通常不喜欢油腻的饮食，因此脂肪的供给量应根据个人的喜好来调整，推荐摄入量不超过总能量的30%。关于高温环境下碳水化合物代谢的影响，相关报道并不多。然而，动物实验表明，进食高碳水化合物饲料可以提高动物的热习服能力。

### （四）水和矿物质

水和矿物质的代谢与机体内环境的稳定密切相关。在高温环境下，出汗量的多少受多种因素影响，包括环境温度、湿度、通风状况、着装、活动强度、持续时间以及个体的身体状况。汗液中99%以上是水分，约0.3%是无机盐。汗液中电解质的浓度从高到低依次为钠、钾、钙、镁、锌、铁和铜。当进入高温环境后，应根据出汗量适当补充食盐。具体来说，如果全日出汗量小于3 L，食盐的需要量为15 g；如果全日出汗量为3～5 L，食盐的需要量为15～20 g；如果出汗量超过5 L，食盐的需要量应增加到25 g。此外，随汗液流失的其他矿物质如钙、镁和钾等，也应得到及时补充。如钙的推荐摄入量为800～1000 mg/d，镁的推荐摄入量为200～300 mg/d，钾的推荐摄入量为3～6 g/d，锌的推荐摄入量不低于15 mg/d。

### （五）维生素

在高温环境下，由于大量出汗，水溶性维生素如维生素 $B_1$、维生素 $B_2$ 和维生素C等随汗液排出的量会增加，因此对这些维生素的需求量也相应增加。目前，关于高温环境人员维生素的推荐摄入量，主要是几种水溶性维生素，如维生素C推荐摄入量为150～200 mg/d、维生素 $B_1$ 推荐摄入量为2.5～3.0 mg/d、维生素 $B_2$ 的推荐摄入量为2.5～2.5 mg/d。维生素A有抑制体温升高的作用，故维生素A推荐摄入量亦应该高于常温作业者，建议为1500 μg RE/d。

## 四、高温环境作业人群的营养保障

为了纠正高温环境引起的人体电解质代谢失衡和各种营养素代谢紊乱，预防中暑的发生，提供搭配合理、烹调方式多样的膳食具有重要意义。这样的膳食可以有效地帮助人体适应高温环境，维持健康状态。

### （一）合理搭配，膳食平衡

对于高温作业的人群在膳食供应中，应特别注意优质蛋白质的摄入，并确保微量营养素的充足供应。可选择瘦肉、鱼、奶、蛋及豆制品等含有较高优质蛋白质的食物作为膳食蛋白质的主要来源。同时，增加深色蔬菜和水果的供应，以补充钾、维生素 $B_2$、维生素C和胡萝卜素等微量营养素。此外，增加豆制品和海带等含钙丰富的食物，适当添加动物肝脏、牛肉、牡蛎、鲱鱼等含锌高的食物，以及含铁丰富的其他动物性食物。

### （二）精心烹调，促进食欲

在高温环境下，人的消化功能往往会降低，食欲也会下降。因此，增强食欲和促进消化是确保充足营养摄入的重要措施。菜肴应该照顾到用餐者的口味习惯，尽量保证色香味俱全，做到荤素搭配、干稀搭配，清淡爽口。肉汤和鱼汤不仅可以补充水分、促进食欲，还可以补充含氮物质，是高温环境下人群膳食的不错选择。此外，在烹调菜肴时加入葱、姜、蒜、醋等调味料，可以促进消化液分泌、增进食欲。

### （三）及时补充水分和电解质

1. 及时足量补充水分　在高温环境下，补水量应以补偿出汗丢失的水量、维持体内水平衡为原则。然而，在实际生活中，人们往往只在感到口渴时才饮水，此时体内已经丢失了相当量的水分。因此，对于特定的高温环境人员，根据日常出汗量的波动幅度规定一个合理的饮水范围是非常必要的。在中等劳动强度和中等气温条件下，每日的补水量应在3～5 L；而在强劳动或气温、辐射热特别高的情况下，每日的补水量应超过 5 L。

补水应少量多次进行，每次补充约 200 mL。饮水的温度以 12～18℃为宜，有助于更好地吸收和利用水分。补充的水溶液应以低渗为好，可以避免对身体造成不必要的负担。补充的形式可以包括含水多的食物（如西瓜、果汁、粥）、各种汤、饮料和纯净水等。

2. 补充电解质　在高温环境下，工作人员在补水的同时也需要补充电解质。这可以通过饮用汤、稀粥、茶水来实现，如绿豆汤、各种菜汤、粥以及菊花茶、绿茶、苦丁茶等。在饭前饮用这些汤类不仅能补充水分和电解质，还能促进食欲。此外，还可以在两餐之间补充一定量的含盐饮料，氯化钠浓度以 0.1%～0.15%为宜。必要时可补充含氯化钠、氯化钾在内的多种混合电解质片剂或粉剂。

## 第二节　低温环境作业人群营养

### 一、概述

低温环境是指环境温度在 10℃以下的外界环境，主要由气候地理因素和特殊作业条件所形成。在生产劳动过程中，工作地点平均温度等于或低于 5℃的工作环境即为低温作业。如冬季野外劳动、训练，南极考察以及冷库、冰库等作业环境。

人体的冷习服能力受多种因素影响，除了外界的气温，还包括环境空气的湿度、风速等综合因素，以及作业环境的性质和条件、机体的生理状况等。这些因素相互作用，共同决定了人体对寒冷环境的适应能力。

### 二、低温环境对机体代谢的影响

在低温条件下，人体能量主要通过皮肤散失。长时间处于这样的环境中可能导致体温过低，引发冻僵（全身冻伤）。过冷对全身的影响主要表现为低体温引起的冻僵，进而引发一系列病理变化，如耗氧量下降，呼吸商低于正常水平，糖代谢减缓，以及水、电解质和酸碱平衡的改变等。此外，过冷还会影响消化功能和食欲，导致胃酸分泌增多，胃排空减慢，从而增加食欲。

### 三、低温环境作业人群的营养需要

#### （一）能量

在低温环境下，人体的基础代谢率会增高 10%～15%。寒冷时，人体会出现更多不随意的动作，如寒战、跺脚等，这些都是为了产生热量来抵御寒冷。同时，低温环境下衣着笨重，活动受限，动作难度增加，也会导致能量消耗量的增加。此外，为了维持体温，机体产热增加，这些因素都会使低温环境下人群的能量消耗量增加。低温环境下机体具体的能量需要量可以根据野外活动时间、防寒设施及机体对寒冷气候的习服程度进行调节，总能量增加 5%～25%。

#### （二）产能营养素供给比例

在低温环境下，由于能量需求的增加，确定能量推荐摄入量后，还应考虑产能营养素的供能比例。长期处于低温环境的人群应以脂肪作为主要的能源供应。然而，对于刚进入低温地区尚未习服的人群，应确保碳水化合物提供足够的能量，以避免高脂血症或酮尿的发生。随着对冷环境的习服，可以逐步调整能量供给量，适当降低碳水化合物的供能比例，同时提高脂肪的供能比例。

在低温环境下，人体的蛋白质代谢有所增加，特别是支链氨基酸的利用更为活跃。研究表明，食用高蛋白膳食的动物在寒冷环境中的存活率更高，所以低温环境人群的膳食中蛋白质的供能比例应略高于常温环境的人群。

根据我国的情况，寒冷环境下膳食产能营养素的供能比例建议为：蛋白质占13%～15%，脂肪占35%～40%，糖类占45%～50%。这样的比例有助于保障低温环境下工作人员的营养需求，提高其耐寒能力。

#### （三）水和电解质

在低温环境下，人群体内矿物质容易缺乏，主要原因包括：首先，食物来源供给不足。由于新鲜蔬菜、水果和奶品等富含矿物质的食物较少，同时主要以冰雪水作为饮用水，导致矿物质的摄入受限。其次，机体代谢需要量增多。在寒冷环境下，为了维持体温和正常生理功能，人体对钠泵产热的需求增加，同时在气候适应过程中，血钙、钠、镁、锌、碘、氟等矿物质的消耗也会增加。最后，体内矿物质排出量增多。在低温环境下，人体容易出现多尿现象，导致氯化钠及其他矿物元素的损失较多。

在低温环境下，人群钙缺乏的原因包括钙的来源不足以及日照时间短导致维生素D生成不足等。为了应对这种情况，建议每日补充钙600～1200 mg，可以通过增加膳食中含钙较高的食物来满足需求，如豆类、奶类和虾皮等。此外，在低温环境下，人体对食盐的摄入量也需要增加。适当增加食盐摄入可以增强机体的产热功能，有助于抵御寒冷。

#### （四）维生素

在低温环境下，人体对各种维生素的需求量比常温下高出30%～50%。在寒冷地区进行的营养调查显示，低温环境使得人体对维生素$B_1$、维生素$B_2$和维生素C的需求量增加。其中，维生素C在寒冷环境下对于机体具有保护作用，能提高人体的耐寒能力。此外，由于低温环境下机体的氧化产能过程加强，机体对维生素$B_1$和维生素$B_2$的需求量也随之增加。因此，建议低温环境作业人群每日维生素$B_1$的推荐摄入量为2.0 mg、维生素$B_2$的推荐摄入量为2.5 mg。维生素C的推荐摄入量为70～120 mg/d，使血中维生素C含量维持在1 mg/100 mL为宜。

### 四、低温环境作业人群的营养保障

人体的生理状况、劳动条件、对寒冷的适应度以及自我保护状况不同，对营养的需求也不同。低温环境下机体的消化功能和食欲发生变化，通常表现为喜好高能量、高脂肪膳食，喜食热饮。

#### （一）增加能量供应，平衡膳食

在低温环境下工作的人群，其能量需求量相比常温环境有所增加。为了满足这一需求，主要通过增加粮食和食用油的供应量来提供足够的能量。在食物的选择上，应遵循平衡膳食的原则，确保蛋白质的供给量占总能量的13%以上。在搭配膳食时，应注意供应肉、蛋、鱼、豆制品及奶制品等富含蛋白质的食物，同时也可以多选择核桃仁、花生仁等富含蛋白质和脂肪的坚果类食品。此外，还应注重三大供能营养素的合理比例，以满足人体的营养需求。

#### （二）食物种类多样，均衡营养

为了确保低温环境下工作人员的营养需求得到满足，应提供充足的新鲜蔬菜、水果，以保证维生素C、胡萝卜素等维生素和钙、钾等无机盐的供给。同时，在膳食中增加动物肝脏、蛋类和瘦肉类食品，以满足机体在低温条件下对维生素A、维生素$B_1$、维生素$B_2$的需要。此外，建议食盐的推荐摄入量为15～20 g/d，以维持人体内的电解质平衡。

#### （三）供应热食

在低温环境中，供应热食显得尤为重要。热食不仅有利于食物的消化吸收，还能有效地减少胃病的发生。考虑到寒冷地区作业人员的能量需求较大，建议每日安排四餐，以确保能量的充足供应。具体来说，早餐应占一日总能量的25%，间餐占15%，午餐占35%，晚餐占25%。这样的安排有助于保证作业人员在寒冷环境中保持体温和体力，提高工作效率。

（四）其他

为了适应寒冷地区的特殊环境，应深入研究当地居民的饮食习惯和食物特征。在食物加工和储存过程中，要尽量减少营养的损失，确保食物的营养成分得到充分保留。

## 第三节　高原环境作业人群营养

一般将海拔3000 m以上的地区称为高原。高原地区气候多变，常伴随着低气压、低氧分压、低温、低湿、风大、日光强及电离辐射强等特殊的自然环境，这种特殊环境对人体也是一种特殊的应激，其中缺氧是影响健康的主要环境因素。

平原地区居民初入高原环境中，适应能力会下降，可能发生“急性高原适应不全症”，其中以“急性高原反应”（俗称“急性高原病”）较为常见。在高原环境生活一段时间后，人体会对缺氧产生一定的适应，缺氧初期的症状会明显减轻，这种适应被称为“高原习服”。因此，凡是能够减少氧消耗、增加氧摄取和有效利用氧的营养素都有助于加速习服过程。同样，凡是能够提高缺氧耐力和减轻急性高原反应症状的营养素也有利于加速习服过程。

### 一、高原环境的特点

（一）低气压及低氧分压

随着海拔的上升，大气压会逐渐下降，通常海拔每升高100 m，大气压就会下降7.45 mmHg。在高原地区，由于大气压的降低，肺泡和动脉血中的氧分压也会相应降低。这些变化会对人体健康产生一定的影响。当氧分压降低时，人体的血氧饱和度会下降，这种低氧分压的状态对人和动物都可能带来低氧危害。

（二）低沸点及低气温

随着海拔的升高，沸点会逐渐递减。由于沸点的降低，高原地区的食物变得难以煮熟，这极大地影响了食物本身的口味以及人体对食物的消化吸收。此外，气温会随着海拔的上升而下降。除了气温低，高原地区的昼夜温差较大，向阳和背阳处的温差也显著。这种温差极易导致人体冻伤，对人和动物的生长都不利，同时也不利于蔬菜、水果的储存。低温及其他环境因素导致高原大气中水分含量较低（冬季尤为明显），干燥的环境容易使人体出现皮肤皲裂、口唇干燥等不适症状。

（三）太阳辐射和电离辐射强

高原地区大气稀薄，空气中的尘埃和水蒸气含量较少，这使得辐射和电离辐射相对于平原地区都有所增强。紫外线的强度比海平面高出3～4倍。此外，高原地区的积雪能够反射70%的紫外线，这使得眼视网膜更容易吸收光线，发生雪盲。

（四）气流快

高原地区由于遮挡较少，气流变化迅速，经常伴随着大风。这种气候环境极易加剧人和动物的冻伤及缺氧程度，同时也会对植物的生长造成不良的影响。

### 二、高原环境对机体代谢的影响

（一）对大脑的影响

脑组织因其高耗氧量、高代谢率以及较少的氧和ATP储备，对低氧环境极为敏感。因此，在

"高原反应"中,脑缺氧的症状往往最先出现。常见症状包括头痛、头昏、失眠或嗜睡、神经精神行为异常等,这些症状会显著降低体力活动能力和作业能力。在严重的情况下,还可能出现脑水肿、意识恍惚、昏迷等一系列症状。

### (二) 对循环、呼吸系统的影响

在低氧环境下,氧的传送系统(包括肺通气、弥散、心功能、微循环以及组织携氧)的功能会发生改变,这些改变都会影响机体对氧的运输和利用。在高原环境下,慢性缺氧会导致红细胞生成增多,血液黏滞性增加,从而加重心脏的负担。而急性缺氧时,心率会加快,心排血量增加,呼吸频率加快,出现气促、气紧等症状,肺活量和肺通气量增加,肺泡内氧分压增高,肺泡开放,肺表面积增大,肺动脉压增高,这些变化容易诱发肺水肿和高原心脏病。

### (三) 对消化功能的影响

对于初入高原者来说,胃肠道症状是常见的缺氧反应,表现为恶心、呕吐、食欲减退,还可能伴随腹泻、腹痛、腹胀、便秘以及胃肠道运动功能紊乱等症状。推测其原因主要有两个方面:一是中枢神经系统缺氧、水肿,累及下丘脑,导致自主神经功能紊乱。二是胃肠黏膜缺氧,影响其消化、吸收及胃肠蠕动功能。这一情况在应激状态下(如熬夜、行车、疲劳等)的人群身上症状明显加重。

初入高原者会明显表现出胃排空时间延长,肠道活动受限,张力减弱,蠕动速度减慢和幅度减小。这些症状主要是由于在高原低氧条件下,胃肠运动功能发生紊乱所致。同时,胆囊的收缩功能也会受影响,多种消化酶、胃酸和胃泌素的分泌量减少。这些变化可能与机体为了适应缺氧环境而表现出的交感神经兴奋性增高有关。这些改变都会导致胃肠功能降低,进而引起腹胀、食欲减退和便秘等症状。

肠道对许多营养物质(如蛋白质、脂肪和糖)的吸收是通过主动运输进行的,这一过程需要借助氧化磷酸化提供的 ATP 来完成。然而,在高原低氧条件下,胃肠道的能量代谢会发生障碍,从而降低对营养物质的消化吸收功能。研究发现,在不同海拔的高原地区,蛋白质、脂肪和碳水化合物的消化吸收受到不同程度的影响,且海拔越高,物质吸收受到的影响越大。

## 三、高原环境作业人群的营养需要

### (一) 能量

1. 基础代谢率改变　高原环境会影响人体的基础代谢,而且这种影响与海拔高度和停留时间有密切关系。研究表明,人体在海拔 2700～3858 m 高原的基础代谢率与平原相似,但在海拔 4300 m时明显增高,究其原因可能是,人从平原初入高原时,由于心率加快、通气量增加使机体耗氧量增加,从而引起基础代谢率增加。另外,初入高原者甲状腺功能的活跃也与基础代谢率增加有关。但目前认为在高原环境中低氧是引起基础代谢率变化的主要原因。但是这种高基础代谢率会在一段时间的高原习服或适应后,逐渐接近高原世居者水平。

2. 能量的摄入与消耗　在高原环境下,胃肠道受到的影响会导致人员能量摄入减少,但能量消耗却增加,平均能量消耗是平原地区的 2.5～3 倍。进入高原环境后,人群的能量供应需求应根据其进入高原的不同时期以及劳动强度来调整。通常情况下,从事同等强度的劳动,在高原上适应 5 日后,其能量需求量比平原地区高出 3%～5%;到第 9 日,这一比例将增加到 17%～35%。

### (二) 碳水化合物

高原低氧环境对各种营养物质的消化和吸收产生显著影响,其中也包括对血糖水平的影响。通常,初到高原的个体在饥饿状态下血糖水平会有所升高,这可能与交感神经系统的兴奋性增加有关。然而，在高原地区的长期居民和长期移居者中，饥饿时的血糖水平却略有下降。当在高原和平原分别给受试者注射葡萄糖后，高原人群体内的血葡萄糖水平一直维持在较低状态，这表明在高原环境下糖的利用增强。

在三种产能营养素中，碳水化合物能够有效减轻高原对机体的不良反应，并提高缺氧习服能力。这主要基于以下几个原因：① 碳水化合物分子中含有的氧原子数量多于蛋白质和脂肪，这有助于在低氧分压条件下增强肺扩张能力和气体交换作用，从而增加动脉含氧量。② 碳水化合物能够及时供能，易于消化，有利于快速且大量地为组织提供能量，减轻和防止酮体积聚，进而缓解高原反应症状（如头痛、恶心、嗜睡等）。③ 补充碳水化合物有助于节约蛋白质，防止初到高原者在 24 h 内体力下降。每日增加一定量的碳水化合物不仅可以提高劳动能力，还能防止高原暴露 24 h 内出现的负氮平衡。④ 碳水化合物代谢产生的二氧化碳有利于纠正呼气性碱中毒，这是由于缺氧时过度喘气所致的碱中毒。因此，进入高原前和刚进入高原后的几日内，应注意摄入足够的碳水化合物以减轻高原反应。

### （三）蛋白质

在缺氧习服过程中，某些氨基酸（如色氨酸、酪氨酸、赖氨酸和谷氨酸等）能够提高缺氧习服能力。然而，高蛋白膳食并不利于缺氧习服，因为蛋白质氧化时耗氧量最大，其食物特殊动力作用最强。此外，高蛋白膳食不易消化，并可能引起组胺等物质在体内聚积。有研究报道显示，随着膳食蛋白质从 10%依次增加到 40%，机体对缺氧的耐力会相应递减。在登山过程中，常常可以观察到负氮平衡的现象，但通过增加氮的摄入量，这种平衡是可以恢复的。因此，一般认为，在缺氧习服过程中，并不需要增加食物蛋白质的供给量，而应着重选择优质蛋白，以维持氨基酸代谢的平衡。

### （四）脂肪

在高原缺氧条件下，脂肪动员会加速，导致脂肪分解大于合成，从而使体内脂肪贮存量减少，血浆脂肪成分增高。然而，在严重缺氧时，由于脂肪氧化不完全，可能导致血液和尿液中酮体水平升高，而酮体的大量积聚会进一步降低缺氧习服能力。

有研究表明，在高原低氧环境下，机体的糖原异生作用增强，同时脂肪的利用率仍然较高。高原地区的世居居民对脂肪的消化和利用具有较高的效率。因此，对于刚进入高原的人来说，最好采用低脂肪膳食。然而，在适应高原环境一段时间后，应适当增加脂肪的摄入。

### （五）维生素

1. 易发生维生素缺乏　在高原缺氧初期，食欲减退容易导致维生素摄入量不足。同时，机体对缺氧的代偿和适应反应会增加维生素的消耗量，从而容易引发维生素缺乏。在缺氧状态下，辅酶含量会下降，呼吸酶活性降低，有氧代谢受阻。然而，补充维生素后，可以促进有氧代谢，提高机体对低氧环境的耐受力。

2. 组织维生素消耗增加　缺氧应激效应会增强肾上腺的活动，从而导致维生素 C 的消耗量增加。在急性低氧状态下，人体血浆中的维生素 C 含量会减少，而尿排出量则增加。补充维生素 C 可以加速缺氧状态下的氧化还原过程，提高氧气的利用率，并有助于纠正缺氧初期的呼吸性碱中毒。研究证明，大剂量补充维生素 C 能够提高缺氧习服能力。同时，补充维生素 E 能减少组织对氧的消耗，提高氧气的利用率，还能防止红细胞溶解肌酸尿症、体重减轻，并改善脂肪的吸收利用。因此，维生素 E 对高原习服具有积极作用。动物实验观察到，在减压低氧条件下，大鼠会出现维生素 $B_1$ 和 $B_2$ 不同程度的缺乏。

因此，在低氧环境下，除了提高膳食中碳水化合物的供能比例，还应该按照略高于平原地区人群的供给量标准额外补充多种维生素或增加膳食维生素的供给量。这样可以更好地维持体内维生素的营养状况，显著提高缺氧习服能力，缩短缺氧习服过程。对于从事体力劳动的人来说，维生素A、维生素 $B_1$、维生素 $B_2$、烟酸和维生素C的供给量可以是海平面相同人群RNI/AI的1.5～2倍。

（六）矿物质和水

对于初次登高原的人来说，体内水分的排出量会增加，导致体重可能减轻2～3 kg。这通常被认为是一种适应性反应。然而，在低氧环境下，尚未适应高原的人应该避免过量饮水，以防止肺水肿的发生。同时，对于未能适应高原环境的人，适当减少食盐摄入量也有助于预防急性高原反应。为了确保营养的充足，每日应供给钙800 mg，铁25 mg，锌20 mg。

## 四、高原环境作业人群的营养保障

高原环境下的工作人员在膳食方面应以高碳水化合物、低脂肪、适量优质蛋白质以及丰富的微量营养素为宜。这种膳食结构特别适用于刚抵达高原的人群，因为它有助于缩短缺氧习服过程，增强缺氧习服能力，并减轻高原反应。

（一）保证充足的能量，增加糖类的供应

为了增加能量摄入，可以选择富含糖类的食物。特别是对于初入高原者，在主食上可以选择白米饭或大米粥，并加入白糖，以帮助缓解缺氧引起的厌食症和恶心、呕吐。总体能量摄入量应在平原作业人员能量推荐摄入量的基础上增加10%。

蛋白质、脂肪和碳水化合物的能量供给比例应为1∶1.1∶5。对于初入高原者，一日中蛋白质供能应占全日总能量的10%～15%，脂肪供能占20%～25%，碳水化合物供能占60%～70%或者提高到一日总能量的65%～70%。值得注意的是，使用容易消化的小分子糖（如葡萄糖、蔗糖等）来替代部分多糖，可以提升高原适应能力，减轻急性高原反应，并促进高原病患者的康复。适应后，脂肪的摄入可以提高到约35%。同时，应注意补充优质蛋白质，如大豆及其制品、鱼类、肉类和蛋类。

（二）注意饮食习惯和饮食特点

在高原缺氧环境中，膳食安排既要考虑初入高原者的饮食习惯，又要符合高原饮食的特点。建议以酸甜开胃、清爽少油腻的食物为主。根据条件，适量供给动物性蛋白质食品，如瘦肉和乳制品。同时，应避免易产气和粗纤维含量高的食物，以及生冷饮食。此外，为了满足能量供应，应适当补充多种维生素和矿物质制剂。建议每日维生素的摄入量：维生素A为1000 μgRE，维生素 $B_1$ 为2.0～2.6 mg，维生素 $B_2$ 为1.8～2.4 mg，维生素C为80～150 mg，烟酸为20～25 mg，钙为800 mg，铁为25 mg，锌为20 mg。

（三）少吃多餐，适当补充水分，严禁暴饮暴食

每餐吃七分饱，餐间补充甜食和酸甜饮料。晚餐更宜少吃，以免腹痛、腹胀影响睡眠。可以提供一定量的果酱和酸甜饮料，这有助于纠正碱中毒、补充能量和水分。饮料以酸味果汁为佳。但初入高原者，补充水分时要注意预防脑水肿和肺水肿。

（四）休息

为预防高原不适反应的发生，除了注意合理营养，还需避免剧烈活动。一旦出现不适症状，应立即卧床休息并及时吸氧。如果感冒，要尽早就医，严防脑水肿和肺水肿的发生。

（五）科学烹调

使用高压锅烹调，保证烹调温度，以确保食物煮熟。

【知识链接】

**高原病预后预防**

1. 对进入高原地区人员，应进行全面体格检查，一般健壮者较易适应低氧环境。凡孕妇及有明显心、肺、肝、肾等疾病，高血压2期，患有癫痫、严重神经衰弱，消化道溃疡活动期，严重贫血者，均不宜进入高原地区。

2. 平时应加强体育锻炼，实行阶梯上升，逐步适应。

3. 药物预防，为防止缺氧所致急性高原反应，可适当采用药物预防，如利尿剂、镇静剂、肾上腺皮质激素、维生素等。

4. 初入高原者应减少体力劳动，视适应程度逐步增加劳动量。应注意保暖，防止急性上呼吸道感染。

5. 初入高原时应多食碳水化合物类、维生素和易消化食品，禁止饮酒。有高山病症状者，睡眠时最好采取半卧位，以减少右心静脉回流和肺毛细血管充血。

# 第四节　铅作业人群营养

**岗位情景模拟**

**情景描述**：黄某，男，40岁，某金属加工厂工人，以前从未接触过类似的工种。入厂工作5个月后，出现腹痛、纳差、手足麻木等不适感，医疗部门对症治疗后，症状仍然反复，遂到该市职业病防治院检查。

实验室检查：血铅2.72 μmol/L（参考值＜1.90 μmol/L），血锌原卟啉6.90 μmol/L（诊断值2.91 μmol/L），疑似职业性铅中毒，卫生监督员到该厂进行现场监督检查。

调查结果：该厂厂房简易，面积约200 $m^2$，有拆件、溶解和成品（铅锭）3个车间，生产流程以废蓄电池为原料，土炼方法提炼铅锭，生产设施落后，通风除尘设施简陋，属开放式生产工序；生产区和生活区距离只有10 m左右，厂内的空气混浊，气味刺鼻，厂方不能提供生产车间的环境卫生监测报告，大部分作业人群没有佩戴个人防护用品。

**请思考：**

1. 该患者的职业环境中接触到的铅进入人体的途径是什么？
2. 铅对人体的危害有哪些？
3. 对该患者作出合理的膳食指导。

## 一、概述

### （一）铅的来源与接触机会

大气中铅的本底浓度通常在0.0001～0.001 μg/$m^3$。在日常生活和生产活动中，常见接触铅的机会包括：铅矿的开采及冶炼、熔铅作业、蓄电池行业、铅化合物的使用，如颜料行业（铅白、铅丹、铅铬黄、密陀僧等）、塑料工业（碱式硫酸铅、碱式亚磷酸铅、硬脂酸铅等），橡胶工业（氧化铅、硫化铅等）、制药工业（醋酸铅）、农药工业（砷酸铅）、军火工业［叠氮化铅（$PbN_6$）］、汽油防爆剂（四乙基铅）、自来水与暖气管道的连接（铅白）等。在日常生活中，用含铅的锡锅、锡壶烫酒饮酒，滥用含铅的中药偏方治疗疾病（癫痫、呃逆、丹毒、白癜风、脉管炎、哮喘、堕胎、驱蛔虫等），大量服用含铅化合物的"药品"（如铅丹、铅霜、密陀僧、黑锡丹、樟丹等），误将铅化合物（如铅白）当成食品或食品添加剂加入食物中食用，儿童误食含铅的油漆墙皮或啃咬涂过含铅油漆的玩具或家具等，都可能导致人体吸收铅而引起中毒。另外，铅还可通过脐血、乳汁进入胎儿体内，引起胎儿、婴儿中毒。

由于铅及其化合物的用途广泛，在生产过程中会通过废水、废气和废渣等途径进入环境，从而引起环境污染并对人体造成危害。矿山开采、金属冶炼和汽车废气排放是环境和空气中铅的主要来源，其次是燃煤、油漆涂料等。大气中的铅主要来源于汽车尾气，而汽油中通常添加的抗爆剂四乙基铅是其中的一个重要因素。

### （二）铅的毒性及代谢

铅进入人体的主要途径是通过呼吸道，其次是消化道，液体铅的化合物也可以透过皮肤接触进入人体。在消化道中，铅的吸收会受到铁、钙、脂肪和蛋白质等物质的影响。铅的毒性与其化合物的形态和溶解度有关。例如，硝酸铅和醋酸铅易溶于水，易于被人体吸收，因此具有较强的毒性；而硫酸铅和铬酸铅不易溶解，毒性较小；四乙基铅的毒性则比无机铅更大。铅主要从尿中排出。

### （三）铅对人体主要脏器的影响

铅进入人体后，会对全身多个系统产生广泛影响，特别是对神经系统和造血系统造成严重损害。其毒性作用主要在于铅能够与体内蛋白质分子中的巯基结合，从而抑制多种酶的活性。通常认为，卟啉代谢紊乱是铅中毒最重要和最早的生化变化之一。近年来的研究表明，铅会与体内的多种蛋白质酶和氨基酸中的官能团结合，干扰机体的多种生化和生理活动，进而引发中毒现象。

1. 铅对神经系统的影响　神经系统对铅的毒性特别敏感。铅中毒在神经系统的主要表现包括神经衰弱、多发性神经病变和脑病。神经衰弱是铅中毒早期较为常见的症状，主要表现为头昏、目眩和全身无力。多发性神经病变则表现为肢端麻木，以及四肢末端出现像手套和袜子一样的分布型感觉障碍，还可能伴有肌无力和肌肉麻痹型运动障碍。最严重的铅中毒症状是脑病，其表现为头痛、恶心、呕吐、高热、烦躁不安、抽搐、嗜睡、精神障碍、昏迷等，这些症状可能类似于癫痫发作、脑膜炎、脑水肿、精神病或局部脑损伤等综合征。

2. 铅对生殖系统的影响　铅能够透过胎盘屏障，转移到胎儿的组织和血液中，并存在于胚胎的肝脏、骨骼和血红蛋白中，从而对胎儿产生毒性作用。部分患有铅中毒的母亲生出的婴儿可能患有先天性铅中毒。此外，铅对男性生殖系统也具有显著的毒性影响。铅盐被认为是已知的杀精剂，它可以通过与类固醇受体分子中的巯基相互作用，或抑制合成类固醇激素所需的一些关键酶，从而影响性腺激素的合成，间接干扰和损害生殖功能。

3. 铅对泌尿系统的影响　铅可导致肾脏的原发性损害。急性铅中毒引起的肾损害通常多见于儿童，而成年人的慢性肾损伤往往与职业暴露有关，临床上多表现为肾功能不全。无论是动物还是人，慢性中毒均可导致进行性间质性肾炎和纤维化。

4. 铅对造血系统的影响　铅对造血系统的损害主要表现为通过阻滞血红蛋白的合成过程引发贫血，多数为低血红蛋白小细胞性贫血。

5. 铅对心血管系统的影响　虽然心血管系统并非铅的主要靶器官，但铅对心血管系统的影响已经引起了广泛关注。实验动物和流行病学调查结果显示，铅可以引起心肌收缩功能和兴奋性的改变。同时，铅还可能通过神经系统影响血压的调节，导致血压升高。此外，慢性接触铅可能会影响全身脂质代谢，导致血脂水平升高。

6. 消化系统　口服铅化合物可能会引起急性肝脏损伤，并伴随着腹部不适、食欲下降、无规律的腹泻和恶心等胃肠道症状，甚至可能出现腹绞痛。在某些铅接触者的牙龈和颊黏膜上，可以观察到蓝黑色细颗粒状或不规则斑块状的“铅线”，这是铅与硫化物反应后形成的硫化物颗粒沉积在牙龈和颊膜的孔点中，或存在于巨噬细胞内，是铅中毒的典型表征。

## 二、铅作业人员的营养需要

### (一) 蛋白质

蛋白质营养不良会降低血浆蛋白和血红蛋白的水平，减弱体内排铅的能力，从而增加铅在体内的潴留，并提高机体对铅毒性的敏感性，容易导致体重减轻等一系列中毒症状的出现。良好的蛋白质营养状况可以提高机体对铅的耐受性，调节肝脏微粒体酶活性至最佳状态，并增强机体的解毒能力。因此，建议铅接触者多摄入富含蛋白质的食物，确保蛋白质提供的能量占总能量的14%～15%，其中优质蛋白应占到50%以上。

### (二) 脂肪

高脂肪膳食可能会促进铅在小肠的吸收。当膳食中脂肪提供的能量占总能量的比例超过30%时，脂溶性毒物在肠道内的吸收率会增加。因此，从事铅作业的人员应适当限制脂肪的摄入量，以降低铅中毒的风险。

### (三) 矿物质

膳食中铁元素的缺乏会增加肠道对铅的吸收量。铁营养状况良好的人在接触铅时，可以减轻贫血的程度和生长抑制的影响。这是因为铁与铅在体内具有相似的代谢过程，铁的充足摄入有助于降低铅的毒性作用。

膳食中钙的摄入量也会影响铅的毒性。钙与铅在体内有相似的代谢过程，因此任何能促使钙贮存或排出的因素也可能影响铅的贮存或排出。当血钙水平降低，体液趋向酸性时，沉积在骨骼中的铅会以磷酸氢铅的形式进入血液；而当体液反应趋向碱性时，血液中的铅容易形成不溶性的磷酸三铅并沉积在骨骼中。因此，在急性铅接触时，应多吃高钙低磷的碱性食物，以促进铅向骨骼中沉积；而在急性中毒过后，血铅浓度不高时，应多吃低钙高磷的酸性食物，以促使骨骼中的铅重新进入血液，便于排出体外。同时，需要注意防止短时间内大量骨铅进入血液导致急性中毒。通过这两种膳食的交替使用，可以逐渐将体内的铅排出。

此外，铅在体内会抑制ALA脱水酶的活性，而补充锌可以保护这种酶，从而减轻铅的毒性。实验研究发现，增加大鼠饲料中的锌含量可以降低肠道中铅的吸收，进而减轻铅的毒性。铜的缺乏可能会加重铅中毒，增加铅在肾脏和肝脏中的蓄积，加剧贫血和生长停滞。此外，铅还可能对碘、钾、钠、铬等矿物质产生不良影响。

### (四) 维生素

1. 维生素C　维生素C具有良好的抗氧化性，几乎对所有接触的毒物都有很好的解毒作用，也是营养防治铅中毒方面研究最多的营养素.大量实验数据证实，维生素C在预防铅中毒方面效果显著。有研究表明，长期接触铅可能导致体内维生素C的缺乏，因为在铅的代谢和解毒过程中会消耗维生素C。所以，铅作业人员可能会出现牙龈发炎、出血、皮下出血以及对传染病抵抗力下降等症状，实验室检查也显示他们的血液和尿液中维生素C含量较低。因此，对于接触铅的人员，适量补充维生素C不仅可以延缓和减轻中毒症状，对于已经患有铅中毒的个体也有益处。

维生素C防治铅中毒可能的机制为：① 维生素C可与铅在肠道中结合形成溶解度较低的抗坏血酸铅盐，降低铅在肠道中的吸收。② 维生素C在促进铁吸收的同时，能够抑制铅的吸收。③ 维生素C在体内直接或间接参与解毒过程，它能保护巯基酶的-SH基，促使氧化型谷胱甘肽还原成还原型谷胱甘肽，进而与铅结合，促进铅的排出。④ 维生素 C 还可能直接与铅络合，促使铅通过尿液排出体外。

2. 其他维生素　在 B 族维生素中，维生素 $B_1$、维生素 $B_6$ 和维生素 $B_{12}$ 对神经系统具有保护作用。其中，维生素 $B_1$ 能促进食欲并改善胃肠蠕动。研究还表明，在铅中毒时，机体对维生素 $B_2$ 的需求量会增加。此外，维生素 E 和胡萝卜素等抗氧化物质能参与清除自由基的反应，保护细胞膜，从而减轻铅对细胞的损伤。

## 三、铅作业人群的营养保障

铅作业人群膳食应促进体内铅的排出，减少铅在肠道中的吸收，修复铅引起的机体损害修复，并增强免疫力。

### （一）增加优质蛋白质

蛋白质营养不良会降低机体排出铅的能力，增加铅在体内的蓄积，并提高机体对铅中毒的敏感性。因此，膳食中摄入充足的蛋白质，特别是富含含硫氨基酸的动物蛋白质，有助于增强机体的解毒能力并促进血红蛋白的合成。对于铅作业人员，在膳食调配时应增加蛋白质的供给比例，使蛋白质提供的能源占总能量的 14%～15%，其中动物性蛋白质应占总蛋白质的 50%左右。

### （二）给予充足的维生素 C

维生素 C 具有直接或间接的解毒作用，对于铅接触者，补充维生素 C 可以治疗因铅中毒而消耗的维生素 C。因此，建议职业接触铅的人群维生素 C 的供给量为 150～200 mg/d。膳食中除每日供给 500 g 蔬菜外，至少还应补充维生素 C 为 100 mg/d。

### （三）适当补充其他营养素

鉴于铅对神经系统和造血系统的毒性，在预防和治疗铅中毒时，适当补充对铅中毒靶组织和靶器官具有保护作用的营养素是至关重要的，如维生素 $B_1$、维生素 $B_{12}$ 和叶酸等营养素在改善症状和促进生理功能恢复方面都显示出一定的效果。充足的维生素 $B_{12}$ 和叶酸能够促进血红蛋白的合成和红细胞的生成，从而减轻铅中毒引起的贫血症状。

维生素 $B_1$ 的食物来源主要包括豆类、谷类、瘦肉；叶酸则广泛存在于绿叶蔬菜中；维生素 $B_{12}$ 的良好食物来源主要为动物肝脏及发酵制品。在临床上，维生素 $B_1$、维生素 $B_{12}$、维生素 $B_6$ 也常被用作神经系统的营养物质，用于铅作业人群的健康维护。

### （四）适当限制膳食脂肪的摄入

由于高脂膳食可能增加铅在小肠中的吸收。因此，建议铅作业人群膳食脂肪供能比不宜超过总能量的 25%。

### （五）调整膳食中钙、磷比例

增加谷类、豆类和富含蛋白质的食品摄入，有利于骨骼内沉积的 $Pb_3(PO_4)_2$ 向血液转移，形成可溶性 $PbHPO_4$，随尿液排出体外。这种方法常用于慢性铅中毒时的排铅治疗。同时，膳食中富含钙、镁、钾等营养素的蔬菜、水果和奶类产品的供给，有利于血液中较高浓度的铅形成 $Pb_3(PO_4)_2$ 沉积于骨骼组织，以缓解铅的急性毒性。

### （六）适当补充钙、铁、锌等矿物质

钙、铁、锌等矿物质可以降低人体对铅的吸收，并能促进体内铅的排出。锌可诱导金属硫蛋白合成，进而降低铅的毒性。动物实验显示，钙、锌干预可以有效降低铅对小鼠的神经系统的毒性作用。铁在肠道内与铅竞争同一黏膜受体，缺铁时可增加铅的贮存而加重铅的毒作用。此外，研究显示有机硒能够干扰铅的吸收和蓄积。因此，增加膳食中相关微量元素的摄入量可降低铅的毒性。

奶和奶制品是钙的最佳来源、可带壳食用的小鱼、小虾及一些硬果中含钙也较多。动物血、肝脏、鸡胗、大豆、黑木耳、芝麻酱等食物富含铁。锌的良好食物来源包括贝壳类海产品、红色肉类、动物内脏、干果类、谷类胚芽和麦麸等。因此，对于铅作业人员，应在膳食中增加这类食物的供应。

# 第五节　苯作业人群营养

## 一、概述

### （一）苯的接触机会

苯及其衍生物苯胺和硝基苯均为脂溶性且易挥发的有机化合物，在工业领域有着广泛的应用。苯的职业接触包括：① 苯的生产。② 苯作原料的化工工业，如含苯环的染料、香料、塑料、药物、农药、合成橡胶。③ 苯作有机溶剂、萃取剂、稀释剂的工业（如油漆、油墨、树脂、制药、制革、橡胶、有机合成等）。

苯也是重要的环境污染物之一，特别是在新装修的室内环境中。各种涂料、板材、油漆、黏合剂都可释放出大量的苯及其化合物，造成局部空气中苯含量超标，是人类经常接触的几种危害较为严重的毒物之一。

### （二）苯的毒性

苯属于中等毒性的有毒物质。由于其易挥发的特性，苯主要以蒸气的形式通过呼吸道进入人体，并且也能通过未受损的皮肤被吸收。一旦进入胃肠道，苯可以完全被吸收。在进入人体后，苯首先进入血液，待血液饱和后分布到各个组织和器官。通常在肝脏、肾脏以及各内分泌腺中的浓度较高，而骨髓和脂肪组织则成为其主要的储存部位。

苯的毒作用靶器官主要是神经系统和造血系统。高浓度苯蒸气吸入后主要表现为中枢神经系统症状（轻微痉挛及麻醉作用）。低浓度反复作用主要是血液及造血功能改变及对神经系统影响，对皮肤也有刺激作用。进入体内的小部分苯可直接与谷胱甘肽结合成苯基硫醚氨酸，随尿液排出体外。大部分苯在体内会转化为酚、对苯二酚和邻苯二酚。其中，酚、对苯二酚可与硫酸及葡糖醛酸结合，随尿液排出体外；邻苯二酚经氧化断环形成粘康酸，崩解为 $CO_2$，由呼吸道排出体外。

急性苯中毒的主要表现为中枢神经系统麻痹。这是由于苯具有亲脂性，可吸附于神经细胞表面，抑制细胞的氧化还原反应，导致细胞活性下降和 ATP 合成减少。由于乙酰胆碱的生成受阻，进而引发麻痹。轻度中毒的患者可能会出现黏膜刺激，伴有头痛、头晕、恶心和呕吐等症状，随后进入兴奋或类似酒醉的状态。在严重的情况下，可能会出现昏迷、抽搐、血压下降以及呼吸和循环系统的衰竭。

慢性苯中毒的主要表现是造血系统的损害，它抑制了造血系统的功能，表现为全血细胞减少，并可能发展成为再生障碍性贫血。在苯中毒的晚期，还有可能诱发白血病。患者常见的症状包括头晕、头痛、乏力、失眠和记忆力减退等神经衰弱症候群的表现。在造血系统的损害中，白细胞数量的减少最为常见，尤其是中性粒细胞的减少。此外，苯具有致突变作用。

## 二、苯作业人群的营养需要

### （一）蛋白质

苯的解毒过程需要谷胱甘肽和硫酸的参与，而膳食中的含硫氨基酸正是体内谷胱甘肽和硫酸的来源。因此，对于接触苯的作业人员，其膳食中应提供充足且优质的蛋白质。苯作业人群每日至少应摄入 90 g 蛋白质，其中优质蛋白质应占 50%。

### （二）脂肪

苯是脂溶性物质，摄取过多的脂肪会促进苯的吸收，增加苯在体内蓄积，增高机体对苯的敏感性。动物实验表明，接触同样剂量的苯时，高脂肪低蛋白饲料组动物存活率低于低脂肪低蛋白饲料组动物。苯中毒大鼠中，肥胖大鼠血苯水平下降速度较消瘦大鼠慢，且肥胖大鼠的白细胞下降则快于消瘦大鼠，人类也有类似表现。苯中毒引起的造血功能障碍在女性中的发生率高于男性，这与女性体脂高于男性有一定的关系。因此，苯作业人群膳食中脂肪含量不宜过高，脂肪供能不超过每日总能量的 25%。

### （三）碳水化合物

碳水化合物能够提高机体的耐受力，原因在于碳水化合物在代谢过程中能提供重要的解毒剂——葡糖醛酸，以及解毒过程所需的能量。在肝脏、肾脏等组织中，苯与葡糖醛酸结合，促使苯随胆汁排出体外。因此，对于接触苯的作业人员而言，确保膳食中碳水化合物的充足供应至关重要。

### （四）维生素

维生素 C 与苯的代谢密切相关。首先，充足的维生素 C 能增强机体的解毒能力。其次，当苯进入机体后，一部分会在体内直接与还原型谷胱甘肽结合进行解毒，而维生素 C 有助于维持机体内还原型谷胱甘肽的浓度。另外，苯在肝细胞内通过混合功能氧化酶进行生物转化，其中羟化是其解毒的重要途径，而维生素 C 作为体内重要的还原剂和羟基的供体，可以提升混合功能氧化酶的活性。因此，建议增加苯作业人员维生素 C 的摄入量。同时，维生素 C 还能促进铁的吸收利用、血红蛋白的合成以及造血过程。建议苯作业人员每日补充 150 mg 的维生素 C。此外，维生素 $B_6$、维生素 $B_{12}$ 和叶酸也有助于提高白细胞数量。维生素 K 对预防和治疗苯中毒也有一定效果。因此，在为苯作业人群调配膳食时，应注意增加这些营养素含量较高的食物，以满足机体的需求。

## 三、苯作业人群的营养保障

苯作业人群膳食应在平衡膳食的基础上，针对性地补充某些营养素，以预防或减轻苯对机体的毒性。

### （一）以平衡膳食为基础，增加蛋白质的供给

苯作业人员对蛋白质，尤其是优质蛋白质的需求量增加。一方面，这是因为膳食中的蛋白质含有硫氨基酸，而这些硫氨基酸是体内谷胱甘肽和硫酸的前体，这两者又是解除苯中毒的重要物质。另一方面，苯的生物转化过程需要一系列酶的参与，这些酶的数量和活性都与机体的蛋白质营养状况密切相关。此外，修复苯中毒引起的机体损伤也需要蛋白质。因此，苯作业人员需要确保摄入足够的蛋白质，并且建议动物源性蛋白质和大豆蛋白的摄入应占总蛋白质摄入量的 50%。可以选择禽蛋、瘦肉、乳制品、鱼虾以及大豆及其制品作为苯作业人员蛋白质的主要来源。

### （二）适当限制膳食脂肪的摄入量

由于苯对脂肪的高亲和力，过量摄入脂肪会促进苯的吸收，增加其在体内的蓄积，从而增加慢性中毒的风险，并提高机体对苯的敏感性。这还会导致体内苯的排出速度减慢。因此，苯作业人员的膳食中，脂肪所提供的能量不应超过总能量的 25%。

### （三）适当增加碳水化合物的摄入

碳水化合物在代谢过程中能够提供一种重要的解毒剂——葡糖醛酸。在肝脏、肾脏等组织内，苯与葡糖醛酸结合后，更容易随着胆汁排出体外，这增强了机体对苯的耐受性。因此，在进行膳食

调配时，可以适当增加苯作业人员的糖类摄入量，例如米、面、薯类和杂粮等。

### （四）补充维生素 C

考虑到维生素对苯中毒具有积极的缓解作用，且苯中毒患者在维生素方面普遍存在缺乏，特别是 B 族维生素和维生素 C。因此，有建议提出，在均衡膳食的基础上，苯作业人员应每日额外补充 150 mg 的维生素 C。为了防止苯中毒引起的贫血，可以增加富含维生素 C 的食物摄入量，如西红柿、猕猴桃、柠檬、青椒等。

### （五）补充促进造血的有关营养素

由于苯对造血系统的毒性，在苯中毒的预防和治疗时，应在平衡膳食的基础上适当补充铁、维生素 $B_{12}$ 及叶酸，这些营养素有助于促进血红蛋白的合成和红细胞的生成。此外，维生素 A 对于维持细胞膜的完整性、增强机体局部抵抗力和全身免疫功能至关重要，而维生素 K 参与体内的氧化过程，有助于增加谷胱甘肽的浓度。对于因苯中毒引起的出血倾向患者，除了补充维生素 C，也应补充维生素 K。

### （六）合理烹调，增进食欲

苯作业人群常常会有食欲减退的现象。因此，在饮食调配和烹调方法上尽量做到色香味俱全，以增进食欲。

---

### 课程思政

各种职业性有害因素依据其来源、理化特性、接触机会和途径的不同，会对不同的生理系统和器官组织造成多种多样的损害。这些系统和器官组织包括神经与精神系统、呼吸系统、血液系统、消化系统、心血管系统、肌肉骨骼系统、泌尿系统、生殖系统、感觉器官、皮肤和免疫系统等。当前，因工作场所接触各类危害因素引发的职业健康问题依然严峻，职业病防治形势严峻、复杂，新的职业健康危害因素不断出现，疾病和工作压力导致的生理、心理等问题已成为亟待应对的职业健康新挑战，处于特殊自然环境或特殊工作环境的人群，要在日常工作中做好职业健康保护，并且了解职业病防治的相关知识，了解不同职业人群的营养需要及膳食原则。树立职防意识，杜绝职防盲区，从以疾病为中心转为以健康为中心，关键是加强对疾病预防和营养膳食的重视，这是健康中国战略发展的必然选择。

因此，我们要珍惜他人的劳动成果，理解特殊职业人群的艰辛和不易。劳动是人类的本质活动，是推动人类社会进步的根本力量。习近平总书记高度重视尊崇劳动，十分关心关怀劳动者，对劳动和劳动者的地位、作用、意义做出了深刻论述，成为党中央新理念、新思想、新战略的重要内容。2020 年 11 月 24 日，习近平总书记在全国劳动模范和先进工作者表彰大会上，对劳模精神、劳动精神、工匠精神作出全面系统的深刻阐述，并指出我们长期实践中所培育的劳模精神、劳动精神、工匠精神是鼓舞全党全国各族人民风雨无阻、勇敢前进的强大精神动力。

人类是劳动创造的，社会是劳动创造的。劳动没有高低贵贱之分，任何一份职业都很光荣。正确的劳动观念是维系人们职业活动和职业生活的思想观念保障。在职业生活中，必须牢固树立“劳动最光荣、劳动最崇高、劳动最伟大、劳动最美丽”的观念，通过劳动创造更加美好的生活。只要踏实劳动、勤勉工作，在平凡岗位上也能干出不平凡的业绩。

---

# 目标检测

## 一、单选择

1. 高温环境下，大量出汗易导致(　　)丢失
A. 脂溶性维生素　B. 可溶性含氮物　C. 水及无机盐　D. 消化液
2. 汗分为显性和非显性两种，显性出汗主要通过(　　)的活动来实现
A. 皮肤　B. 排尿　C. 排便　D. 汗腺
3. 低温环境对人体消化系统的影响不包括(　　)
A. 胃酸分泌增强　B. 胃排空减慢
C. 胃液酸度降低　D. 食物在胃内消化充分
4. 低温环境下机体供能的主要营养素(　　)
A. 脂肪　B. 碳水化合物　C. 糖原　D. 蛋白质
5. 下列哪种维生素可以提高机体的耐寒力(　　)
A. 维生素 C　B. 维生素 E　C. 维生素 A　D. 维生素 $B_1$
6. 长期生活在寒冷地区的人体内最容易缺乏的矿物质是(　　)
A. 钾和镁　B. 钙和钠　C. 碘和锌　D. 以上都不是
7. 下列哪些有毒物质可能干扰铁吸收和利用，从而引起缺铁性贫血(　　)
A. 镉　B. 锰　C. 铅　D. 锌
8. 下列哪种膳食可以促进铅在小肠的吸收(　　)
A. 高纤维膳食　B. 高蛋白膳食　C. 素食　D. 高脂肪膳食

## 二、多选题

1. 低温环境中产能营养素利用的特点包括(　　)
A. 碳水化合物优先利用为主　B. 蛋白质优先利用为主
C. 脂肪优先利用为主　D. 机体组织摄取与利用脂肪速率增加
E. 碳水化合物和脂肪利用均增加
2. 可提高机体耐寒能力的氨基酸有(　　)
A. 亮氨酸　B. 缬氨酸　C. 蛋氨酸
D. 异亮氨酸　E. 酪氨酸
3. 高原低氧时人体代谢的特点包括(　　)
A. 能量需要增加　B. 蛋白质合成减少，分解代谢增加
C. 脂肪分解大于合成　D. 糖异生增加　E. 糖酵解受阻
4. 对接触苯的作业人员补充维生素和矿物质正确的建议包括(　　)
A. 维生素 C 摄入量 150 mg/d
B. 补充一定量的维生素 $B_6$、维生素 $B_{12}$ 及叶酸
C. 适量增加富含维生素 A 和维生素 E 的食物
D. 适当增加铁的摄入量
E. 适当增加钠的摄入量
5. 营养素对苯作业人员的影响描述正确的包括(　　)
A. 富含含硫氨基酸的蛋白质对预防苯中毒有保护作用
B. 碳水化合物可以降低机体对苯的耐受性

C. 脂肪可降低机体对苯的敏感性

D. 维生素 C 可提高机体对苯的解毒能力

E. 增加铁的摄入可预防苯中毒所致的贫血

**三、简答题**

1. 高温环境人员的营养膳食原则。

2. 苯作业人员的膳食原则。

3. 小辉，男性，30 岁，在某鞋业皮具有限公司从事制鞋工作。工作中要接触“400 胶水”“天那水”等(含甲苯)。其工作车间没有排风设备，小辉在工作中也没有采取佩戴口罩、手套等个人防护措施，每日工作 8～10 h，每月休息 2 日。6 个月后出现牙龈出血，伴有头痛、头晕、乏力、多梦、记忆力减退等神经衰弱综合征。实验室检查：2 个月内检查 3 次，白细胞计数均低于 $4\times10^9/L$

(1) 该患者的职业环境中接触到了什么化学毒物？对人体有何危害？

(2) 该患者的膳食如何调配？

# 第九章　常见疾病的膳食营养防治

教学课件

**【学习目标】**

知识目标

1. 掌握常见疾病的营养支持。

2. 熟悉常见疾病患者的膳食营养原则及生活方式指导原则。

3. 了解常见疾病(心血管疾病、内分泌疾病、肿瘤等)的膳食营养相关因素。

能力目标

1.学会评估常见疾病患者的个体营养需求。

2. 具有为常见疾病(如心血管疾病、内分泌疾病、肿瘤等)患者制订具体的营养支持计划的能力。

3. 能够为常见疾病患者提供膳食及生活方式改进建议。

素养目标

具备职业道德观念和责任感,始终将患者的健康和安全放在首位,提供科学、合理的营养支持和指导。

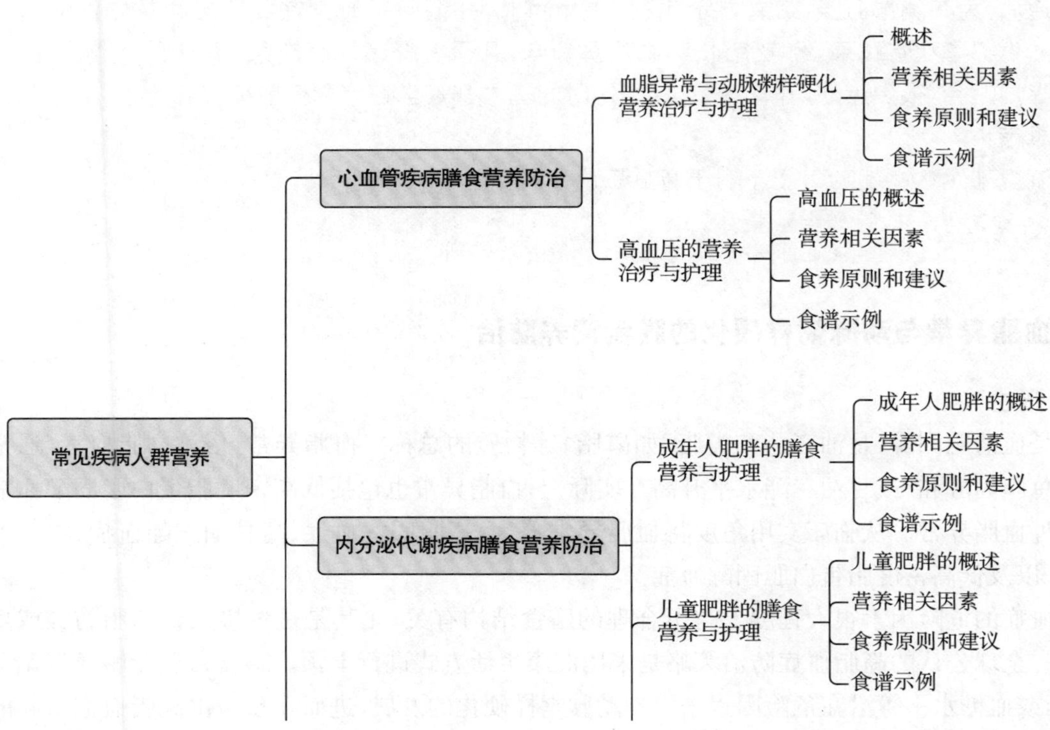

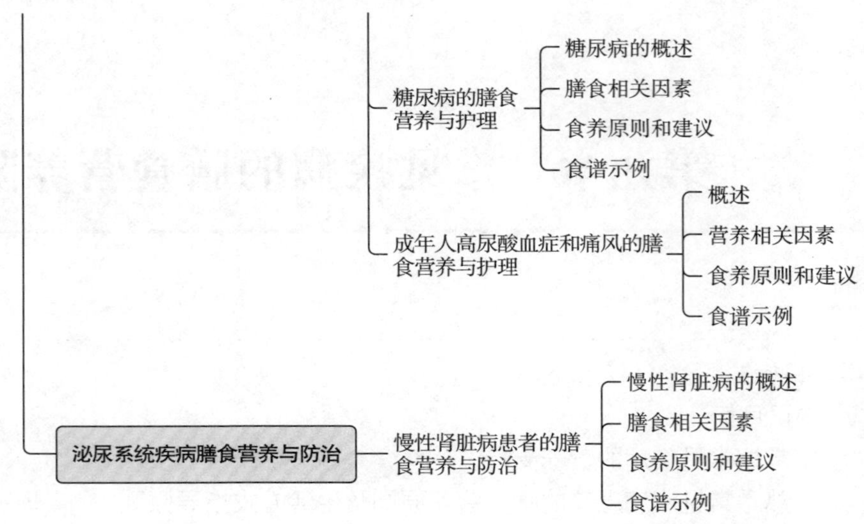


第九章　思维导图

# 第一节　心血管疾病的膳食营养防治

**岗位情景模拟**

**情景描述**：高先生，软件设计工程师，45岁，身高175 cm、体重80 kg，高血压病史3年，尚未发现明显的心血管疾病及肾脏疾病并发症，因血压控制不理想到医院进行营养咨询。护士与他沟通后，为其测量血压，结果显示160/100 mmHg，并询问了日常饮食情况和身体活动情况。高先生不喜欢吃蔬菜，经常点外卖，喜欢重口味，几乎餐餐必须有咸菜，下班后，经常和朋友一起喝酒聚会，很少运动，开车上下班，工作时间基本都是坐在计算机前编程。

**请思考：**

1. 高先生的哪些生活习惯不利于高血压的控制？
2. 对高先生进行膳食生活指导。

## 一、血脂异常与动脉粥样硬化的膳食营养防治

### （一）概述

血脂是血清胆固醇、甘油三酯和类脂（如磷脂）等物质的总称。血脂异常，俗称高脂血症，通常指血清中总胆固醇和/或甘油三酯水平升高。实际上，血脂异常也包括低高密度脂蛋白胆固醇血症在内的各种血脂异常。从临床实用角度将血脂异常分为：高胆固醇血症、高甘油三酯血症、混合型高脂血症，以及低高密度脂蛋白胆固醇血症。

高脂血症的危险因素很大程度上与不合理的膳食结构有关，尤其是过量摄入饱和脂肪酸或反式脂肪酸。全球公认的高脂血症防治策略是采用健康生活方式进行干预。膳食营养能够通过调节血脂、血压或血糖水平等潜在危险因素来影响动脉粥样硬化的发展，进而在预防由高脂血症引起的心血管疾病方面发挥重要的作用。

### （二）营养相关因素

1. 膳食能量过多　过多的能量摄入，多余的能量则转化为脂肪，引起肥胖，肥胖则是血脂代谢异常的重要危险信号。

2. 膳食脂肪总量及其比例　大量的流行病学研究都表明，膳食脂肪摄入总量与动脉粥样硬化呈正相关，膳食脂肪的组成不同对血脂水平的影响也不同。一般来说，由于身体本身的调节作用，体内胆固醇含量相对稳定。但膳食胆固醇、饱和脂肪酸摄入量过高时，也可使血清胆固醇水平升高。研究表明，过量摄入反式脂肪酸亦可导致血脂异常。而单不饱和脂肪酸可降低血清胆固醇和 LDL－C 水平，升高血清中 HDL－C 水平；多不饱和脂肪酸中的亚油酸和 α－亚麻酸等可使血清胆固醇和 LDL－C 水平降低。

3. 碳水化合物摄入过多　膳食中碳水化合物的种类和数量对血脂水平有较大的影响。摄入过多的蔗糖、果糖容易引起血清甘油三酯水平升高，但膳食纤维能够降低胆固醇和胆酸的吸收，具有降低血脂的作用。

### （三）食养原则和建议

1. 吃动平衡，保持健康体重　对于高脂血症患者，在确保每日必需营养的基础上，通过优化膳食结构、控制能量摄入以及维持健康体重，可以有效地减少体脂含量，从而有助于血脂的控制。对于体重正常的人群，应保持能量的摄入与消耗相平衡，以防止超重和肥胖的发生。而对于超重和肥胖的人群，则可以通过限制能量摄入和增加体力活动来实现体重的减轻。

对于高脂血症患者，若无特殊医学禁忌，建议每周进行 5～7 次的体育锻炼或身体活动，每次持续至少 30 min 的中等或更高强度的身体运动。可以根据个人的运动偏好选择快走、跑步、游泳、爬山或各种球类运动，以确保每日通过锻炼消耗至少 200 kcal 的能量。对于有稳定性动脉粥样硬化性心血管疾病的患者，在开始锻炼前应进行运动负荷试验，以充分评估其安全性，并在医师的指导下进行身体活动。运动强度应该根据个人情况循序渐进地增加，并确保运动后第二日感觉精力充沛且无不适感。

2. 调控脂肪，少油烹饪　首先，降低总脂肪、饱和脂肪、胆固醇以及反式脂肪酸的摄入是预防和治疗高脂血症及动脉粥样硬化性心血管疾病的关键措施。对于血脂异常的个体，每日脂肪摄入量应占总能量的 20%～25%，而那些患有高甘油三酯血症的人更应尽量减少每日脂肪的总摄入量。例如，对于一个每日能量摄入在 1800～2000 kcal 的成年人而言，全日从各种食物中摄取的脂肪量（包括烹饪油、动物性食品和坚果等）应在 40～55 g，其中烹饪用油不应超过 25 g。

其次，优化膳食中脂肪酸的配比也是控制高脂血症的有效策略。建议将每日膳食中饱和脂肪的摄入量控制在总能量的 10%以下，高胆固醇血症患者则应进一步降低至 7%以下。高脂血症患者每日的胆固醇摄入量应少于 300 mg，而高胆固醇血症患者则应少于 200 mg，并尽量减少食用动物脑和内脏等高胆固醇食物。反式脂肪酸的每日摄入量不宜超过 2 g，并尽量避免食用含有反式脂肪酸的食品。同时，应适当增加不饱和脂肪酸的摄入，特别是富含 ω－3 系列多不饱和脂肪酸的食物，并采用少油或无油的烹饪方式，如蒸、煮、炖、拌等。

3. 食物多样，蛋白质和膳食纤维摄入充足　在控制总能量及脂肪的基础上，选择食物多样的平衡膳食模式，食物种类每日应不少于 12 种，每周不少于 25 种。

确保蛋白质的充足摄入。在选择动物蛋白时，应优先考虑脂肪含量较低的选项，如鱼虾、去皮禽肉和瘦肉。在奶类产品选择上，脱脂或低脂牛奶是推荐的选择。此外，增加植物性蛋白质的摄入，尤其是大豆蛋白。建议每日摄入含有 25 g 大豆蛋白的食品，以促进更好的健康和营养平衡。

碳水化合物供能应占总能量的 50%～60%。在主食的选择上，应适当控制精白米面的摄入量，而是选择富含膳食纤维的全谷物、杂豆类和蔬菜等食物。膳食纤维在肠道中与胆酸结合，有助于减少脂类的吸收，从而降低血胆固醇水平。推荐每日膳食中包含 25～40 g 膳食纤维（其中 7～13 g 水溶性膳食纤维）。多食用新鲜蔬菜，推荐每日摄入 500 g 新鲜蔬菜，深色蔬菜应当占 1/2 以上。新鲜水果每日推荐摄入量为 200～350 g。

4. 少盐控糖，戒烟限酒　高脂血症是高血压、糖尿病、冠心病和脑卒中的重要危险因素。为了防止相关并发症的发生，必须将血脂、血压和血糖控制在理想水平。对于高脂血症患者，除了控制脂肪摄入量，还需要限制盐和糖的摄入。应该培养清淡的口味，每日食盐摄入量不超过 5 g，同时减少酱油、鸡精、味精、咸菜、咸肉和酱菜等高盐食品的摄入。此外，要限制单糖和双糖的摄入，减少甜食的食用，添加糖的摄入量不应超过每日总能量的 10%。对于肥胖和高甘油三酯血症的患者，添加糖的摄入应该更加严格控制。

高脂血症患者应建立规律的生活作息，保持乐观和愉快的情绪，合理安排工作与休息，确保充足的睡眠，并戒烟限酒。完全戒烟和有效避免吸入二手烟对预防动脉粥样硬化性心血管疾病具有重要的意义。研究表明，即使是少量饮酒也可能导致高甘油三酯血症患者的甘油三酯水平进一步升高，因此建议限制饮酒。

5. 因地制宜，合理搭配　受不同地区气候和环境的影响，居民的膳食习惯和生理特征会有所差异。因此，根据地域特点调整膳食结构对人体健康至关重要。例如，在北方地区（温带季风气候），建议居民多食用新鲜蔬果、鱼虾、奶制品和豆类，同时控制油脂和盐的摄入量，并减少腌制蔬菜的消费；而在南方地区（亚热带季风气候），建议适量增加粗粮的摄入，如紫薯、玉米、黑米、大麦和青稞等，同时控制油脂和盐的摄入。

6. 会看慧选，科学食养，适量食用食药物质　在选择预包装食品时，可以通过阅读营养标签来选择满足营养需求的产品。例如，选择脂肪含量较低的食品，并关注食品中的能量和营养成分含量，包括碳水化合物、蛋白质、膳食纤维和钠等，从而实现科学合理的饮食选择。此外，可适当增加富含植物甾醇和多糖的植物性食物的摄入，如大豆、洋葱、香菇和深色蔬果等。一些具有食药同源特性的物质能够调节血脂水平，高脂血症患者可适量食用这些食物，以辅助降低血脂。但需要注意的是，食药同源物质及新食品原料的食用量应符合相关要求。

### （四）食谱示例

1. 成年高脂血症人群食物选择　见表 9-1-1。

**表 9-1-1　成年高脂血症人群推荐食物名单**

| 食物类别 | 宜选择的食物 | 减少或限制的食物 |
|---|---|---|
| 谷薯类 | 糙米、全麦面粉、玉米、荞麦、燕麦、小米、高粱、藜麦、红薯、紫薯等 | 糕点等高能量甜品，以及各类油煎、油炸食品 |
| 肉类 | 鱼、虾类、瘦肉、去皮禽肉等 | 肥肉、加工肉制品、咸肉、鱼籽、蟹黄、鱿鱼、动物内脏等。 |
| 蛋类 | 鸡蛋、鸭蛋等 | 咸蛋等加工蛋制品 |
| 奶类 | 脱脂奶、低脂奶、鲜牛奶、低糖酸奶等 | 奶油、黄油等 |
| 大豆及制品类 | 黄豆、黑豆、青豆、豆腐等 | 油豆腐皮、豆腐泡等油炸豆制品 |
| 蔬菜类 | 新鲜蔬菜 | 腌制蔬菜 |
| 水果类 | 新鲜水果 | 添加糖含量高的水果制品 |
| 食用油 | 紫苏油、亚麻籽油、核桃油、橄榄油、茶籽油、菜籽油、葵花籽油、玉米油、芝麻油、豆油、花生油、青稞胚芽油等 | 棕榈油、椰子油，猪油、牛油、羊油及其他动物油 |
| 调味品 | 低钠盐 | 酱类、腐乳等高盐调味品；红糖、白糖、糖浆等 |

2. 食谱示例　中年男性，身高 172 cm，体重 90 kg，低身体活动水平。体检结果：甘油三酯、血清低密度脂蛋白水平偏高，高密度脂蛋白水平偏低，血压，血糖正常，医师建议先通过饮食疗法改善血脂水平。请为他设计一日参考食谱，见表 9－1－2。

**表 9－1－2　血脂异常患者一日食谱**

| 餐次 | 食谱名称 | 食材名称及用量 |
|---|---|---|
| 早餐 | 燕麦粥 | 燕麦片 25 g |
| | 韭菜鸡蛋包子 | 面粉 75 g、鸡蛋 25 g，韭菜 150 g |
| | 苹果 | 苹果 200 g |
| 中餐 | 二米饭 | 稻米 50 g，高粱米 50 g |
| | 清蒸鱼 | 鲑鱼 100 g |
| | 西芹炒木耳 | 西芹 100 g、木耳 50 g |
| 晚餐 | 糙米饭 | 糙米 100 g |
| | 白菜炖豆腐 | 白菜 100 g、豆腐 100 g |
| | 海蜇拌黄瓜 | 海蜇 25 g、黄瓜 50 g |
| | 脱脂酸奶 | 脱脂酸奶 250 g |
| | 全日烹调油 | 玉米油 25 g |

## 二、高血压的膳食营养防治

### （一）概述

高血压是以患者血压升高为主要特点的全身性疾病。在未使用降压药物的情况下，非同日 3 次测量诊室血压，收缩压（SBP）≥140 mmHg 和/或舒张压（DBP）≥90 mmHg。收缩压≥140 mmHg 和舒张压＜90 mmHg 为单纯收缩期高血压。患者既往有高血压史，目前正在使用降压药物，血压虽然低于 140/90 mmHg，仍应诊断为高血压。我国居民高血压患病率总体呈上升趋势，高血压是导致冠心病、脑卒中等心血管疾病、死亡的主要原因之一，也是我国当前面临的重要公共卫生问题。

### （二）膳食相关因素

高血压的危险因素很大程度上与不合理的膳食结构有关，特别是高钠摄入、低钾摄入以及过量饮酒等。此外，与饮食习惯密切相关的超重和肥胖也是高血压的重要危险因素，尤其是中心性肥胖，其与高血压的关联更为密切。因此，膳食干预作为国内外公认的高血压防治措施，对于改善血压具有极其重要的作用。血压水平分类与定义，见表 9－1－3。

**表 9－1－3　血压水平分类与定义**

| 分类 | 收缩压/mmHg | | 舒张压/mmHg |
|---|---|---|---|
| 正常血压 | ＜120 | 和 | ＜80 |
| 正常高值血压 | 120～139 | 和/或 | 80～89 |
| 高血压 | ≥140 | 和/或 | ≥90 |
| 1 级高血压（轻度） | 140～159 | 和/或 | 90～99 |
| 2 级高血压（中度） | 160～179 | 和/或 | 100～109 |
| 3 级高血压（重度） | ≥180 | 和/或 | ≥110 |
| 单纯收缩期高血压 | ≥140 | 和 | ＜90 |

注：当 SBP 和 DBP 分属于不同级别时，以较高的分级为准；数据来源于《成人高血压食养指南（2023 版）》。

### （三）食养原则和建议

1. 减钠增钾，饮食清淡 对于高血压患者而言，每日的食盐摄入量应逐步减少至 5 g 以下，同时应增加富含钾的食物的摄入。饮食以清淡为主，避免食用高脂肪和高胆固醇的食物。过多的钠盐摄入是导致血压升高的主要因素之一，而在我国居民的饮食中，大部分钠盐来源于家庭烹饪时添加的盐和一些高盐调味品。近年来，加工食品也成为了重要的钠盐来源。因此，高血压患者应采取各种措施来限制来自不同食物源的钠盐摄入。

增加膳食中的钾摄入量对降低血压有显著帮助。对于肾功能正常的高血压患者，可以通过食用高钾低钠的食品来达到这一目的，但不建议通过服用钾补充剂来降低血压，因为过量的钾摄入可能对肾功能不全的患者造成风险。此外，适当选择富含钙、镁的食物也是有益的。我国居民普遍存在膳食钙摄入不足的问题，因此建议高血压患者适当增加钙的摄入。

高血压患者还应注意减少膳食中脂肪和胆固醇的摄入量，特别是避免油炸食品和动物内脏等高脂食物。同时，应少吃加工过的红肉制品，如培根、香肠和腊肠等，因为这些食品中的饱和脂肪酸会提高血脂和血清胆固醇水平，从而增加患冠心病和脑卒中等疾病的风险。

2. 合理膳食，科学搭配 平衡膳食应由五大类食物组成：谷薯类、蔬菜和水果类、动物性食物、大豆类和坚果，以及烹调油和盐。合理膳食是指在平衡膳食的基础上，根据个体的健康状况调整和优化食物种类和摄入量，以满足特定的健康需求。高血压患者应遵循合理膳食原则，丰富食物的种类，并合理安排一日三餐。

建议高血压患者多摄入富含膳食纤维的新鲜蔬果，同时注意蔬菜和水果不能相互替代。适量摄入谷物和块茎类食物，其中全谷物或杂豆应占谷类的 1/4～1/2。适当补充蛋白质，可以选择奶类、鱼类和大豆及其制品作为蛋白质的来源。限制添加糖的摄入，减少食盐和含钠调味品（如酱油、酱类、蚝油、鸡精和味精等）的摄入。

3. 吃动平衡，健康体重 为了维护高血压患者的健康，控制体重至关重要。建议将体重指数(BMI)控制在 18.5～23.9 $kg/m^2$（65 岁以上老年人可适当增加）；男性腰围＜85 cm，女性腰围＜80 cm。建议所有超重和肥胖的高血压患者采取措施减重。过多的能量摄入容易导致超重和肥胖，因此控制体重的关键在于控制能量摄入和增加身体活动。超重和肥胖者应减少能量摄入，并限制高能量食物（如高脂肪食物、含糖饮料和酒类）的摄入。

4. 戒烟限酒，心理平衡 为了维护心血管健康，建议彻底戒烟，包括避免被动吸烟。戒烟可降低心血管疾病的风险，对于高血压患者来说尤其重要。同时，控制饮酒也是关键，因为过量饮酒会显著增加患高血压的风险，且风险随饮酒量的增加而上升。即便是少量饮酒也可能对健康产生不良影响，因此建议高血压患者避免饮酒。如果有饮酒习惯，应尽量戒酒。

为了减轻精神压力并保持心理平衡，高血压患者应当采取有效的压力管理措施。精神紧张状态能够激活交感神经系统，进而可能导致血压升高。建议进行认知行为干预，以帮助调整心态和应对压力。在必要时，应寻求专业医疗机构的帮助，以避免因精神压力引起的血压波动。此外，保持规律的作息习惯和确保充足的睡眠对于维持血压稳定同样重要，因此应避免熬夜。

5. 监测血压，自我管理 定期监测血压，了解血压数值及达标状态，遵医嘱进行生活方式干预，坚持长期治疗，自我管理。根据患者的血压水平（表 9-1-3）及心血管总体风险（表 9-1-4）进行随诊。根据自身健康状况选择适宜的膳食模式。

表 9-1-4 血压升高患者心血管风险水平分层

| 其他心血管危险因素和疾病史 | 血压(mmHg) | | | |
|---|---|---|---|---|
| | SBP130～139 和(或)DBP85～89 | SBP140～159 和(或)DBP90～99 | SBP160～179 和(或)DBP100～109 | SBP≥180 和(或)DBP≥110 |
| 无 | — | 低危 | 中危 | 高危 |
| 1～2 个其他危险因素 | 低危 | 中危 | 中/高危 | 很高危 |
| ≥3 个其他危险因素靶器官损害,或 CKD 3 期,无并发症的糖尿病 | 中/高危 | 高危 | 高危 | 很高危 |
| 临床并发症,或 CKD≥4 期,有并发症的糖尿病 | 高/很高危 | 很高危 | 很高危 | 很高危 |

注:CKD 慢性肾脏疾病。数据来源于:成人高血压食养指南(2023 版)。

### (四) 高血压患者适合选择的膳食模式

1. 得舒饮食 这种饮食模式注重营养均衡,以新鲜蔬菜和水果为基础,同时包括低脂或脱脂的乳制品、禽肉、鱼类、大豆和坚果以及全谷物。同时,限制含糖饮料和红肉的摄入,从而保持较低的饱和脂肪酸和胆固醇水平。此外,这种饮食还富含钾、镁、钙等矿物质,以及优质蛋白质和膳食纤维,有助于维持身体健康。

2. 东方健康膳食模式 在我国东南沿海地区,居民的高血压和脑卒中风险相对较低,期望寿命也相对较高。这一地区的代表性膳食被统称为“东方健康膳食模式”。这种膳食模式的主要特点是口味清淡且低盐,食物种类多样,以谷物为主要食材,同时蔬菜和水果的摄入量充足,鱼、虾等水产品供应丰富,奶类和豆类食品也相当丰富。此外,该地区的居民通常还保持着较高的身体活动水平。

3. 中国心脏健康膳食 中国心脏健康膳食是一种注重心脏健康的饮食模式,旨在通过合理的饮食结构和食物选择来预防和控制心血管疾病。与中国城市人群的普通饮食相比,这种膳食模式减少了钠和脂肪的摄入,同时增加了蛋白质、碳水化合物、钾、镁、钙和膳食纤维的摄入。

### (五) 食物的选择及食谱示例

1. 食物的选择

(1) 谷类和薯类 宜选择全谷物和薯类食物作为主食,粗细搭配。少食用或不食用加入钠盐的谷类制品,如咸味面包、方便面、挂面等。

(2) 动物性食物 宜选择鱼、禽、蛋和瘦肉,少食用或不食用高盐、高脂肪、高胆固醇的动物性食物。推荐各种各样的奶制品,摄入量相当于每日 300 mL 以上液态奶。

(3) 大豆及其制品 每日食用适量的大豆及其制品,例如大豆、青豆、豆腐、豆浆等。少食用豆豉、豆瓣酱、腐乳等。

(4) 蔬菜和水果 每日新鲜蔬菜摄入应不少于 300 g,至少 3 种,最好 5 种以上,且深色蔬菜要占到总蔬菜量的 1/2 以上;推荐富钾蔬菜,例如菠菜、芥蓝、莴笋叶、空心菜、苋菜、口蘑等;水果每日摄入 200～350 g。

(5) 坚果 推荐食用原味坚果,每周 50～70 g,食用时应注意控制摄入的总能量,合并超重和肥胖者应注意避免脂肪摄入过多。

(6) 油脂 优先选择富含不饱和脂肪酸的菜籽油、亚麻籽油、橄榄油、葵花籽油、玉米油等植物油。交替使用不同种类的植物油,每日使用量控制在 25～30 g。少食用或不食用油炸和含反式脂肪酸的食品。

(7) 酒　不宜饮酒，饮酒者尽量戒酒。

(8) 水、饮料　不宜饮用含糖饮料，推荐白水，保证摄入充足水分。

(9) 调味品　减少摄入食盐及含钠调味品(酱油、酱类、蚝油、鸡精、味精等)，每日钠摄入量不超过 2000 mg(相当于食盐 5 g)。

(10) 其他　少食用或不食用特别辛辣和刺激性的食物，不推荐饮用浓茶和浓咖啡。

2. 食谱案例

案例：高先生 51 岁，患有高血压，身高 175 cm，体重 85 kg，公务员。请为他推荐一日低盐低脂食谱。

营养素摄入目标分析：① 低体力活动者，查表得全日总能量摄入为 1700～1900 kcal。② 蛋白质占总能量 15%～20%。③ 脂肪供能低于总能量的 25%，每日胆固醇摄入量低于 300 mg。④ 碳水化合物占总能量的 60%～65%。高血压患者一日食谱示例见表 9-1-5。

**表 9-1-5　高血压患者一日食谱示例**

| 餐次 | 食谱名称 | 原材料名称及用量 |
|---|---|---|
| 早餐 | 小米粥 | 小米 25 g |
| | 素馅包子 | 面粉 75 g、鸡蛋 25 g、香菇 25 g、角瓜 100 g |
| | 梨 | 梨 200 g |
| 中餐 | 二米饭 | 稻米 50 g、小米 50 g |
| | 油菜炒肉丝 | 瘦猪肉 50 g、油菜 100 g |
| | 蒜泥拌海带丝 | 大蒜 10 g、湿海带 50 g |
| 晚餐 | 糙米饭 | 糙米 100 g |
| | 草鱼炖豆腐 | 草鱼 50 g、豆腐 100 g |
| | 拌菠菜 | 菠菜 150 g |
| | 纯牛奶 | 纯牛奶 250 g |
| | 食用油(全日) | 花生油 20 g |
| | 盐(全日) | 食盐 4 g |

## 第二节　内分泌代谢疾病的膳食营养防治

### 一、成年人肥胖的膳食营养防治

#### (一) 概述

肥胖是指人体脂肪积聚过多达到危害健康程度的一种慢性代谢性疾病，是因能量摄入超过能量消耗或机体代谢改变而导致体重过度增长的一种状态。根据肥胖病因及发病机制分为单纯性肥胖和继发性肥胖。非内分泌、代谢性疾病导致的肥胖为单纯性肥胖。继发于神经-内分泌-代谢紊乱基础上的肥胖为继发性肥胖。

常用于判断超重和肥胖程度的指标包括体重指数(BMI)和腰围。我国健康成年人的 BMI 范围为 18.5 kg/m$^2$～24.0 kg/m$^2$，BMI 在 24.0 kg/m$^2$～28.0 kg/m$^2$ 为超重，BMI 大于 28.0 kg/m$^2$ 为肥胖。85 cm≤成年男性腰围＜90 cm，80 cm≤成年女性腰围＜85 cm 可判断为中心型肥胖前期；成年男性腰围≥90 cm，成年女性腰围≥85 cm 可判断为中心型肥胖。

肥胖是一种慢性代谢性疾病，不但可能导致较高的过早死亡风险，还与各种慢性非传染性疾病的发生相关，包括 2 型糖尿病、脑卒中、冠心病、高血压、呼吸系统疾病、骨关节炎和胆结石等。肥胖甚至还与多种肿瘤的发生相关。膳食营养和身体活动是肥胖防治的两大重要影响因素。通过调整饮食结构并建立科学合理的生活规律，是预防肥胖和减轻体重的有效措施。

### （二）营养相关因素

1. 能量摄入过多　摄入高热量食物或缺乏足够的身体活动，会导致多余的热量在体内以脂肪形式储存，从而引发超重和肥胖的问题。

2. 饮食习惯不科学　三餐能量分配不合理、暴饮暴食、进食速度过快，以及膳食搭配不合理，偏好高热量、高脂食物等饮食习惯，都可能导致能量摄入过剩，从而引发肥胖。大量观察证实，许多成年人肥胖问题的根源可以追溯到童年时期。儿童肥胖的主要原因在于不良的饮食习惯，而且父母的饮食习惯会直接影响子女，肥胖的父母往往更容易养出肥胖的子女。

### （三）食养原则和建议

1. 平衡膳食，控制总能量摄入　控制总能量摄入和平衡膳食是体重管理的关键。为了达成这个目标，可以根据不同人群每日所需的能量消耗量（表 9－2－1）来制定相应的能量摄入建议。一般来说，每日能量摄入应在能量消耗量的基础上平均降低 30％～50％，或者采用限能量的平衡膳食，即男性的每日能量摄入量为 1200～1500 kcal、女性为 1000～1200 kcal。此外，还可以根据个体的基础代谢率和身体活动水平来确定实际的能量需求，并相应地减少摄入量，以达到能量平衡。这种方法可以帮助减轻体重、减少体脂。还可以根据身高（cm）－105 计算出理想体重（kg），再乘以能量系数 15～35 kcal/kg（一般卧床者 15 kcal/kg、低身体活动者 20～25 kcal/kg、中身体活动者 30 kcal/kg、重身体活动者 35 kcal/kg），计算成年人个体化的一日能量。以上方法可根据实际需要任选其一用来指导超重肥胖患者膳食，达到控制总能量摄入的目标。

在控制总能量摄入的同时，平衡膳食还应确保食物多样化，以保障充足的营养素摄入，必要时可补充复合营养素补充剂。一日三餐应合理分配饮食，推荐早、中、晚三餐的供能比为 3∶4∶3。鼓励以全谷物作为主食，至少占谷物摄入量的一半，并适当增加粗粮的比例；同时，应供应充足的新鲜蔬果，确保蔬菜水果品种多样化，但要注意控制高糖分水果及高淀粉蔬菜的摄入；在选择动物性食物时，应优先选择低脂肪的食材，如瘦肉、去皮鸡胸肉、鱼虾等，并优选低脂或脱脂奶类。

**表 9－2－1　中国成年居民膳食能量需要量**

| | 低强度身体活动水平/（kal·$d^{-1}$） | 中等强度身体活动水平/（kal·$d^{-1}$） | 高强度身体活动水平/（kal·$d^{-1}$） |
|---|---|---|---|
| 成年男性 | 1950～2150 | 2400～2550 | 2800～3000 |
| 成年女性 | 1600～1700 | 1950～2100 | 2300～2450 |

注：摘自《中国居民膳食营养素参考摄入量（2023 版）》。

2. 少吃高能量食物，饮食清淡，限制饮酒　经常摄入高能量食物会导致体重增长和肥胖，减少这类食物的摄入有助于控制膳食总能量。高能量食物通常是指提供 400 kcal/100 g 以上能量的食物，如油炸食品、含糖烘焙糕点、糖果、肥肉等。在减重期间，应尽量减少这些食物的摄入。相反，全谷物、蔬菜和水果是低能量食物，且富含膳食纤维，对减重有益。因此，在减重期间可以多选择这些食物。

在减重期间，饮食应以清淡为主，严格控制脂肪/油、盐和添加糖的摄入量。每日的食盐摄入量不应超过 5 g，烹饪油应控制在 20～25 g，添加糖的摄入量应控制在 25 g 以下。在烹饪方式上，建议多采用蒸、煮、熘等方法，减少油煎炸，并尽量减少高脂肪食物的用量。在购买食品时，要主动阅读营养标签，选择那些脂肪、碳水化合物和/或糖、钠含量较低的食品。尽量避免或少选油炸食品、加工肉制品、含糖烘焙糕点、蜜饯、糖果、冰激凌和含糖饮料等。

每克酒精可产生约 7 kcal 能量，远高于同质量的碳水化合物和蛋白质产生的能量值。除了能量，酒精对人体有用的营养素含量极少。因此，在减重期间应严格限制饮酒。

3. 纠正不良饮食行为，科学进餐　养成良好饮食习惯是维持健康体重的关键。在控制总能量摄入的基础上，保持一日三餐的定时定量，可避免因过度饥饿导致的饱食中枢反应迟缓，从而防止进食过量。早餐应受到重视，避免漏餐，晚餐应在 17:00～19:00 进食，晚餐后不宜再进食任何食物，但可以饮水。如果饮水后仍感到饥饿难忍或有低血糖风险者，可以适当选择一些低能量高膳食纤维的食物。

避免暴饮暴食，控制零食、饮料的摄入，避免夜宵。无论在家还是在外就餐，都应根据个人的生理条件和身体活动量选择合适的食物种类和数量，力求做到饮食有节制、科学搭配，合理计划每日餐次和能量分配，进餐时宜细嚼慢咽。适当改变进餐顺序也是一种简单、易行、有效的减重方法。按照蔬菜一肉类一主食的顺序进餐，有助于减少高能量食物的摄入量。

4. 多动少静，睡眠充足，作息规律　身体活动的不足和长时间的久坐是导致肥胖发生的重要原因。适当的身体活动能够增加能量消耗，并调节体内脂肪、蛋白质和碳水化合物的代谢，从而达到减重的效果。对于肥胖人群而言，减重的运动应以中低强度的有氧运动为主，同时辅以适量的抗阻运动。每周进行 150～300 min 中等强度的有氧运动，每周 5～7 日，每周 2～3 日的抗阻运动，每次 10～20 min。每周通过运动消耗能量应达到 2000 kcal 或以上。

减重的过程是一个重塑健康生活方式的过程。首先，需要培养对运动的兴趣，使运动成为习惯。运动不仅能有效地减重和改善健康状况，更是一种有益身心的生活方式。通过增加日常的身体活动，并有计划地安排运动，可以逐步增加运动量，逐步达到每周推荐的运动量。运动的关键在于坚持，选择并培养自己喜欢的运动方式，持之以恒地将每日运动融入生活之中。

同时，应尽量减少静坐和缩短看屏幕的时间，每日的静坐和看屏幕时间应控制在 2～4 h。对于长期静坐或伏案工作的人来说，每小时起身活动 3～5 min 尤为重要。此外，经常熬夜、睡眠不足以及作息不规律可能导致内分泌紊乱和脂肪代谢异常，增加肥胖的风险。因此，肥胖患者应遵循昼夜生物节律，保证充足的睡眠时间，以维持健康的体重和身体状态。

5. 安全减重，不急于求成　科学减重需遵照循序渐进的原则，使大脑思维、体脂肪、肌肉和各个器官适应新能量状态，逐步达到新平衡。减重速度并非越快越好，过快的减重速度易对机体器官、组织造成损伤，甚至危及生命。对于孕妇、乳母、老年人以及患有慢性代谢性疾病的人群来说，科学减重更应该在医师或营养师等专业人士的指导下进行，以避免不合理的减重对机体健康造成损害。理想的减重目标应是 6 个月内减少当前体重的 5%～10%，合理的减重速度为每月减 2～4 kg。

在减重过程中应注意自我监测，包括对体重变化的监测，食物摄入量以及身体活动情况的监测。自我监测可以提高减重者对减重行为的自我意识，从而有助于减重计划的维持和成功。同时，减重的过程中不仅要关注体重的变化，还要关注体脂率和肌肉量的变化，尽量减少肌肉的流失，以维持正常的基础代谢率。

### （四）食物的选择与食谱示例

1. 食物的选择

（1）主食的选择　主食的选择上要做到粗细搭配，避免长期单纯地摄入粗粮或细粮。全谷类和杂豆可以提供更多的 B 族维生素、矿物质、膳食纤维等营养成分，对控制肥胖有重要的作用，建议肥胖人群每日摄入全谷物和杂豆 50～150 g，如黑米、玉米等；薯类含有丰富的淀粉、膳食纤维、维生素和矿物质，建议肥胖人群每日摄入薯类 50～100 g。

（2）蔬菜和水果类的选择　减重人群应保证每日摄入至少 300～500 g 蔬菜（生重），其中深色蔬菜的摄入量应占 1/2 以上。由于不同种类的蔬菜含有的营养素和植物化学物各不相同，因此在选择和购买时应该多样化，确保每日至少摄入 3～5 种不同的蔬菜。应尽量减少食用糖分较高的水果，例如榴梿、香蕉、荔枝等。此外，尽量避免饮用果汁，因为果汁中的糖分往往较高，不利于控制体重。

(3) 肉类、蛋类和水产品的选择　减重期间适宜选择高蛋白、低脂肪的肉类和水产品作为优质蛋白质的来源，如鱼虾蟹贝等建议每周至少食用2～3次。以猪、牛、羊、鸡为代表的畜禽肉，脂肪含量较高，不宜摄入过多，还应尽量选择纯瘦肉。蛋类摄入量(以鸡蛋为例)保证每日1～2个。

(4) 奶、豆类的选择　在减重期间，建议每日摄入300～500 mL的低脂或脱脂牛奶。对于乳糖不耐受的人群，可以选择无添加糖的低脂酸奶或者无乳糖牛奶作为替代。豆类适宜选择豆腐、不加糖的豆浆和豆腐脑等豆制品，避免选择油炸类以及含盐较高的豆制品。

(5) 坚果类的选择　坚果属于高能量食物，但含有较高水平的不饱和脂肪酸、维生素E等营养素，适量摄入有益健康，但其能量应该计入一日三餐的总能量之中。推荐每周平均50～70 g(平均每日10 g左右)，首选原味坚果。如果摄入过多，应减少一日三餐中其他食物的摄入量。此外，减重人群还要警惕食物中那些"隐形"的脂肪。如肉类、动物内脏、坚果中均含有较多"隐形"的脂肪。这些"隐形"脂肪容易导致膳食脂肪过量摄入。

2. 食谱示例　每日1000 kcal的减肥食谱，见表9-2-2。

**表9-2-2　每日1000 kcal的减肥食谱**

| 餐次 | 食谱名称 | 原料及用量 |
|---|---|---|
| 早餐 | 馒头<br>煮鸡蛋<br>牛奶<br>凉拌菠菜 | 面粉50 g<br>鸡蛋50 g<br>低脂牛奶250 mL<br>菠菜100 g |
| 加餐 | 苹果 | 苹果200 g |
| 中餐 | 二米饭<br>铁锅炖鱼 | 大米30 g，小米20 g<br>草鱼50 g，北豆腐50 g，白菜100 g |
| 晚餐 | 菜包饭<br>西蓝花虾皮萝卜汤 | 生菜100 g，大米30 g，小米20 g，猪瘦肉50 g，土豆30 g<br>西蓝花100 g，白萝卜30 g，虾皮10 g |
| 油、盐 | 全日总用量：花生油15 g，盐<5 g | |

## 二、儿童青少年肥胖的膳食营养防治

### (一) 概述

近年来，我国儿童青少年肥胖率快速上升，已成为重要公共卫生问题之一。《中国居民营养与慢性病状况报告(2020年)》显示，我国6岁以下儿童肥胖率为3.6%，6～17岁儿童青少年肥胖率为7.9%。肥胖是多种疾病的重要危险因素，不仅影响儿童青少年运动能力、骨骼肌肉发育和认知发展，还会对他们的心理健康、心血管系统、内分泌系统、呼吸系统、消化系统等产生不良的影响。而且儿童和青少年时期的肥胖问题往往会延续到成年阶段，极大地增加患多种慢性疾病的风险。

儿童青少年肥胖以原发性肥胖为主，主要与膳食营养、身体活动、遗传等因素有关，其中不合理的膳食结构、不健康的饮食行为、婴幼儿期喂养不当都是造成儿童青少年肥胖的重要原因。

### (二) 儿童青少年肥胖的判定

依据《7岁以下儿童生长标准》(WS/T423)《学龄儿童青少年超重与肥胖筛查》(WS/T586)《7岁～18岁儿童青少年高腰围筛查界值》(WS/T611)，6～17岁儿童青少年中心型肥胖的判断依据是腰围或腰围身高比。对于6～17岁男生，如果腰围身高比大于0.48，或对于6～9岁女生，腰围身高比大于0.46，则建议判定为中心型肥胖。中心型肥胖，即内脏脂肪过多，是体内脂肪沉积以心脏、腹部等为中心发展的肥胖。这种类型的肥胖与多种健康问题有密切关系，包括高血压、高脂血症和糖尿病等。由于腹腔内脂肪的增加会对血压和血脂水平产生直接的影响，因此中心型肥胖的儿童青少年更易出现这些健康问题。

### （三）食养原则和建议

1. 小份多样，保持合理膳食结构　儿童青少年正处于生长发育的重要阶段，应保证平衡膳食，能量和营养素摄入量及比例适宜。日常膳食做到食物多样，达到每日摄入 12 种以上食物，每周摄入 25 种以上食物。根据不同年龄儿童青少年能量的需要量，控制食物摄入总量，选择小份量的食物以实现食物多样。增加新鲜蔬菜水果、全谷物和杂豆在膳食中的比重。保证蛋白质摄入，选择富含优质蛋白质的食物，如鱼、禽、蛋、瘦肉、奶及奶制品、大豆及其制品。学龄前儿童（2～5 岁）每日摄入 350～500 mL 奶或相当量的奶制品；学龄儿童（6～17 岁）每日摄入 300 mL 以上奶或相当量的奶制品。

儿童青少年的肥胖问题大多属于单纯性肥胖，这种情况通常与高热量食物的过量摄入有关。因此，对于肥胖的儿童和青少年来说，控制日常饮食中的总能量摄入显得尤为重要。在为儿童和青少年制订饮食计划时，应尽量选择天然、新鲜的食材，膳食中增加鱼类、蔬菜、大豆及其制品的比例，保证优质蛋白质、维生素、矿物质摄入量。同时，控制精白米、精白面在膳食中所占的比例，增加血糖生成指数较低的全谷物和杂豆的膳食占比。减少高油、高盐和高糖及能量密度较高的食物（如油炸食品、甜点、含糖饮料、糖果等）的摄入量。肥胖儿童、青少年减重过程中，建议膳食能量应在正常体重儿童、青少年建议摄入量的基础上减少 20%左右。同时，膳食结构应有利于减轻饥饿感、增加饱腹感，适当增加微量营养素密度较高的食物。

2. 良好饮食行为，促进长期健康　养成健康饮食行为是预防和控制儿童青少年肥胖的重要途径。偏食、过食等不健康的饮食行为，易导致儿童青少年脾胃功能受损，增加肥胖风险。儿童青少年要做到不挑食偏食、不暴饮暴食，细嚼慢咽，进餐结束，立即离开餐桌。一日三餐应定时定量，用餐时长适宜，如早餐约 20 min，午餐或晚餐约 30 min；控制每餐膳食总能量的摄入，晚上 21:00 以后尽量不进食。合理安排三餐，吃好早餐，早餐、午餐、晚餐提供的能量应分别占全日总量的 25%～30%、35%～40%、30%～35%。进餐时建议先吃蔬菜，然后吃鱼、禽、肉、蛋及豆类，最后吃谷薯类。

选择零食时，应首选干净卫生、微量营养素密度较高的食物，如奶及奶制品、新鲜蔬菜和水果、原味坚果；结合营养标签，选择营养密度较高，能量密度较低的预包装食品，少吃高油、高盐、高糖的加工食品；零食提供的能量不超过每日总能量的 10%。不喝含糖饮料，足量饮用清洁卫生的白水，少量多次。尽量在家就餐，在外就餐也要注重食物多样、合理搭配，保证适量的新鲜蔬菜、全谷物和杂豆摄入，控制动物性食物、油炸食品、甜食和饮料摄入。

3. 积极身体活动，保持身心健康　充足的身体活动不仅能够促进儿童青少年健康成长，也能预防和控制肥胖。学龄前儿童每日身体活动的总时长应达到 3 h，其中包括 2 h 以上的户外活动。学龄儿童应坚持每日运动，保证每日 60 min 以上的中高强度的有氧运动（如快走、骑车、游泳、球类运动等）；每周至少 3 日强化肌肉力量和/或骨骼健康的抗阻运动（如跳绳、跳远、攀爬器械、弹力带运动等）。

学校或托幼机构应充分利用体育课、课间操、课后体育活动或户外活动时间，开展集体游戏（如圆圈接力、踩影子、穿梭跑等）或其他多种形式的运动。家长也应积极为儿童青少年创造运动的家庭氛围，与他们共同运动，培养其运动技能，鼓励儿童青少年每日校外身体活动时间达到 60 min。

肥胖儿童青少年的运动应遵循循序渐进的原则，在专业人员的安全评估和指导下，结合自身运动能力制订运动方案，从每日 20 min 中高强度身体活动开始，逐渐增加到每日 20～60 min，鼓励多种运动方式结合。肥胖儿童青少年可根据身体状况选择传统健身方式，增加运动的趣味性和多样性，如健身长拳、八段锦等，慢慢养成长期运动习惯。

儿童青少年规律作息，保证充足睡眠，做到早睡早起。建议 5 岁以下儿童每日睡眠时间为 10～13 h，6～12 岁儿童为 9～12 h，13～17 岁儿童青少年为 8～10 h。另外，要注意控制儿童青少年观看视屏的时间，建议学龄前儿童每日观看视屏(包括看电视、手机等电子屏幕)时间不超过 1 h，学龄儿童不超过 2 h，越少越好。

关注肥胖儿童青少年心理健康。指导肥胖儿童青少年正确认识体型，结合心理和情绪干预，关注情绪性进食、限制性进食等不良饮食行为，指导肥胖儿童青少年合理膳食，促进身心健康。

4. 多方合作，创造社会支持环境　通过多种途径，开展营养教育，向儿童青少年和家长传播肥胖预防控制相关营养健康知识和技能，包括肥胖的原因、不良影响、干预措施等，避免肥胖歧视。家庭、学校和托幼机构是预防与控制儿童青少年肥胖的关键场所。家长应提高营养健康素养，为孩子提供营养均衡的食物，培养其科学饮食习惯。学校应根据不同年龄段儿童青少年特点设置营养教育课程；开足、上好体育课。鼓励社区为儿童青少年肥胖防控提供支持。如通过讲座、入户示范、壁报等多种形式宣传肥胖防控知识。配备充足、适宜的儿童青少年运动场所。鼓励食品、运动设备生产企业研制有助于儿童青少年体重管理的产品。通过政府引导、部门联动、社会参与的机制，鼓励食品企业减少高油、高盐、高糖食品的生产，减少全链条相关产品营销，营造预防和控制儿童青少年肥胖的社会环境。

5. 定期监测，科学指导体重管理　定期监测儿童青少年身高、体重和腰围等指标，分析动态变化，有助于早期发现异常趋势并积极采取有效措施。鼓励肥胖儿童青少年测定体成分，明确肥胖特征。学校每年监测儿童青少年的身高、体重和腰围，计算体重指数和腰围身高比，评估儿童青少年肥胖状况，及时向家长反馈，并采取有效的干预措施。对于体重正常的儿童青少年，建议家长至少每月测量并记录 1 次其身高和晨起空腹体重，并观察变化趋势；

肥胖儿童青少年要在医师或营养指导人员的指导下进行体重管理。每周测量 1 次身高和晨起空腹体重，制订体重管理目标，评估儿童青少年的膳食、运动、睡眠、心理状况，制订膳食加运动的个体体重管理方案。通过参与、言传身教等方式鼓励肥胖儿童青少年做到平衡膳食，形成能够长期坚持的健康行为习惯，逐步达到健康体重。除了儿童青少年肥胖后的干预，家庭、学校和社会应采取综合措施积极预防儿童青少年肥胖。对于疾病原因导致的肥胖，需要及时治疗相关疾病。儿童青少年单纯性肥胖不建议进行药物和手术治疗；重度肥胖或伴有其他代谢性疾病的儿童青少年，可以进行多学科协作下的临床治疗。

### (四) 食物的选择及食谱示例

1. 食物的选择　在选择食物时，应优先考虑那些能量密度较低而营养密度较高的食物，以满足身体对各种营养素的需求，同时控制总体的能量摄入。应避免或限制高能量食品的摄入，见表 9-2-3。

**表 9-2-3　各类食物选择列举**

| 食物分类 | 优先选择食物 | 限量选择食物 | 不宜选择食物 |
| --- | --- | --- | --- |
| 谷薯类 | 杂米饭、杂粮面等 | 精白米面类、粉丝、年糕等 | 油条、炸薯条、方便面、干脆面、面制辣条等；添加糖、奶油、黄油的点心，如奶油蛋糕、黄油面包、奶油爆米花等 |

续　表

| 食物分类 | 优先选择食物 | 限量选择食物 | 不宜选择食物 |
|---|---|---|---|
| 蔬菜类 | 叶菜类、瓜茄类、鲜豆类、花芽类、菌藻类等 | 部分高淀粉含量的蔬菜，如莲藕等 | 高油、盐、糖烹饪及加工的蔬菜，如炸藕夹、油焖茄子、油炸的果蔬脆等 |
| 水果类 | 绝大部分浆果类、核果类、瓜果类等水果，如柚子、蓝莓、草莓、苹果、樱桃等 | 含糖量比较高的水果，如榴梿、香蕉、荔枝、甘蔗、龙眼、芒果等 | 各类高糖分的水果罐头、果脯等 |
| 畜禽类 | 如里脊、腱子肉等少脂禽类，胸脯肉、去皮腿肉等 | 牛排、小排、肩部肉等；带皮禽类肉制品，较多油、盐、糖烹饪及加工的畜禽类 | 肥肉、五花肉、蹄髈、牛腩等；富含油脂的内脏，如大肠、肥鹅肝等；高油、盐、糖烹饪及加工的畜禽类 |
| 水产类 | 绝大部分清蒸或水煮水产类 | 较多油、盐、糖等烹饪的水产类，如煎带鱼、糖醋鱼等 | 蟹黄和/或蟹膏等富含脂肪和胆固醇的水产部位；油炸、腌制的水产类及其制品 |
| 豆类 | 大豆和杂豆制品，如豆腐、无糖豆浆 | 添加少量糖和/或油的豆制品等 | 油、盐、糖含量高的加工豆制品，如兰花豆、油炸豆腐、豆腐乳、豆制辣条 |
| 蛋乳类 | 蒸煮蛋类、脱脂及低脂乳制品，如脱脂牛奶、无糖酸奶 | 少油煎蛋，含少量添加糖的乳制品 | 含有大量添加糖的乳制品 |
| 饮料类 | 白水、矿泉水、纯净水等 | 不加糖的鲜榨果汁 | 含糖及甜味饮料，加入植脂末或糖的奶茶、果汁饮料 |
| 坚果类 | 无添加油、盐、糖的原味坚果 | 添加少量油、盐、糖调味的坚果 | 添加大量油、盐、糖等调味的坚果 |

2. 食谱示例　见表 9-2-4。

表 9-2-4　食谱示例（1580～1800 kcal）

| 餐次 | 食谱名称 | 原料及用量 |
|---|---|---|
| 早餐 | 山药莲子粥<br>平菇韭菜炒鸡蛋<br>凉拌黄瓜 | 鲜山药 50 g，莲子 10 g，黑米 50 g<br>平菇 50 g，韭菜 50 g，鸡蛋 50 g<br>黄瓜 50 g |
| 餐点 | 低脂牛奶 | 低脂牛奶 300 mL |
| 中餐 | 茯苓饼<br>拌菠菜<br>香菇炒牛肉<br>鲫鱼汤 | 茯苓粉 10 g，紫薯 20 g，面粉 80 g<br>菠菜 100 g<br>牛肉 50 g，青椒 20 g，香菇 20 g<br>鲫鱼 25 g |
| 餐点 | 猕猴桃 | 猕猴桃 200 g |
| 晚餐 | 南瓜馒头<br>尖椒干豆腐<br>小白菜冬瓜汤 | 面粉 80 g，南瓜粉 10 g<br>干豆腐丝 20 g，猪瘦肉 20 g 尖椒 10 g<br>小白菜 80 g，冬瓜 20 g |
| 油、盐 | 全日总用量：植物油 25 g，盐 5 g | |

## 三、糖尿病的膳食营养防治

### （一）概述

糖尿病（diabetes mellitus）是一组由于胰岛素分泌和作用缺陷所导致的碳水化合物、脂肪、蛋白质等代谢紊乱和以长期高血糖为主要表现的代谢性疾病。糖尿病的典型症状是三多一少，也就是多饮、多食、多尿和体重减轻。根据病因学证据，2019 年世界卫生组织（WHO）将糖尿病分类更新为 6 种类型，即 1 型糖尿病、2 型糖尿病、混合型糖尿病、其他特殊类型糖尿病、未分类糖尿病、妊娠糖尿病。近年来我国居民糖尿病患病率逐年上升，严重危害居民健康，是我国当前面临的重要公共卫生问题之一。

糖尿病的危险因素多与不合理膳食相关，包括长期高糖、高脂肪、高能量膳食。纠正不良生活方式，践行合理膳食和积极运动，一直是预防和控制糖尿病发生、发展的有效手段。对于糖尿病前期和某些病程短、胰岛功能尚可、合并超重或肥胖的 2 型糖尿病患者，采用膳食干预和生活方式改善的举措，可帮助其很好地控制血糖；而对于病程长、血糖控制不佳、正在使用降糖药物的 2 型糖尿病患者以及 1 型糖尿病患者，膳食干预和生活方式改善也有助于其实现血糖达标，预防和延缓糖尿病并发症发生，改善生活质量，节约医疗费用支出。

### （二）膳食营养相关因素

1. 高碳水化合物、高脂肪膳食　长期高碳水化合物膳食不仅会过度刺激胰腺分泌胰岛素，还会使血清中三酰甘油水平升高，不利于血糖的控制。同时，长期高脂肪膳食会增加糖尿病患者心血管疾病的发病率。对糖尿病患者而言，脂肪的摄入比糖更有可能加剧病情的发展，如患者能接受低脂饮食，可能有利于整体的血糖控制。

2. 低膳食纤维的膳食　水溶性膳食纤维对于调控血糖水平具有重要的作用，它能够延缓碳水化合物的吸收，从而有效降低餐后血糖的峰值。

3. 其他　如果膳食中缺乏铬、硒、维生素 D、B 族维生素、维生素 C、维生素 E 以及烟酸等营养素，可能会引发或加剧糖尿病的症状。此外，长期大量吸烟也被发现与糖化血红蛋白水平的升高有关，研究表明，即使体重指数相同，吸烟者的内脏脂肪量、空腹血糖和胰岛素水平均高于非吸烟者。因此，保持均衡的饮食习惯和避免吸烟对于预防和控制糖尿病具有重要的意义。

### （三）食养原则和建议

1. 食物多样、养成和建立合理膳食习惯　膳食管理和药物治疗是糖尿病患者血糖控制的核心。糖尿病患者应遵循平衡膳食的原则，应以控制血糖为目标，调整优化食物种类和重量，保持食物多样，保证营养素的摄入全面和充足，以满足自身健康需要。主食要定量，且碳水化合物应以全谷物、各种豆类等血糖生成指数（GI）较低的食物为主，水果摄入要限量；餐餐都应有蔬菜，每日应达 500 g，其中深色蔬菜占 1/2 以上；天天有奶类和大豆，常吃鱼、禽，适量蛋和畜肉补充优质蛋白质；减少肥肉摄入，少吃烟熏、烘烤、腌制等加工肉制品，控制盐、糖和油的使用量。

2. 能量适宜，控制超重肥胖和预防消瘦　体重是反映一段时间内膳食状况和人体健康状况的客观指标，也是影响糖尿病患者病情发展的重要指标。膳食能量摄入量是体重管理和血糖控制的核心。人体能量的需要量与年龄、性别、体重和身体活动量等因素有关。建议糖尿病患者膳食总能量中宏量营养素供能比分别为蛋白质 15%～20%、碳水化合物 45%～60%、脂肪 20%～35%。糖尿病患者能量需要量因人、因血糖调节而异，应咨询营养指导人员来帮助确定全日的能量需要量和运动量，制订个性化的膳食管理、血糖和体重控制方案。糖尿病患者应注意保持体重在理想范围内，提高机体免疫力，降低疾病的发生发展风险。65 岁以上老年人可适当增加体重。

肥胖患者减重后可以改善胰岛素抵抗，有利于血糖控制。超重和肥胖的 2 型糖尿病患者减重 3%～5%，能产生有临床意义的健康收益。建议超重、肥胖患者按照每个月减少 1～2 kg 的速度，减重 5%～10%。糖尿病患者由于机体的胰岛素绝对或相对缺乏，不能充分发挥促进糖原、蛋白质和脂肪合成、抑制其分解的作用，血糖控制不佳的同时也容易出现体内脂肪和蛋白质分解过多，体重减轻，甚至出现消瘦。合并消瘦或营养不良的患者，应在营养指导人员的指导下，通过增加膳食能量、蛋白质的供给，结合抗阻运动，增加体重，达到和维持理想体重。老龄患者在保持健康体重的同时，应特别注意预防肌肉衰减。

3. 主食定量，优选全谷物和血糖生成指数(GI)低的食物　主食通常富含碳水化合物，是影响餐后血糖水平的关键因素。因此，糖尿病患者需要学会如何选择适宜的主食种类及数量。首先，在选择主食或谷物类食物时，可参考我国常见食物血糖生成指数表。优先选择血糖生成指数(GI)低的食物。如全谷物、杂豆类、蔬菜等食物，这些食物富含膳食纤维、植物化学物，GI较低，且含有丰富的维生素 $B_1$、维生素 $B_2$ 以及钾、镁等矿物质，更耐饥饿，可有效减缓餐后血糖波动。但是对于胃肠功能弱的老年糖尿病患者，在选择富含膳食纤维的全谷物时，要注意烹饪方法和用量，以免增加消化道负担。其次，主食定量，不宜过多，低GI食物如进食过多也会加重餐后血糖负担。建议糖尿病患者碳水化合物提供的能量占总能量比例为45%～60%，略低于一般健康人。零食提供的碳水化合物也应该计入每日碳水化合物摄入总量。此外，调整进餐顺序对控制血糖也有利，养成先吃菜，后吃主食的习惯。建议记录膳食、运动和血糖水平，提高血糖控制和自我管理的科学规划水平。

当糖尿病患者初次就诊或血糖控制不理想时，建议及时咨询医师或营养师以获得个性化的指导。这包括调整饮食中的碳水化合物摄入量，以帮助降低高血糖水平。值得注意的是，血糖水平受到多种因素的影响，包括碳水化合物的摄入、身体活动量、饮食结构和禁食时间等。碳水化合物虽然提供能量，但过低的供能比对于糖尿病患者的长期健康并非有益。

要有效管理糖尿病，关键是学会监测血糖反应，计划和调整饮食。了解食物中的碳水化合物含量及其对血糖的影响，掌握食物之间的互换关系，并保持规律的进餐习惯，对于糖尿病患者来说至关重要。这些措施将帮助他们更好地理解食物、药物与血糖之间的相互作用，是制订和调整全面膳食计划的重点。通过这种方式，可以更精确地管理血糖水平，从而获得更好的治疗效果和生活质量。

4. 积极运动，改善体质和胰岛素敏感性　运动可以消耗能量，而抗阻运动还有助于增加肌肉量。此外，运动还可以增加骨骼肌细胞膜上葡萄糖转运蛋白-4(GLUT-4)的数量，进而增加骨骼肌细胞对葡萄糖的摄取，改善骨骼肌细胞对胰岛素的敏感性，平稳血糖。目前，有充足的证据表明，身体活动不足可导致体重过度增长，多进行身体活动不仅有利于维持健康体重，调节心情愉悦，还能降低肥胖、2型糖尿病、心血管疾病等慢性疾病的发生。

糖尿病患者可选择餐后运动，每周至少5日，每次30～45 min，中等强度运动(包括快走、骑车、打乒乓球、打羽毛球、慢跑、游泳等)要占50%以上，循序渐进，持之以恒。如无禁忌，最好一周2次抗阻运动，如练哑铃、俯卧撑、器械类运动等，提高肌肉力量和耐力。运动前后要加强血糖监测，避免低血糖，将日常活动和运动融入生活计划中。

5. 清淡饮食，限制饮酒，预防和延缓并发症　为了预防和延缓糖尿病相关并发症的发生，关键在于强化生活方式的改善。这包括严格控制油脂、盐分和糖分的摄入，以及避免饮酒。维持血糖、血脂和血压在理想水平至关重要。过多的油脂或肥肉摄入会导致总体能量过高，可能引起超重和肥胖。同时，高盐饮食会增加高血压和脑卒中的风险。饮酒可能会干扰糖尿病患者的正常饮食和药物治疗，导致血糖波动，特别是在使用胰岛素或胰岛素促泌剂的情况下，还可能增加低血糖的风险。此外，过量饮酒可引起肝脏损伤，并增加痛风、癌症和心血管疾病的风险。

在日常饮食中应培养清淡口味，控制每日烹饪油的使用量在25 g以内，减少动物脂肪的摄入，并适当控制富含胆固醇的食物，以预防血脂异常。食盐的摄入量每日不应超过5 g，同时注意限制高盐调味品和食品的使用。建议足量饮用白开水，适量饮用淡茶或咖啡，避免含糖饮料。

6. 规律进餐，合理加餐，促进餐后血糖稳定　维持血糖稳定的基础在于规律的进餐习惯，即每日三餐及加餐的时间相对固定，避免暴饮暴食，不随意吃零食或饮用含糖饮料，减少不必要的聚餐以及餐次。无论是在家用餐还是外出就餐，饮食都应根据个人的生理需求和身体活动量进行科学配置，合理规划餐次和能量分配。进餐时应养成细嚼慢咽的习惯，形成良好的饮食模式。

关于加餐的需求、时间安排以及零食的选择，应根据患者的血糖波动特性个性化决定。特别是对于病程较长、血糖控制不佳的 2 型糖尿病患者和 1 型糖尿病患者，建议进行血糖监测，并根据结果适时加餐，以预防低血糖的发生。对于体重不足的糖尿病患者以及妊娠期糖尿病患者，适当安排加餐或零食不仅可预防低血糖，还有助于增加能量摄入，促进体重合理增长。

7. 自我管理，定期营养咨询，提高血糖控制能力　有效管理和维持血糖稳定在很大程度上依赖于患者的自我管理能力。糖尿病的管理需要采取个性化和多样化的综合措施，应考虑到患者的病程、病情以及行为改变的特点。为了有效地控制糖尿病，患者必须重视并学习相关的知识和自我管理技能，包括膳食调理，定期运动，血糖监测，遵循医嘱使用药物，掌握胰岛素注射技术，以及预防和处理低血糖的方法。

将自我管理技能融入日常生活，建立与经验丰富的营养师和医师团队的咨询和随访关系，主动进行定期咨询，接受个性化的营养教育和膳食指导，有助于改善个人的健康状况和临床结果。特别是在初次就诊、年度检查或未达到治疗目标时，或在疾病及环境发生变化时，应及时寻求医疗咨询。

营养咨询应涵盖膳食评估和调整、营养状况评估和诊断以及制订营养和运动处方等方面。在医师和营养指导人员的帮助下，适时调整饮食、运动和行为习惯以及药物使用，以保持健康的生活方式，稳定血糖水平，并预防并发症的发生。

---

**【知识链接】**

**血糖生成指数**

食物血糖生成指数(GI)是一项反映食物生理学效应的参数，用于衡量人体进食一定量富含碳水化合物的食物后，所引起的 2 h 内血糖变化大小。低 GI 食物对血糖影响较小，有利于餐后血糖控制，所以糖尿病患者应多选低 GI 食物。

规定一次性摄入 50 g 葡萄糖的 GI 值为 100，摄入含等量碳水化合物的其他食物后，尤其是以谷、薯、杂豆为主要原料制成的食品，如果：GI≤55，为低 GI 食物；55＜GI≤70，为中 GI 食物；GI＞70，为高 GI 食物。所有食物注意食不过量。低 GI 食物如进食过多也会加重餐后血糖负担；高 GI 食物并非完全限制食用，适当少食并通过合理搭配也能帮助维持血糖稳态。

---

### （四）食物的选择与食谱示例

1. 食物的选择

(1) 宜选择的食物　粗杂粮(糙米、燕麦、玉米、荞麦等)、优质蛋白质含量高的食物，鸡、鸭、鱼、蛋类各种豆制品；乳类及其制品，新鲜蔬菜，如大白菜、菠菜、空心菜、萝卜、苦瓜、芹菜等。

(2) 忌(少)食的食物　单糖或双糖含量高的食物，如各种饮料、甜品、糕点等；GI 值较高的食物，如油条、馒头、白米饭等；腌制食品、胆固醇含量较高的食品，含酒精饮料。

部分食物 GI 分类，见表 9-2-5。

表 9-2-5　部分食物 GI 分类

| 食物种类 | GI | 食物种类 | GI | 食物种类 | GI |
|---|---|---|---|---|---|
| 二合面窝头 | 65 | 黄豆(泡、煮) | 18 | 樱桃 | 22 |
| 荞麦面馒头 | 67 | 花生 | 14 | 鲜桃 | 28 |
| 油条 | 74.9 | 豆腐干 | 23.7 | 香蕉 | 52 |
| 馒头(富强粉) | 88.1 | 酸奶(加糖) | 48 | 杏干 | 31 |
| 面条(小麦粉) | 81.6 | 牛奶 | 27.6 | 梨 | 36 |
| 荞麦面条 | 59.3 | 藕粉 | 33 | 苹果 | 36 |
| 大米饭 | 83.2 | 蔗糖 | 65 | 葡萄 | 43 |
| 小米粥 | 62 | 蜂蜜 | 73 | 猕猴桃 | 52 |
| 玉米面粥 | 50.9 | 巧克力 | 49 | 菠萝 | 66 |
| 油炸土豆片 | 60.3 | 南瓜 | 75 | 西瓜 | 72 |
| 苏打饼干 | 72 | 胡萝卜 | 71 | 四季豆 | 27 |

2. 食谱示例　糖尿病患者食谱示例，见表 9-2-6。

表 9-2-6　糖尿病患者食谱示例

| 餐次 | 食谱名称 | 食物及用量 |
|---|---|---|
| 早餐 | 煮玉米<br>无糖酸奶<br>煮鸡蛋<br>凉拌芹菜花生米 | 玉米 150 g<br>无糖酸奶 100 g<br>鸡蛋 50 g<br>西芹 40 g，花生 20 g |
| 中餐 | 山药鸡蛋面<br>裙带菜豆腐汤<br>虾仁炒西葫芦<br>青椒豆干 | 山药 100 g，鸡蛋 50 g，面条 70 g<br>裙带菜 20 g，豆腐 30 g<br>虾仁 40 g，西葫芦 50 g<br>青椒 50 g，豆腐干 40 g |
| 加餐 | 桃 | 桃 200 g |
| 晚餐 | 小米粥<br>白扁豆炒肉<br>葛根排骨汤<br>红烧带鱼 | 小米 80 g<br>白扁豆 50 g，牛肉 20 g<br>葛根 15 g，猪排骨 20 g<br>带鱼 30 g |
| 油、盐 | 全日总用量：花生油 25 g，盐 4 g | |

## 四、成年人高尿酸血症与痛风的膳食营养防治

### （一）概述

高尿酸血症是嘌呤代谢紊乱引起的代谢性疾病。在正常膳食状态下，非同日 2 次检测空腹血尿酸水平＞420 μmol/L，即可诊断为高尿酸血症。痛风属于代谢性疾病，以高尿酸血症和尿酸盐晶体的沉淀和组织沉积为特征，导致炎症和组织损伤。尿酸盐结晶沉积于关节、软组织和肾脏，可引起关节炎、肾脏损害等，临床主要表现为反复发作的急性关节炎等。值得注意的是，高尿酸血症和痛风是慢性肾病、高血压、心脑血管疾病及糖尿病等疾病的独立危险因素。长期患高尿酸血症还可导致动脉粥样硬化，增加心血管疾病发生的风险。

高尿酸血症和痛风可以根据血尿酸水平和病情的严重程度被具体分为几个阶段：首先是无症状高尿酸血症期，这一阶段的特点是虽有高尿酸血症但无明显症状，或存在无症状的单钠尿酸盐

晶体沉积。接下来是急性痛风性关节炎期，这一时期的特征是关节炎突然发作，伴随关节红肿、发热和剧烈疼痛。之后进入痛风间歇期，这个阶段位于两次急性痛风性关节炎发作之间，症状暂时缓解。最后是慢性痛风性关节炎期，此时关节持续疼痛，血尿酸水平持续波动，并可能出现痛风石。

高尿酸血症是痛风发生的病理基础，其与膳食及生活方式密切相关。特别是长期摄入高能量食品、大量酒精和/或高果糖饮料，这些都可能增加高尿酸血症和痛风的风险。此外，肥胖本身就是高尿酸血症和痛风的独立危险因素。因此，通过合理搭配膳食，减少高嘌呤食物的摄入，并保持健康的体重，可以有效地帮助控制血尿酸水平，减少痛风发作的频率，从而改善患者的生活质量。

---

**【知识链接】**

**尿　酸**

尿酸是人体代谢产物之一，主要来源由膳食摄入和体内分解的嘌呤化合物经肝脏代谢产生，通过肾脏和消化道排泄。在正常情况下，体内尿酸产生和排泄保持平衡状态。当嘌呤代谢障碍时，就会出现高尿酸血症。

---

### （二）营养相关因素

1. 高蛋白、高嘌呤膳食　高蛋白食物在经过消化和吸收后，会使血液中的嘌呤成分增加。这些嘌呤在体内代谢后会导致血尿酸水平上升，从而可能触发痛风的发作。食物中的嘌呤摄入量对机体尿酸浓度有显著影响。当嘌呤摄入过多时，患者血液中的尿酸水平会显著升高，这可能诱发痛风的急性发作。

2. 高能量饮食　膳食中能量的过度摄入导致超重和肥胖，这些都是高尿酸血症的独立危险因素。研究表明，体重与高尿酸血症之间存在正相关关系，体重增长可能会导致血尿酸水平升高。相应地，对于肥胖患者而言，减重通常能够带来血尿酸水平的下降，从而降低高尿酸血症的风险。

3. 过度饮酒　嗜酒是导致血清尿酸值升高的重要原因之一。乙醇在代谢过程中会产生乳酸，会抑制尿酸的排出。此外，一些含酒精的饮料中也含有嘌呤，会增加嘌呤的摄入量。因此，过量饮酒不仅会直接导致尿酸排泄减少，还可能通过增加嘌呤摄入间接促进血尿酸水平的升高。

### （三）食养原则和建议

1. 食物多样，限制嘌呤的摄入　高尿酸血症和痛风患者应采取多样化、均衡的膳食模式，膳食进行合理调整。每日饮食应包括谷薯类、蔬菜和水果、畜禽鱼蛋奶以及大豆和坚果，保证食品种类的多样性。由于多摄入高嘌呤食物会增加尿酸的产生，从而可能导致高尿酸血症。因此，限制高嘌呤食物的摄入有助于控制血尿酸水平并减少痛风的发作。

在选择食材时，高尿酸血症和痛风患者应优先考虑低嘌呤食物，严格控制膳食中的嘌呤含量。例如，动物内脏（如肝、肾、心）的嘌呤含量较高，应避免食用。相比之下，鸡蛋和牛奶的嘌呤含量较低，可以安心食用。尽管大豆的嘌呤含量略高于瘦肉和鱼类，但植物性食物中的嘌呤人体利用率低，豆腐、豆干等豆制品在加工后嘌呤含量有所降低，可适量食用。

此外，每个人对食物的反应可能不同，对于有痛风发作病史的人群，在遵循上述饮食原则的基础上，还应特别注意避免食用以往可能诱发痛风发作的食物。通过这种个性化的饮食管理，可以更有效地控制病情，减少痛风的发作风险。

含嘌呤食物分类，见表9－2－7。

表 9-2-7　含嘌呤食物分类

| 食物分类 | 每 100 g 食物中嘌呤含量(mg) | | 食物举例 |
| --- | --- | --- | --- |
| 低嘌呤食物 | <50 | 谷类 | 小米、玉米、面粉、糯米、大米、糙米、麦片 |
| | 薯类 | | 白薯、马铃薯 |
| | 蔬菜类 | | 冬瓜、南瓜、西葫芦、萝卜、胡萝卜、青椒、蒜头、木耳、芹菜、空心菜、菜花、洋葱、番茄、葱、四季豆、茼蒿、黄瓜、豆芽 |
| | 水果类 | | 苹果、梨、西瓜、香蕉、桃、橙、橘 |
| | 蛋类 | | 鸡蛋、松花蛋 |
| | 乳类 | | 牛奶、奶粉 |
| | 坚果类 | | 瓜子、葡萄干、杏仁、花生、栗子 |
| | 其他 | | 海蜇皮、蜂蜜、海参、猪血、枸杞、海藻 |
| 较高嘌呤食物 | 50～149 | 谷类 | 米糠、麦麸、麦胚、粗粮 |
| | 豆类 | | 黑豆、豌豆、绿豆、豆干、黑芝麻、红豆、青豆、豆腐、豌豆 |
| | 畜禽肉类 | | 鸡肉、鸡肫、肾、猪肉、羊肉、牛肉、兔肉、鸭、鹅、鸽、火鸡、火腿、牛舌 |
| | | 鱼类 | 黑鲳鱼、草鱼、虾、鲤鱼、鳗鱼、鳝鱼、乌贼、鱼丸、雪鱼、鲑鱼、大比目鱼、龙虾、螃蟹 |
| | 蔬菜类 | | 鲜蘑菇、芦笋、海带 |
| 高嘌呤食物 | 150～1000 | 畜禽肉类 | 胰腺、小肠、肝脏、猪脑、浓肉汁、浓鸡汤等 |
| | 鱼类 | | 小鱼干、凤尾鱼、沙丁鱼、白带鱼、牡蛎、白鲳鱼、鲢鱼等 |
| | 其他 | | 酵母粉、火锅汤 |

2. 充足的蔬菜和牛奶，限制果糖　维生素和植物化学物质等营养成分能够促进肾脏对尿酸的排出，从而起到降低尿酸的作用。新鲜蔬菜（如菊苣、鲜百合）、水果（如富含维生素 C 的樱桃、草莓等）都含有丰富的植物化学物质，包括生物碱、酚酸和黄酮类等，这些成分在降低血尿酸水平方面具有一定的作用，有助于改善高尿酸血症和降低痛风发作的风险。因此，建议每日多食用新鲜蔬菜，推荐摄入量不少于 500 g，其中深色蔬菜，如紫甘蓝和胡萝卜，应占总摄入量的 1/2 以上。乳蛋白作为优质蛋白的重要来源，可以促进尿酸的排泄，因此鼓励每日摄入超过 300 mL 的牛奶或相当量的奶制品。

果糖可能会导致代谢异常并引起胰岛素抵抗，从而潜在地促使尿酸水平升高。因此，在膳食中应限制果糖含量较高的食品，如含糖饮料、鲜榨果汁、果葡糖浆，以及果脯和蜜饯等。虽然水果中也含有果糖，但其所含的维生素 C、黄酮、多酚、钾和膳食纤维等营养成分可以改变果糖对尿酸水平的影响。这表明水果摄入量与痛风之间没有显著的相关性。

3. 足量饮水，限制饮酒　定时、规律性的饮水习惯可以促进尿酸的排泄。对于高尿酸血症和痛风患者，在心脏和肾功能正常的情况下，建议每日的饮水量应达到 2000～3000 mL，以保持每日的尿量大于 2000 mL。首选饮用白水，也可以选择柠檬水、淡茶或苏打水，但应避免过量饮用浓茶、浓咖啡以及生冷饮品。

饮酒会增加高尿酸血症和痛风的风险。酒精代谢不仅会影响嘌呤的释放，促进尿酸的生成，还会导致血清乳酸水平升高，从而减少尿酸的排泄。此外，某些含酒精的饮料中也含有嘌呤，通常黄酒的嘌呤含量较高，其次是啤酒。因此，建议限制饮酒，特别是在急性痛风发作期间、药物控制不佳或患有慢性痛风性关节炎的患者应避免饮酒。

4. 科学烹饪，少食生冷　合理选择食物的烹饪和加工方式对于预防和管理高尿酸血症与痛风至关重要。采用低盐、低油的烹饪方法有助于控制或降低血尿酸水平。建议将每日的食盐摄入量控制在不超过 5 g，而烹调油的使用量应控制在 25～30 g。应尽量减少使用油炸、煎制、卤制等烹饪方式，提倡在肉类烹饪后进行汆煮处理再食用，并尽量避免饮用肉汤。腊制、腌制或熏制的肉类因含有较高的嘌呤和盐分，不适合高尿酸血症与痛风患者食用。

对于高尿酸血症与痛风人群来说，经常食用生冷食品如冰激凌、生冷海鲜等可能会损害脾胃功能，并可能导致尿酸盐结晶析出增多，诱发痛风发作。因此，建议痛风患者减少生冷食品的摄入。

5. 吃动平衡，健康体重　由于超重和肥胖是增加高尿酸血症患者发生痛风风险的重要因素，因此减轻体重可以显著降低血尿酸水平。对于伴有超重或肥胖问题的高尿酸血症和痛风患者，建议在确保每日必需营养的基础上，通过改善饮食结构和增加规律性运动来加大能量消耗。同时，应避免采取过度节食和快速减肥的方法，合理的减重速度为每周降低 0.5～1.0 kg，直至将体重控制在健康范围内。

养成规律适度的运动习惯是预防和治疗高尿酸血症与痛风的有效措施之一。在确保安全的前提下，患者应选择适合自己健康状况的运动项目，并逐步增加运动强度。运动应以低至中等强度的有氧运动为主，从低强度开始，逐渐过渡到中等强度，避免剧烈运动。建议每周进行 4～5 次有氧运动，每次持续 30～60 min，例如慢跑、散步、骑自行车、打太极拳、练八段锦、游泳等，并且适当进行力量和柔韧性训练。在运动期间或之后，应及时补充水分。在痛风性关节炎发作期间，应减少或避免运动。

此外，保持良好的生活习惯对于痛风患者控制病情至关重要。高尿酸血症与痛风患者应养成规律的作息习惯和平衡工作与休息，不规律的作息可能导致疲劳加剧，从而促使体内代谢产物积累和内环境变化，进一步增加痛风发作的风险。

6. 因地制宜，构建合理的膳食结构　在我国，不同地区的饮食习惯存在显著差异。沿海地区由于食材丰富，居民长期习惯于食用海产品，而部分地区还流行以高嘌呤食材煲汤。相比之下，内陆地区的居民通常以畜禽肉和淡水鱼虾为主食，而蔬菜和水果的摄入量相对较低。在高原地区，常见的饮食包括青稞、酥油和牛肉、羊肉，但蔬菜和水果的摄入量以及饮水量通常较少。

膳食习惯是诱发痛风的重要因素，应当根据各地区的具体情况，因地制宜地构建科学合理的膳食结构，重视营养均衡，并养成良好的膳食习惯。特别是对于痛风患者，更应注意选择低嘌呤食物，限制高嘌呤食物的摄入，并确保足够的水分摄入以促进尿酸排泄。

此外，痛风性关节炎患者在气候冷热交替的秋冬和夏秋季节应注意保暖，以避免寒冷刺激诱发病症。夏季使用空调时，也应注意室内温度不宜设置得过低，以减少因温差过大而引发痛风发作的风险。

### （四）食物的选择与食谱示例

1. 食物的选择

（1）宜选择的食物　含嘌呤较低的食物，如牛奶及奶制品、蔬菜、水果、全谷类食物等。

（2）忌（少）食的食物含嘌呤较高的食物，如大量肉类、动物内脏（肝、肾、心、脑）、肉（鱼）汤、海鱼、含脂肪高的食物、含酒精饮料、含糖饮料。

2. 食谱示例　痛风患者食谱示例，见表 9－2－8。

**表 9－2－8　痛风患者食谱示例**

| 餐次 | 食谱名称 | 原料名称及用量 |
|---|---|---|
| 早餐 | 馒头 | 面粉 100 g |
| | 牛奶 | 纯牛奶 250 g |
| 早点 | 香蕉 | 150 g |

续　表

| 餐次 | 食谱名称 | 原料名称及用量 |
| --- | --- | --- |
| 午餐 | 米饭 | 大米 150 g |
| | 猪肉炖土豆 | 瘦猪肉 55 g，土豆 120 g、豆油 8 g |
| | 冬瓜汤 | 冬瓜 200 g、香油少许 |
| 晚餐 | 馒头 | 面粉 50 g |
| | 清炒小白菜 | 小白菜 150 g，豆油 8 g，调料少许 |
| | 西红柿鸡蛋汤 | 西红柿 120 g、鸡蛋 1 个(约 50 g) |
| 加餐 | 苹果 | 苹果 150 g |

## 第三节　泌尿系统疾病的膳食营养防治

### 一、概述

慢性肾脏病是由各种原因导致的肾脏结构或功能异常超过 3 个月的慢性疾病，临床上可出现不同程度蛋白尿、水肿、高血压、高脂血症、贫血、电解质紊乱等表现。在早期阶段，慢性肾脏病患者可能无任何明显症状，通常在体检时才被发现。然而，在晚期，患者可能会出现食欲下降、恶心、呕吐、水肿和酸中毒等尿毒症症状。根据肾小球滤过率的水平，慢性肾脏病被分为五个阶段。第 1 期患者的肾功能处于正常阶段；第 2 期的肾功能轻度下降；第 3 期肾功能中度到重度下降；第 4 期的肾功能严重下降；第 5 期，也被称为终末期肾病或尿毒症期，此时肾功能严重衰竭，患者通常需要进行透析治疗或肾移植。慢性肾脏病的病程长，并发症多，诊疗过程复杂，对我国居民的健康构成严重威胁。因此，慢性肾脏病已成为我国当前的重大公共卫生问题之一。

高饱和脂肪酸、高嘌呤和高盐的摄入是慢性肾脏病发生和发展的重要危险因素。与此同时，一些与不良生活方式密切相关的慢性疾病，如糖尿病、高血压、肥胖和高尿酸血症，也是慢性肾脏病的重要诱因。在这种情况下，膳食干预被国内外公认为是一种有效的防治慢性肾脏病的手段。对于慢性肾脏病的非透析患者，在合理用药的基础上进行膳食干预可以显著延缓疾病的进展，推迟进入透析的时间。而对于正在进行透析的慢性肾脏病患者，膳食干预不仅可以减少透析的次数，还可以预防营养不良，延长透析的寿命。

### 二、食养原则及建议

#### (一) 食物多样，分期选配

慢性肾脏病患者应该保持食物种类的多样性，并合理搭配各种食物，以确保摄入全面且充足的营养素。同时，患者应该减少食盐和调味品的使用，限制或避免饮酒，以及限制或禁止食用浓肉汤或长时间炖煮的汤。慢性肾脏病患者的饮食应该在平衡膳食的基础上，根据疾病的不同阶段选择和匹配食物的种类和质量，以减轻肾脏的负担并满足其健康需求。

对于慢性肾脏病 1～2 期的患者，总体的膳食建议包括以植物性食物为主，主食来源应多样化，包括全谷物、杂豆类、薯类及蔬菜等。每餐应包含蔬菜，每日蔬菜摄入量达到 300～500 g，其中深色蔬菜应占 1/2 以上。水果的摄入应适量，同时建议常吃奶类、大豆及其制品，适量吃鱼、禽、蛋、畜肉。应尽量避免吃烟熏、烧烤、腌制等过度加工食品，并控制盐、油、糖和调味品的使用量。

对于慢性肾脏病 3～5 期的患者，总体的膳食建议是要遵守以植物性食物为主的膳食原则，并实施低蛋白饮食。在选择主食时，要兼顾蛋白质的用量，可以选择淀粉含量高、蛋白质含量低的食物，如红薯、土豆、莲藕、山药、绿豆粉丝等，代替部分或全部谷类食物。每餐应包含蔬菜，水果的摄入应适量。常吃大豆及其制品，适量吃鱼、禽、蛋、奶、畜肉。尽量避免吃烟熏、烧烤、腌制等过度加工食品，并控制盐、油、糖和调味品的使用量。

在慢性肾脏病5期透析阶段，仍然应实施以植物性食物为主的膳食，并根据情况适当调整动物性食物、豆类、蔬菜和水果的摄入量。

**（二）能量充足，体重合理，谷物适宜，主食优化**

慢性肾脏病患者的营养不足患病率在18%～75%，尤其是处于慢性肾脏病3～5期的患者，常常因为食欲减退而导致营养素摄入不足，这可能会引发体重减轻和营养不良的问题。为了保证患者能够维持适宜的体重，充足的能量摄入显得尤为重要。判断慢性肾脏病患者体重是否适宜，可以参考体重指数(BMI)，并将其控制在18.5～23.9 kg/m$^2$。对于65岁及以上的老年患者，可以适当提高BMI的适宜范围，即20.0～26.9 kg/m$^2$。然而，如果患者出现水肿的情况，就需要及时调整体重。

在膳食方面，建议慢性肾脏病1～2期患者的主食以谷薯类为主，其中粗杂粮应占1/3的比例。而对于慢性肾脏病3～5期的患者来说，为了减轻肾脏的负担并确保优质蛋白质的摄入，需要实施低蛋白饮食，在以谷薯类为主的饮食基础上，进行优化选择。由于米面食物中含有较高的非优质蛋白质，会增加肾脏的负担，因此建议减少这些食物的摄入。可以选择蛋白质含量低、能量密度高的食物作为主食，例如红薯、土豆、山药、芋头等，以及小麦淀粉、红薯粉、土豆粉、木薯粉、西米、绿豆粉丝、豌豆粉丝等制品。此外，水生蔬菜如莲藕、马蹄等也可以用来补充能量。如果有条件，还可以选择低蛋白大米、淀粉(米)和肾病专用能量补充剂等低蛋白高能量食品来辅助增加能量。这样不仅可以帮助患者丰富食物的选择，还能提高膳食干预的依从性，改善生活质量，从而延缓疾病的进展。

**（三）蛋白适量，合理摄入鱼禽豆蛋奶肉**

蛋白质对于维持机体的组织更新和机体功能十分重要，大部分慢性肾脏病患者存在蛋白丢失，而摄入过多蛋白质会增加慢性肾脏病患者的肾脏负担，加速疾病进展。因此，临床营养师或专科医师需要根据患者的疾病分期来合理选择蛋白质的种类和摄入量。其中，优质蛋白应占到蛋白质总量的50%以上，这类蛋白质主要来源于动物性食物和大豆。

在选择动物性食物时，建议优先选择白肉类食物，如鱼和禽类。而对于红色肉类(如猪肉、牛肉、羊肉等)，一般建议每周食用1～2次，每次不超过50 g。当患者出现肾性贫血时，可以适当增加红色肉类的进食次数，以便补充血红素铁。此外，蛋类和奶类也是蛋白质的重要来源，但由于它们通常含有较高的磷，因此需要适当控制用量。具体来说，鸡蛋每日不超过1个，奶类不超过300 mL。

相比之下，植物性食物更有利于减轻肾脏的负担，延缓疾病的进展。大豆类及其制品(如豆腐、腐竹等)是蛋白质和钙的重要来源，可以作为慢性肾脏病患者的首选。综上所述，慢性肾脏病患者在选择蛋白质食物来源时，应优先选择鱼禽类，其次是大豆类，最后是蛋、奶、畜肉。这样的选择顺序有助于确保患者摄入足够的优质蛋白质，同时减轻肾脏的负担，延缓疾病的进展。

**（四）蔬菜充足，水果适量**

蔬菜和水果中含有丰富的维生素、矿物质、膳食纤维以及植物化学物，对维持慢性肾脏病患者的健康非常重要。鼓励慢性肾脏病患者适当进食蔬菜、水果，推荐每日摄入蔬菜300～500 g，水果200～350 g，但糖尿病肾病患者每日水果摄入量应适当减量至100～200 g，以更好地控制血糖水平。

当患者出现水肿或高钾血症时，选择蔬菜和水果需要更加谨慎。此时，应计算所选食物的含水量和含钾量，并采取适当的烹饪方法，如蔬菜推荐清水浸泡并飞水弃汤后进食。水果的选择则应根据具体情况而定，必要时可咨询临床营养师或专科医师的建议。

对于处于慢性肾脏病 3～5 期的患者，除了关注蔬菜和水果中的水分和含钾量外，还需注意其蛋白质含量。一般来说，绿叶蔬菜的蛋白质含量为每 100 g 含 2～4 g，而瓜菜的蛋白质含量则在 0～1 g/100 g。水果中，除了樱桃蛋白质含量较高，大部分水果的蛋白质含量为 1～2 g/100 g。

蔬菜和水果中含有的植物化学物如类胡萝卜素、类黄酮、花青素、有机硫化合物等，具有抗氧化、抗炎以及改善肠道菌群等多种作用，对防治慢性肾脏病有益。特别是摄入富含类胡萝卜素的深色蔬菜和水果，能延缓肾功能下降，对肾脏具有保护作用。因此，建议慢性肾脏病 3～5 期的患者在日常饮食中多选择含蛋白质少的瓜菜，并适当增加深色蔬菜和水果的摄入。

### （五）少盐控油，限磷控钾

控制饮食中的盐摄入量对于改善或维持慢性肾脏病患者的血压、减轻蛋白尿和水肿非常重要。推荐患者每日的盐摄入量不超过 5 g，并应尽量避免食用烟熏、烧烤、腌制等过度加工食品。此外，应尽量选择天然的调味食材，如山楂、柠檬、辣椒、花椒和醋等，限制酱油、味精、鸡精以及各种酱料等调味品的摄入。

对于出现水肿的慢性肾脏病患者，建议在临床营养师或专科医师的指导下实施低盐膳食，每日盐摄入量不超过 3 g；若水肿严重，则应进一步实施无盐膳食（钠＜1000 mg）或低钠膳食（钠＜500 mg）。

此外，过多的烹调油或肥肉摄入会导致总能量摄入过量，从而增加超重和肥胖的风险，并可能引起血压、血糖和血脂等指标升高，不利于慢性肾脏病的控制。因此，患者应适当控制油脂的摄入量，建议每日的烹调油摄入量不超过 25～40 g，脂肪占总能量的比例不宜超过 35%。

对于处于慢性肾脏病 3～5 期的患者，在实施低蛋白饮食的同时，可以适当增加富含 ω－3 系列脂肪酸的油脂，如亚麻籽油、紫苏籽油等，作为能量补充来源。这些患者由于肾功能损害，容易出现电解质紊乱，常见的有高磷血症和高钾血症。因此，限制饮食中磷的摄入是防治高磷血症的重要手段之一。

无论是动物性食物还是植物性食物都含有丰富的磷，但植物性食物中的磷吸收利用率较低。推荐患者多选用磷/蛋白质含量比值低的食物，以控制每日膳食磷摄入量不超过 1000 mg，从而维持血磷在正常范围。

钾对维持机体的健康同样至关重要，但血清钾过高或过低都可能危及生命。对于能够正常排尿的慢性肾脏病患者，通常不必担心摄入过多钾导致的高钾血症。然而，一旦出现高钾血症，患者应及时就医，并严格控制高钾食物的摄入，将每日钾摄入量控制在 2000～3000 mg，以维持血钾浓度在 3.5～5.5 mmol/L。此外，患者应避免摄入浓肉汤、老火汤和菜汤，并在烹调时先飞水弃汤后再食用。

### （六）适量饮水，量出为入

水分是维持人体健康不可或缺的物质，对于无水肿且尿量正常的慢性肾脏病患者而言，每日的饮水量应保持在 1500～1700 mL。然而，对于那些存在水肿和/或尿量较少的患者来说，饮水量的安排需要更为细致和谨慎。此时，患者的每日饮水量应根据其尿液排出量以及透析脱水量等因素来制定，摄入的水分总量应与排出的水分总量相匹配，以避免加重水肿。

在临床营养师或专科医师的指导下，患者应实施低盐膳食，以控制盐分摄入对水肿的影响。同时，为了进一步减少体内的水分积聚，患者还需适当减少摄入含水量高的食物，如水果、蔬菜等，减轻水肿症状。

### （七）合理选择营养健康食品，改善营养状况

慢性肾脏病患者易出现营养不良，且常合并微量营养素的缺乏，如B族维生素、维生素D、钙、铁、锌等。患者若实施低蛋白饮食不当，易导致营养不良，常表现为体重减轻、水肿、消瘦、肌肉减少等。因此，慢性肾脏病患者应定期进行营养评定和监测，并由临床营养师或医师对其进行营养指导，一旦发现患者存在营养风险，应立即提供膳食指导，并在必要时使用营养健康食品，如膳食营养补充剂、肾病型能量补充剂和特殊医学用途配方食品等，以纠正或预防营养不良。

### （八）规律进餐，限制饮酒，适度运动

建立良好的生活方式是维护慢性肾脏病患者健康的重要基础，包括规律进餐、定时定量，以及适度运动。患者应确保一日三餐和加餐的时间相对固定，避免过度饥饿或暴饮暴食，减少外卖和聚餐，零食摄入应适度。对于体重减轻的患者，适当增加餐次有助于增加体重，改善营养不良状况。

在饮酒方面，慢性肾脏病患者应限制饮酒，因为过多酒精及其代谢产物会通过肾脏排泄，可能对肾脏造成直接损害，并增加高尿酸血症、糖尿病、心血管疾病等风险，进一步加重对肾脏的损害。特别是对于慢性肾脏病3～5期的患者，建议尽量避免饮酒。

适度运动对于慢性肾脏病患者至关重要，能够提高心肺耐力、增强肌力和肌肉容积，降低心血管疾病风险，延缓疾病进展，从而提升生活质量。适合患者的运动形式包括有氧运动、抗阻运动和灵活性运动，推荐患者每周进行3～5次，每次30～60 min的中等强度运动，如快走、骑车、打乒乓球、打羽毛球、慢跑、游泳等。如果条件允许，患者最好每周进行3次抗阻运动，以增强肌肉力量和耐力。

患者应将日常活动和运动融入生活计划中，逐步达到上述运动目标。在开始任何运动计划之前，患者应进行全面的运动评估，并制订个性化的运动处方，以降低运动相关不良事件的风险。通过这些综合性的生活方式调整，患者能够更好地管理自己的健康状况，提高生活质量。

### （九）定期监测，强化自我管理

慢性肾脏病患者定期进行健康监测是成功实施膳食干预和防止出现营养不良的重要保障。一般情况下，患者应每日进行自我监测，包括血压、体重、尿量等指标，进行每周饮食记录，以监测食物摄入情况。根据病情和患者需要，还可每月到医院进行营养风险筛查，必要时每季度或每年进行一次人体成分分析、握力、上臂围、小腿围、腰围和生化指标的监测。

临床营养师或专科医师会根据监测结果定期进行营养评估、营养不良诊断和营养咨询，以便及时发现并防治营养不良。营养咨询涵盖膳食评估、营养状况评定、营养不良诊断以及制订营养处方和运动处方等方面。在专业人员的帮助下，患者应适时调整膳食、运动、行为和用药量等，以保持健康的生活方式，预防并发症，延缓肾脏疾病进展，提高生活质量。

患者的自我管理能力是成功实施肾病膳食的关键。患者应积极学习慢性肾脏病相关知识和自我管理技能，了解食物中的营养成分含量，掌握食物营养成分查询和营养标签解读，以及食物交换表的使用，将自我行为管理融入日常生活。同时，家属和社区应为患者提供良好的进餐氛围，提供适合患者的食物，并定期举办肾病膳食烹饪交流活动，促进患者融入社会。

为了更有效地管理慢性肾脏病患者的营养，临床经验丰富的营养师和医师团队应与患者建立定期咨询和随访服务关系。患者应主动参与定期咨询，接受个性化的营养教育和膳食指导，掌握相关膳食管理技能，以获取有效的营养治疗方案，改善健康状况和临床结局。特别是在初诊、年度检查或疾病环境变化时，患者应及时就诊或咨询。

【知识链接】

**麦淀粉饮食**

麦淀粉是将小麦中的蛋白质分离去掉加工而成，加工后蛋白质含量从7%～10%下降到0.4%～0.6%及以下。肾病患者不能把蛋白质代谢产物正常排出，因此需要限制膳食中蛋白质的摄入，为了改善患者蛋白质营养状况，在允许摄入的蛋白质总量内选用适量的奶、蛋、瘦肉等优质蛋白质。以麦淀粉代替大部分主食，可以使蛋白质的摄入总量控制在肾病患者肾功能能够承受的范围内，以达到既减轻肾脏负担又改善蛋白质营养不良的状况。

## 三、食物的选择与食谱示例

### （一）食物的选择

1. 宜选择食物　富含淀粉的食物代替普通主食，如马铃薯、白薯、藕、山药、芋头、南瓜等。选择鸡、鸭肉、鸡蛋、豆制品作为蛋白质的主要来源。

2. 忌（少）用食物　米、面等主食，动物肝脏、坚果、干豆等含磷高的食物；香蕉、苹果、芹菜、西红柿、木耳等含钾高的食物。

### （二）食谱示例

慢性肾脏病1～2期食谱举例，见表9-2-7。

**表9-2-7　慢性肾脏病1～2期食谱示例**

| 餐次 | 食谱名称 | 原料及用量 |
|---|---|---|
| 早餐 | 麦淀粉蒸饺 | 西葫芦100 g，小麦淀粉40 g，面粉40 g，鸡蛋25 g |
| 加餐 | 牛奶 | 牛奶150 mL |
| 午餐 | 炒豇豆<br>二米饭<br>香菇藕片炖鸡腿 | 豇豆40 g<br>低蛋白大米70 g，薏苡仁30 g<br>莲藕100 g，香菇50 g，鸡腿35 g |
| 加餐 | 苹果 | 苹果200 g |
| 晚餐 | 莴笋炒虾仁<br>花卷<br>胡萝卜烧牛腩 | 莴笋100 g，虾仁20 g<br>地瓜粉50 g，面粉30 g，小麦淀粉30 g<br>胡萝卜50 g，牛腩20 g |
| 油、盐 | | 全日总用量：植物油35 g，盐3 g |

注：本食谱可提供能量1818 kcal，蛋白质48 g，脂肪56 g，碳水化合物286 g，钠1557 mg，钾1649 mg，磷745 mg；宏量营养素占总能量比为：蛋白质11%，脂肪28%，碳水化合物61%。

**课程思政**

健康是人民幸福和社会发展的基础，国家坚持以人民健康为中心，关注国民生命全周期、健康全过程的营养健康，将营养融入所有健康政策，不断满足人民群众营养健康需求，提高全民健康水平，大力推进健康中国建设。

营养是人类维持生命、生长发育和健康的重要物质基础，国民营养事关国民素质提高和经济社会发展。近年来，我国人民生活水平不断提高，营养供给能力显著增强，国民营养健康状况明显改善。但仍面临居民营养不足与过剩并存、营养相关疾病多发、营养健康生活方式尚未普及等问题，成为影响国民健康的重要因素。在我国，慢性病已经成为主要的健康威胁，而其中不良饮食习惯所引起的肥胖、高脂血症、心脑血管疾病、糖尿病、消化道肿瘤甚至某些类型癌症等疾病已经成为重要的公共卫生问题。因此，改善我国人群的膳食结构，提倡合理膳食已成为预防和治疗疾病的重要措施之一。

常见疾病的营养防治，就是根据疾病的病理生理特点，按不同时期制定符合其特征的营养治疗方案和膳食配方，要科学合理，并且弘扬敬业奉献精神。敬业是对待生产劳动和人类生存的一种根本价值态度。社会主义核心价值观倡导的敬业，要求人们尊重劳动、尊重知识、尊重人才、尊重创造，热爱和认同自己的职业和工作，珍惜和保护他人的劳动成果；要求人们有全身心投入的敬业态度和精益求精的工匠精神，保持和发扬为民服务孺子牛、创新发展拓荒牛、艰苦奋斗老黄牛的精神；要求人们视劳动、创造、贡献为公民的社会责任和义务，视劳动为实现个人理想和个人价值的基本途径。

---

## 目标检测

### 一、单选题

1. 高脂血症膳食治疗的目标是（　　）

A. 降低血浆胆固醇等心血管病的危险因素　B. 保持理想体重
C. 保持营养均衡　D. 以上都是

2. 关于高血压患者的饮食，下列说法正确的是（　　）

A. 限制食盐的摄入量在 5 g 以下　B. 控制膳食总热量
C. 戒烟、控酒　D. 以上都是

3. 关于糖尿病患者的饮食，下列说法错误的是（　　）

A. 严格控制主食，吃得越少越好
B. 多吃含膳食纤维丰富的食物，如全谷类和蔬菜
C. 控制脂肪的摄入，每日适量的蛋白质
D. 根据血糖情况适当选择水果

4. 痛风患者宜采用的饮食是（　　）

A. 高嘌呤饮食　B. 高蛋白饮食　C. 低嘌呤饮食　D. 高脂肪饮食

5. 糖尿病患者如何合理控制能量摄入（　　）

A. 尽量少吃
B. 应根据患者的具体情况计算每日能量的摄入量
C. 选择能量密度高的食物
D. 以上都是

### 二、多选题

1. 有降低血压作用的矿物质包括（　　）

A. 钙　B. 镁　C. 钾　D. 钠　E. 铁

2. 属于高血压危险因素的有（　　）

A. 肥胖　B. 胰岛素抵抗　C. 性别　D. 遗传　E. 年龄

3. 有利于预防癌症的做法包括（　　）

A. 不限制熏肉的摄取　　B. 保持健康体重　　C. 多吃蔬菜

D. 用营养素制剂代替食物

E. 积极进行身体活动

4. 高血压患者营养治疗正确的措施包括(　　)

A. 限制能量　　B. 限制食盐和钾的摄入　　C. 限酒

D. 增加钙的摄入　　E. 增加镁的摄入

5. 痛风患者睡前适量饮水是为了(　　)

A. 防止尿液浓缩　　B. 预防痛风性关节炎的发生

C. 预防痛风石的发生　　D. 预防痛风的发作　　E. 预防尿路结石的形成

## 三、简答题

1. 简述肥胖发生的原因。

2. 吴某，男，35 岁，身高 178 cm，体重 90 kg。工作原因，经常在外应酬喝酒。个人喜欢火锅、烧烤、奶油蛋糕类的食物。今年 5 月参加单位体检，检查结果显示血脂偏高。

(1) 分析吴某的营养问题。

(2) 对吴某进行营养指导。

3.（本题案例后有 5 项与之相关的选择题，每题的备选答案中有一个或一个以上符合题意的答案，请将正确选项代号填入横线空白处）

案例描述：某男子，50 岁，前来咨询体重问题和膳食指导。经测量，他身高 168 cm，体重 85 kg，血甘油三酯增高，血压正常，血胆固醇正常。该男子目前从事轻体力劳动。请回答以下问题：

(1) 上述案例中该男子的 BMI 值为(　　)。

A. 28.9　　B. 29.2　　C. 27.8　　D. 30.1

(2) 该男子的标准体重为(　　)kg。

A. 63　　B. 67　　C. 70　　D. 75

(3) 该男子属于(　　)。

A. 超重　　B. 肥胖　　C. 正常　　D. 正常偏胖

(4) 作为公共营养师，在生活方式方面你会给出(　　)的建议。

A. 每日步行 5000 步

B. 每日步行 10 000 步以上达到较高的身体活动水平的锻炼

C. 没关系，只要少吃一些就行了

D. 多喝白开水

(5) 在膳食安排上，可以给他(　　)的建议。

A. 少吃油腻的食物　　B. 多吃蔬菜和水果

C. 完全拒绝吃猪肝和蛋黄　　D. 多吃粗杂粮

# 第十章　实训指导

## 实训一　膳食营养素参考摄入量标准

**岗位情景模拟**

**情景描述**：某学校调查 8～9 岁儿童膳食中蛋白质的摄入情况。通过调查发现，480 名儿童膳食中蛋白质摄入量平均为 33.5 g/d，范围为 21.3～52.6 g/d。其中 120 人（占 25.6%）的摄入量小于 30 g/d，85 人（占 17.4%）的摄入量大于 40 g/d，275 人（占 57%）的摄入量在 30～40 g/d。

**任务**：请评价该校 7～8 岁儿童膳食中蛋白质的摄入量是否充足，并制订膳食目标。

### 一、实训目标

1. 掌握膳食营养素参考摄入量标准。
2. 熟悉应用膳食营养素参考摄入量评价营养素摄入。
3. 了解膳食营养素参考摄入量的概念及分类。

### 二、实训内容

1. 理论知识　人体若长期摄取某种营养素不足或过量，均可能引发营养缺乏或过剩的风险。为了指导公众合理摄入各类营养素，中国营养学会特地编制了《中国居民膳食营养素参考摄入量》。基于这一权威参考，在审核营养强化食品和配方食品的标准，或审批营养素补充剂时，以及营养专业人士进行营养调查、膳食指导与营养干预时，都将其作为科学依据。同时，食品企业在进行营养食品研发与生产时，也依据此书进行，从而确保产品的科学性与安全性。

2. 实训步骤

步骤一：查阅膳食营养素参考摄入量标准《中国居民膳食营养素参考摄入量》（DRIs）是为了保证人体合理摄入营养素而设定的每日平均膳食营养素摄入量的一组参考值。通过查阅，确定该年龄段内人群膳食中摄入蛋白质的平均需要量（EAR）和推荐摄入量（RNI）。

步骤二：评价人群营养素摄入情况

（1）请同学们分成 4 组，根据查阅情况，与案例进行比较分析。

（2）授课教师进行指导，并随机抽查完成进度。

（3）所有小组完成后，每小组派代表上台进行讲解。

（4）老师点评、同学之间互评。

# 实训二　营养调查与评价

**岗位情景模拟**

**情景描述**：王阿姨，78 岁，身高 161 cm，体重 65 kg，患高血压病 20 年。前几年前因外出摔倒，现行动不便，社区工作人员为做营养与健康情况调查，特上门家访，收集到了其一日食谱。

**任务**：请评价王阿姨的膳食结构和膳食能量及营养素摄入是否合理。

## 一、实训目标

1. 掌握膳食结构的评价方法；膳食能量和主要营养素含量的计算方法和评价方法。
2. 熟悉膳食能量和营养素评价标准。
3. 了解膳食能量和主要营养素来源分布的计算方法。

## 二、实训内容

### (一) 理论知识

营养调查是全面了解人群膳食结构和营养状况的重要手段。通过细致的调查分析，可以描述出各类食物的消费现状及其发展趋势，揭示居民营养状况及其存在的主要问题。同时，还能获取居民身体活动状况、膳食相关慢性病的发生情况及其变化趋势等信息，为制订科学合理的营养和膳食指导方案提供坚实的数据支撑。

营养调查的内容涵盖了膳食调查、体格测量、实验室检测以及临床检查，并在此基础上深入分析人群的营养条件、存在的问题以及相应的改进措施。其中，膳食调查作为营养状况评估的首要环节，通过详细调查不同人群或个体在特定时间内的食物种类、数量、热能及营养素摄入总量和比例、饮食习惯和烹调方式等信息，以判断其正常营养需求是否得到满足。

### (二)实训步骤

1. 膳食调查　工作人员通过 24 h 回顾法收集了王阿姨的一日食谱(表 10-2-1)。

表 10-2-1　一日食谱

| 餐次 | 食物和用量 |
| --- | --- |
| 早餐 | 馒头(标准粉 100 g)、脱脂牛奶 250 mL、凉拌芹菜(芹菜茎 150 g) |
| 午餐 | 米饭(大米 110 g)、红烧草鱼(草鱼 130 g 带骨)、西红柿鸡蛋汤(西红柿 150 g，鸡蛋 50 g)、凉拌海带丝(水发海带丝 100 g)、花生油 10 g |
| 加餐 | 香蕉 200 g |
| 晚餐 | 米饭(大米 90 g)、肉末豆腐(瘦猪肉 50 g，北豆腐 120 g)、素汤(小白菜 150 g)、花生油 5 g |
| 每日 | 盐 2 g |

2. 膳食结构评估

(1) 食物归类汇总　分类排序记录食物，并计算各类食物摄入的总量

对食物进行分类排序并记录，同时统计各类食物摄入总量，如表 10-2-2。

表 10-2-2　各类食物摄入量统计表

| 食物种类 | 原料及数量/g | 摄入量合计/g |
|---|---|---|
| 谷薯类 | 标准粉 100<br>大米 200 | 300 |
| 蔬菜类 | 芹菜茎 150<br>西红柿 150<br>海带丝 100<br>小白菜 150 | 550 |
| 水果类 | 香蕉 | 200 |
| 肉类 | 瘦猪肉 | 50 |
| 水产品类 | 草鱼带骨 | 130 |
| 蛋类 | 鸡蛋 | 50 |
| 奶类及其制品 | 脱脂牛奶 | 250 |
| 豆类及其制品 | 北豆腐 | 120 |
| 坚果 | — | 0 |
| 油脂类 | 花生油 | 15 |

(2) 评价食物种类　按照表 10-2-3 整理并评价食物种类是否齐全。王阿姨的食物种类较为齐全，其摄入的不重复食物种类达到了 12 种，体现了食物多样化原则。为进一步提高王阿姨的饮食质量，建议每日增加摄入 10 g 的坚果类食物，如花生、核桃等。

表 10-2-3　食物种类评价表

| 食物种类 | 摄入食物品种 | 评价(有/无) |
|---|---|---|
| 谷薯类 | 标准粉、大米 | 有 |
| 蔬菜类 | 芹菜茎、西红柿、水发海带丝、小白菜 | 有 |
| 水果类 | 香蕉 | 有 |
| 肉类 | 瘦猪肉 | 有 |
| 水产品类 | 草鱼带骨 | 有 |
| 蛋类 | 鸡蛋 | 有 |
| 豆类及其制品 | 北豆腐 | 有 |
| 奶类及其制品 | 脱脂牛奶 | 有 |
| 坚果 | — | 无 |
| 油脂类 | 花生油 | 有 |

(3) 与膳食宝塔比较评价食物数量　查询 DRI 确定被调查对象总能量，再查询不同能量膳食各类食物参考摄入量(表 5-3)，填入食物数量评价表(表 10-2-4)。

查询《中国居民膳食营养素参考摄入量(2023 版)》，得知王阿姨每日总能量为 1700 kcal，通过计算王阿姨 BMI 为 25 $kg/m^2$，属于超重。

用比 1700 kcal 低的 1600 kcal 能量值，查得王阿姨各类食物的宝塔推荐量(表 10-2-4)，通过比较实际摄入量和宝塔推荐量，王阿姨奶类及其制品不足、缺乏坚果，其余食物都充足。

用 1800 kcal 能量对应的油脂推荐量为 10 g，王阿姨实际摄入量为 15 g，基本合理。但谷薯类、肉类和水产品类偏高，能量充足，蛋白质有可能过量。

表 10-2-4 食物数量评价表

| 食物种类 | 实际摄入量/g | 宝塔推荐量/g |
|---|---|---|
| 谷薯类 | 300 | 200 |
| 蔬菜类 | 550 | 300 |
| 水果类 | 200 | 200 |
| 肉类 | 50 | 40 |
| 水产品类 | 130 | 40 |
| 蛋类 | 50 | 40 |
| 奶类及其制品 | 250 | 300 |
| 豆类及其制品 | 120(42) | 15 |
| 坚果 | 0 | 10 |
| 油脂类 | 15 | 适量 |

注:豆类及其制品括号内为折算成大豆的量(120×12.2÷35%)。

3. 膳食能量和营养素评价

(1) 评价能量和营养素摄入量

1) 计算膳食能量和营养素摄入量:根据食谱,计算王阿姨一日能量及营养素摄入量。

某营养素摄入量=∑[食物摄入量(g)×EP×食物中某营养素含量/100 g]

如计算北豆腐的蛋白质摄入量,先查食物成分表,得到北豆腐的食部为100%,每100 g食部中的蛋白质含量为12.2%,

则北豆腐的蛋白质摄入量=北豆腐摄入量×北豆腐食部×北豆腐蛋白质含量=120×100%×12.2=14.6(g)

其余营养素的计算以此类推,计算所有食物的所有营养素,再进行各种营养素的合计,即为该营养素的实际摄入量,填入膳食能量和营养素摄入量评价表(实训表5)。

能量的计算方法可按此方法计算,先计算出能量营养素以后再乘以各自能量折算系数进行计算。

食物能量摄入量=蛋白质摄入量×蛋白质能量折算系数+脂肪摄入量×脂肪能量折算系数+碳水化合物摄入量×碳水化合物能量折算系数。

2) 查参考摄入量:查阅《中国居民膳食营养素参考摄入量(2023版)》,获得王阿姨的能量和各种营养素的参考摄入量,填入表10-2-5。

3) 计算实际摄入量占参考摄入量的比例:实际摄入量占参考摄入量%=(实际摄入量÷参考摄入量)×100%。

4) 评价:能量摄入量应占参考摄入量90%~110%为合理,营养素在80%以上为充足。王阿姨的能量和各种营养素均充足,但蛋白质和铁偏高。

表 10-2-5 膳食能量和营养素摄入量评价表

| 指标 | 能量 kcal | 蛋白质 /g | 脂肪 /g | 糖类 /g | 钙 /mg | 铁 /mg | 维生素 A /μgRE | 维生素 $B_1$ /mg | 维生素 C /mg |
|---|---|---|---|---|---|---|---|---|---|
| 实际摄入量 | 1761 | 79 | 39 | 281 | 937 | 24.5 | 665 | 0.98 | 97 |
| DRI | 1700 | 55 | — | — | 1000 | 12 | 700 | 1.2 | 100 |
| 实际摄入量/DRI×100% | 104 | 144 | — | — | 93.7 | 204 | 95 | 81.7 | 97 |

注:碳水化合物供能占总能量50%~65%,脂肪供能占总能量20%~30%。

(2) 评价营养素的比例

1) 评价三大营养素的供能比例:根据蛋白质、脂肪、碳水化合物的能量折算系数,分别计算出蛋白质、脂肪、碳水化合物三种营养素提供的能量及占总能量的比例，然后进行评价。王阿姨蛋白质供能比例偏高，其余两种营养素合理，见表 10－2－6。

**表 10－2－6 能量的营养素来源分析**

| 营养素 | 摄入量/kcal | 占总摄入量 | 标准 |
| --- | --- | --- | --- |
| 蛋白质 | 79×4＝316 | 17.9％ | 10％～15％ |
| 脂肪 | 39×9＝351 | 19.9％ | 20％～30％ |
| 碳水化合物 | 273.5×4＝1094 | 62.1％ | 50％～65％ |
| 合计 | 1761 | 100.0％ | |

2）评价三餐能量分配比例：王阿姨三餐能量分配比例基本合理，晚上稍高一点，见表 10－2－7。

**表 10－2－7 三餐能量分配比**

| 餐次 | 能量/kcal | 占总能量百分比 | 标准 |
| --- | --- | --- | --- |
| 早餐 | 513 | 513÷1761×100％＝29.1％ | 30％ |
| 午餐 | 670 | 670＋1761×100％＝38.0％ | 40％ |
| 晚餐 | 578 | 578＋1761×100％＝32.8％ | 30％ |

（3）评价优质蛋白质所占比例　评价方法：成年人优质蛋白质应占总量 1/3 以上。儿童青少年，孕妇、乳母应占 1/2 以上。

计算方法：优质蛋白质是指动物蛋白和豆类蛋白之和，王阿姨的优质蛋白质包括：牛奶蛋白质 8.3 g，草鱼蛋白质 12.5 g，鸡蛋蛋白质 5.6 g，瘦猪肉蛋白质 10.2 g，北豆腐蛋白质 14.6 g。

优质蛋白质所占比例＝（动物蛋白＋豆类蛋白）÷总蛋白质＝（46.3＋18.5）÷79×100％＝64.8％，大于 1/3，故王阿姨优质蛋白质摄入量充足，见表 10－2－8。

**表 10－2－8 蛋白质食物来源评价**

| 蛋白质食物来源 | 摄入量/g | 占总摄入量 |
| --- | --- | --- |
| 谷类 | 26.0 | 32.9％ |
| 豆类 | 14.6 | 18.5％ |
| 动物性食物 | 36.6 | 46.3％ |
| 其他食物 | 1.8 | 2.3％ |
| 合计 | 79 | 100.0％ |

（4）其他　根据上面的方法，还可进行能量食物来源比例、脂肪来源比例、维生素 A 来源比例、铁来源比例等等评价。

### （三）提出膳食改善意见

根据上述评价结果提出膳食建议。如本例中王阿姨的膳食比较合理，但也有待改进的地方：可建议每日增加坚果 10 g（花生或核桃）；增加奶类 50 g；由于蛋白质过量，可建议直接把猪肉去掉；晚上能量稍高，可建议把晚上的大米减 10 g 放在中午等。

经过对王阿姨膳食评价结果的综合分析，发现其饮食结构虽基本合理，对王阿姨的膳食提出了以下建议：建议每日增加坚果的摄入量，具体为 10 g（如花生或核桃）；增加奶类的摄入量，具体为 50 g；由于膳食中蛋白质摄入过多，建议适当减少猪肉的摄入量，甚至可以考虑暂时去掉猪肉，以保持膳食的均衡；针对晚上能量摄入稍高，建议将晚上大米的摄入量减少 10 g，并将这部分食物移到中午，以更好地分配一日中的能量摄入。

### （四）学生完成实训报告

收集自己一日食谱，按照上述案例进行膳食结构评价、能量及营养素评价并提出改善意见。

# 实训三 平衡膳食

**岗位情景模拟**

**情景描述：**某大学生，女性，18 岁，身高 160，体重 55 kg，身体健康。

**任务：**请为其设计一日的营养食谱。

## 一、实训目的

1. 掌握食谱编制的一般方法。
2. 能够根据平衡膳食模式编制一日食谱。
3. 了解膳食的评价方法。

## 二、实训步骤

1. 计算法编制一般食谱

(1) 确定其一日需要的总能量，完成表 10 - 3 - 1。

表 10 - 3 - 1 三餐能量配比及各营养素需求量

| 餐次 | 能量/kcal | 蛋白质/g | 脂类/g | 碳水化合物/g |
|---|---|---|---|---|
| 早餐 | | | | |
| 中餐 | | | | |
| 晚餐 | | | | |
| 合计 | | | | |

(2) 确定三大产能营养素的一日需要量(计算步骤)。

(3) 确定每日三餐比例及三大营养素每餐需要量。

(4) 假设该女生午餐的主食只可以选米饭，请计算其午餐需要进食多少克大米。

(5) 确定副食的品种和数量。

2. 运用平衡膳食模式编制食谱

（1）请确定该女生一日所需的总能量；同时，确定其一日各种食物的需求量。完成表 10－3－2（参考平衡膳食模式）。

**表 10－3－2　全日食谱的食物需求量**

| 类别 | 谷类 | | 薯类 | 蔬菜 | 水果 | 畜禽肉类 | 蛋类 | 水产类 | 奶类 | 大豆 | 坚果 | 烹调油 | 盐 |
|---|---|---|---|---|---|---|---|---|---|---|---|---|---|
| | 全谷 | 其他 | | | | | | | | | | | |
| 重量(g) | | | | | | | | | | | | | |

（2）将表 10－3－2 全日食谱的食物需求量（各种食物的量）分配到一日三餐（表 10－3－3），完成其食谱的编制（注意三餐主食比例接近 3∶4∶3）。

**表 10－3－3　一日膳食情况**

| 餐次 | 饭菜名称 | 食物名称 | 食材用量/g |
|---|---|---|---|
| 早餐 | | | |
| 中餐 | | | |
| 晚餐 | | | |
| 加餐 | | | |

# 实训四 糖尿病患者食谱编制

**岗位情景模拟**

**情景描述**：某男性，40岁，机关工作人员，身高175 cm，体重55 kg。诊断为2型糖尿病，常有乏力，多饮症状。

**任务**：请以本患者为例，进行糖尿病患者食谱的编制。

## 一、实训目的

1. 掌握糖尿病患者食谱编制原则。
2. 能够利用食物交换份法对糖尿病患者进行食谱编制。

## 二、实训方法及步骤

在食物交换份法里面，食品被分为四组，共9类（表10－4－1），每份食物所含的能量相似（90 kcal），每个交换份的同类食物中蛋白质、脂肪、碳水化合物等营养素相似，同类食物各种食物可以互换（表10－4－2）。在编制食谱时，可以快捷、准确地代替食物成分表。

**表10－4－1 食物交换份分类及生热营养素含量表**

| 组别 | 食品种类 | 重量(g/份) | 能量(kcal/份) | 蛋白质/g | 脂肪/g | 碳水化合物/g |
| --- | --- | --- | --- | --- | --- | --- |
| 谷薯类 | 谷薯类 | 25 | 90 | 2.0 | — | 20.0 |
| 蔬果组 | 蔬菜类 | 500 | 90 | 5.0 | — | 17.0 |
| | 水果类 | 200 | 90 | 1.0 | — | 21.0 |
| 肉蛋组 | 大豆类 | 25 | 90 | 9.0 | 4.0 | 4.0 |
| | 奶制品 | 160 | 90 | 5.0 | 5.0 | 6.0 |
| | 肉蛋类 | 50 | 90 | 9.0 | 6.0 | — |
| 供能组 | 硬果类 | 15 | 90 | 4.0 | 7.0 | 2.0 |
| | 油脂类 | 10 | 90 | — | 10.0 | — |
| | 纯糖类 | 20 | 90 | — | — | 20 |

**表10－4－2 不同能量所需的各类食物交换份数**

| 能量(kcal) | 交换份 | 谷物组 | 蔬果组 | 肉蛋组 | 油脂组(供能) |
| --- | --- | --- | --- | --- | --- |
| 1200 | 13.5 | 8 | 2 | 1.5 | 2 |
| 1400 | 16 | 10 | 2 | 2 | 2 |
| 1600 | 18 | 12 | 2 | 2 | 2 |
| 1800 | 20.5 | 14 | 2 | 2.5 | 2 |
| 2000 | 22.5 | 15 | 2 | 2.5 | 3 |
| 2200 | 25 | 17 | 2 | 3 | 3 |
| 2400 | 27 | 19 | 2 | 3 | 3 |
| 2600 | 29.5 | 20 | 2 | 4 | 3.5 |
| 2800 | 32 | 22 | 2 | 4.5 | 3.5 |
| 3000 | 34 | 24 | 2 | 4.5 | 3.5 |

### （一）食物的选择

1. 宜用食物粗杂粮，如荞麦面、燕麦面、玉米等，富含矿物质、维生素和膳食纤维，有助于改善葡萄糖耐量；大豆及其制品，富含蛋白质和多不饱和脂肪酸，有降脂作用；蔬菜富含维生素、膳食纤维及矿物质。

2. 忌（少）用食物精制糖，如白糖、红糖、甜点心、蜜饯、雪糕、甜饮料（出现低血糖时除外）；高糖低蛋白食物，如马铃薯、芋头、山药、藕等，食用时应减少主食的摄入量；动物油脂，如猪油、牛油、奶油等，鱼油除外；甜的水果，含果糖或葡萄糖较多的水果要限制，如食用应减少主食的摄入量；酒，纯能量食物，有其他营养素，长期饮用对肝脏有损伤，也易引起高甘油三酯血症，故宜少饮。

### （二）具体步骤

1. 计算标准体重。

2. 查表 10－4－3，计算每日所需总能量。

**表 10－4－3　成年糖尿病患者每日能量供给量(kcal/kg)**

| 身体活动水平 | 体重过低 | 正常体重 | 超重或肥胖 |
|---|---|---|---|
| 重（搬运工） | 45～50 | 40 | 35 |
| 中（电工安装） | 40 | 30～35 | 30 |
| 轻（坐式工作） | 35 | 25～30 | 20～25 |
| 休息状态（卧床） | 25～30 | 20～25 | 15～20 |

3. 参考表 10－4－3 确定全日各类食物的交换总份数。

4. 将各类食物的交换总份数安排到各餐次，完成表 10－4－4。

**表 10－4－4　各餐食物交换份数**

| 餐次 | 总交换份 | 谷薯类份数 | 果蔬类份数 | 肉蛋组份数 | 油脂组份数 |
|---|---|---|---|---|---|
| 合计 | | | | | |
| 早餐 | | | | | |
| 中餐 | | | | | |
| 晚餐 | | | | | |

5. 根据糖尿病患者的饮食原则及个人喜好，选择并交换食物，编制一日食谱，完成表 10－4－5。

**表 10－4－5　糖尿病患者一日食谱**

| 餐次 | 饭菜名称 | 食物名称 | 食物交换份数 | 食材用量/g |
|---|---|---|---|---|
| 早餐 | | | | |
| 中餐 | | | | |
| 晚餐 | | | | |

6. 对食谱进行评价。

# 实训五 孕妇营养膳食指导

**岗位情景模拟**

**情景描述**：孕妇，28 岁，孕 38 周。入院检查：体温 36.5℃，血压 140/90 mmHg，心率 105 次/min，呼吸 20 次/min。身高 158 cm，体重 110 kg，苹果型体型，脚部轻度水肿。

实验室检查：白细胞计数 $12.3\times10^{9}$，血红蛋白 108 g/L，尿常规正常，肝功能正常，血糖正常。诊断：妊娠高血压，巨大儿。

## 一、实训目的

通过对资料的学习，熟悉孕妇的应用需要和孕期营养不良对母婴的影响。分析本案例特点，指导孕妇合理营养。

## 二、分组讨论

1. 本案例中孕妇营养是否存在问题？若有，都有哪些问题？

2. 根据案例情况，对孕妇进行详细的膳食指导。

3. 分析营养不良对孕妇和胎儿的影响，并对其进行营养教育。

## 三、学生撰写讨论报告

# 附　录

## 附录一　中国居民膳食蛋白质参考摄入量

| 年龄/阶段 | EAR/(g·$d^{-1}$) | | RNI/(g·$d^{-1}$) | | AMDR/%E |
|---|---|---|---|---|---|
| | 男性 | 女性 | 男性 | 女性 | |
| 0岁～ | — | — | 9(AI) | 9(AI) | — |
| 0.5岁～ | — | — | 17(AI) | 17(AI) | — |
| 1岁～ | 20 | 20 | 25 | 25 | — |
| 2岁～ | 20 | 20 | 25 | 25 | — |
| 3岁～ | 25 | 25 | 30 | 30 | — |
| 4岁～ | 25 | 25 | 30 | 30 | 8～20 |
| 5岁～ | 25 | 25 | 30 | 30 | 8～20 |
| 6岁～ | 30 | 30 | 35 | 35 | 10～20 |
| 7岁～ | 30 | 30 | 40 | 40 | 10～20 |
| 8岁～ | 35 | 35 | 40 | 40 | 10～20 |
| 9岁～ | 40 | 40 | 45 | 45 | 10～20 |
| 10岁～ | 40 | 40 | 50 | 50 | 10～20 |
| 11岁～ | 45 | 45 | 55 | 55 | 10～20 |
| 12岁～ | 55 | 50 | 70 | 60 | 10～20 |
| 15岁～ | 60 | 50 | 75 | 60 | 10～20 |
| 18岁～ | 60 | 50 | 65 | 55 | 10～20 |
| 30岁～ | 60 | 50 | 65 | 55 | 10～20 |
| 50岁～ | 60 | 50 | 65 | 55 | 10～20 |
| 65岁～ | 60 | 50 | 72 | 62 | 15～20 |
| 75岁～ | 60 | 50 | 72 | 62 | 15～20 |
| 孕早期 | — | +0 | — | +0 | 10～20 |
| 孕中期 | — | +10 | — | +15 | 10～20 |
| 孕晚期 | — | +25 | — | +30 | 10～20 |
| 乳母 | — | +20 | — | +25 | 10～20 |

注："—"表示未制定或未涉及。
"+"表示在相应年龄阶段的成年女性需要量基础上增加的需要量。

# 附录二　中国居民膳食脂肪和脂肪酸 AMDR

| 年龄/阶段 | 总脂肪/%E | SFA/%E | ω-6PUFA/%E | ω-3PUFA/%E | EPA+DHA/(mg·d$^{-1}$) |
|---|---|---|---|---|---|
| 0 岁～ | — | — | — | — | — |
| 0.5 岁～ | — | — | — | — | — |
| 1 岁～ | — | — | — | — | — |
| 3 岁～ | — | — | — | — | — |
| 4 岁～ | 20～30 | <8 | — | — | — |
| 7 岁～ | 20～30 | <8 | — | — | — |
| 11 岁～ | 20～30 | <8 | — | — | — |
| 12 岁～ | 20～30 | <8 | — | — | — |
| 18 岁～ | 20～30 | <10 | 2.5～9.0 | 0.5～2.0 | 250～2000 |
| 30 岁～ | 20～30 | <10 | 2.5～9.0 | 0.5～2.0 | 250～2000 |
| 50 岁～ | 20～30 | <10 | 2.5～9.0 | 0.5～2.0 | 250～2000 |
| 65 岁～ | 20～30 | <10 | 2.5～9.0 | 0.5～2.0 | 250～2000 |
| 75 岁～ | 20～30 | <10 | 2.5～9.0 | 0.5～2.0 | 250～2000 |
| 孕早期 | 20～30 | <10 | 2.5～9.0 | 0.5～2.0 | — |
| 孕中期 | 20～30 | <10 | 2.5～9.0 | 0.5～2.0 | — |
| 孕晚期 | 20～30 | <10 | 2.5～9.0 | 0.5～2.0 | — |
| 乳母 | 20～30 | <10 | 2.5～9.0 | 0.5～2.0 | — |

注：%E 表示该营养素提供的能量占总能量的百分比。

# 附录三　中国居民膳食脂肪及脂肪酸参考摄入量

| 年龄/阶段 | 总脂肪/%E[a] | LA/%E[a] | ALA/%E[a] | EPA+DHA/($mg \cdot d^{-1}$) |
|---|---|---|---|---|
| 0 岁～ | 48 | 8.0(150 mg[b]) | 0.90 | 100DHA |
| 0.5 岁～ | 40 | 6.0 | 0.67 | 100DHA |
| 1 岁～ | 35 | 4.0 | 0.60 | 100DHA |
| 3 岁～ | 35 | 4.0 | 0.60 | 200 |
| 4 岁～ | — | 4.0 | 0.60 | 200 |
| 7 岁～ | — | 4.0 | 0.60 | 200 |
| 11 岁～ | — | 4.0 | 0.60 | 200 |
| 12 岁～ | — | 4.0 | 0.60 | 250 |
| 18 岁～ | — | 4.0 | 0.60 | — |
| 30 岁～ | — | 4.0 | 0.60 | — |
| 50 岁～ | — | 4.0 | 0.60 | — |
| 65 岁～ | — | 4.0 | 0.60 | — |
| 75 岁～ | — | 4.0 | 0.60 | — |
| 孕早期 | — | +0 | +0 | 250(DHA200) |
| 孕中期 | — | +0 | +0 | 250(DHA200) |
| 孕晚期 | — | +0 | +0 | 250(DHA200) |
| 乳母 | — | +0 | +0 | 250(DHA200) |

注：[a] %E 表示该营养素提供的能量占总能量的百分比。
[b] 为花生四烯酸 ARA 的含量，150 mg。
“—”表示未制定。
“+”表示在相应年龄阶段的成年女性需要量基础上增加的需要量。

# 附录四　中国居民膳食钙参考摄入量

| 年龄/阶段 | EAR/(mg・d⁻¹) | RNI/AI/(mg・d⁻¹) | UL/(mg・d⁻¹) |
|---|---|---|---|
| 0 岁～ | — | 200(AI) | 1000 |
| 0.5 岁～ | — | 350(AI) | 1500 |
| 1 岁～ | 400 | 500 | 1500 |
| 4 岁～ | 500 | 600 | 2000 |
| 7 岁～ | 650 | 800 | 2000 |
| 9 岁～ | 800 | 1000 | 2000 |
| 12 岁～ | 850 | 1000 | 2000 |
| 15 岁～ | 800 | 1000 | 2000 |
| 18 岁～ | 650 | 800 | 2000 |
| 30 岁～ | 650 | 800 | 2000 |
| 50 岁～ | 650 | 800 | 2000 |
| 65 岁～ | 650 | 800 | 2000 |
| 75 岁～ | 650 | 800 | 2000 |
| 孕早期 | +0 | +0 | 2000 |
| 孕中期 | +0 | +0 | 2000 |
| 孕晚期 | +0 | +0 | 2000 |
| 乳母 | +0 | +0 | 2000 |

注:“+”表示在相应年龄阶段的成年女性需要量基础上增加的需要量。

# 附录五　中国居民膳食磷参考摄入量

| 年龄/阶段 | EAR/(mg·$d^{-1}$) | RNI/(mg·$d^{-1}$) | UL/(mg·$d^{-1}$) |
| --- | --- | --- | --- |
| 0岁～ | — | 105(AI) | — |
| 0.5岁～ | — | 180(AI) | — |
| 1岁～ | 250 | 300 | — |
| 4岁～ | 290 | 350 | — |
| 7岁～ | 370 | 440 | — |
| 9岁～ | 460 | 550 | — |
| 12岁～ | 580 | 700 | — |
| 15岁～ | 600 | 720 | — |
| 18岁～ | 600 | 720 | 3500 |
| 30岁～ | 590 | 710 | 3500 |
| 50岁～ | 590 | 710 | 3500 |
| 65岁～ | 570 | 680 | 3000 |
| 75岁～ | 570 | 680 | 3000 |
| 孕早期 | +0 | +0 | 3500 |
| 孕中期 | +0 | +0 | 3500 |
| 孕晚期 | +0 | +0 | 3500 |
| 乳母 | +0 | +0 | 3500 |

注:“+”表示在相应年龄阶段的成年女性需要量基础上增加的需要量。

# 附录六　中国居民膳食常量元素参考摄入量

| 年龄/阶段 | 钙 | | | 磷 | | | 钾 | | 钠 | | 镁 | | 氯 |
|---|---|---|---|---|---|---|---|---|---|---|---|---|---|
| | EAR /(mg·d$^{-1}$) | RNI/AI /(mg·d$^{-1}$) | UL /(mg·d$^{-1}$) | EAR /(mg·d$^{-1}$) | RNI /(mg·d$^{-1}$) | UL /(mg·d$^{-1}$) | AI /(mg·d$^{-1}$) | PI－NCD /(mg·d$^{-1}$) | AI /(mg·d$^{-1}$) | PI－NCD /(mg·d$^{-1}$) | EAR /(mg·d$^{-1}$) | RNI /(mg·d$^{-1}$) | AI /(mg·d$^{-1}$) |
| 0岁～ | — | 200(AI) | 1000 | — | 105(AI) | — | 400 | — | 80 | — | — | 20(AI) | 120 |
| 0.5岁～ | — | 350(AI) | 1500 | — | 180(AI) | — | 600 | — | 180 | — | — | 65(AI) | 450 |
| 1岁～ | 400 | 500 | 1500 | 250 | 300 | — | 900 | — | 500～700[a] | — | 110 | 140 | 800～1100[b] |
| 4岁～ | 500 | 600 | 2000 | 290 | 350 | — | 1100 | 1800 | 800 | ≤1000 | 130 | 160 | 1200 |
| 7岁～ | 650 | 800 | 2000 | 370 | 440 | — | 1300 | 2200 | 900 | ≤1200 | 170 | 200 | 1400 |
| 9岁～ | 800 | 1000 | 2000 | 460 | 550 | — | 1600 | 2800 | 1100 | ≤1500 | 210 | 250 | 1700 |
| 12岁～ | 850 | 1000 | 2.000 | 580 | 700 | — | 1800 | 3.200 | 1400 | ≤1900 | 260 | 320 | 2200 |
| 15岁～ | 800 | 1000 | 2000 | 600 | 720 | — | 2.000 | 3.600 | 1600 | ≤2100 | 270 | 330 | 2.500 |
| 18岁～ | 650 | 800 | 2000 | 600 | 720 | 3500 | 2000 | 3600 | 1500 | ≤2.000 | 270 | 330 | 2.300 |
| 30岁～ | 650 | 800 | 2000 | 590 | 710 | 3500 | 2000 | 3600 | 1500 | ≤2000 | 270 | 320 | 2300 |
| 50岁～ | 650 | 800 | 2000 | 590 | 710 | 3500 | 2.000 | 3.600 | 1500 | ≤2000 | 270 | 320 | 2.300 |
| 65岁～ | 650 | 800 | 2000 | 570 | 680 | 3000 | 2000 | 3600 | 1400 | ≤1900 | 260 | 310 | 2200 |
| 75岁～ | 650 | 800 | 2000 | 570 | 680 | 3.000 | 2.000 | 3600 | 1400 | ≤1800 | 250 | 300 | 2200 |
| 孕早期 | +0 | +0 | 2000 | +0 | +0 | 3.500 | +0 | +0 | +0 | +0 | +30 | +40 | +0 |
| 孕中期 | +0 | +0 | 2000 | +0 | +0 | 3.500 | +0 | +0 | +0 | +0 | +30 | +40 | +0 |
| 孕晚期 | +0 | +0 | 2000 | +0 | +0 | 3500 | +0 | +0 | +0 | +0 | +30 | +40 | +0 |
| 乳母 | +0 | +0 | 2.000 | +0 | +0 | 3500 | +400 | +0 | +0 | +0 | +0 | +0 | +0 |

注：[a]1 岁～为 500 mg·d$^{-1}$，2 岁～为 600 mg·d$^{-1}$，3 岁～为 700 mg·d$^{-1}$。[b]1 岁～为 800 mg·d$^{-1}$，2 岁～为 900 mg·d$^{-1}$，3 岁～为 1100 mg·d$^{-1}$。

"+"表示在相应年龄阶段的成年女性需要量基础上增加的需要量。

# 附录七　中国居民膳铁参考摄入量

| 年龄/阶段 | EAR/(mg·d$^{-1}$) | | RNI/(mg·d$^{-1}$) | | UL/(mg·d$^{-1}$) |
|---|---|---|---|---|---|
| | 男性 | 女性 | 男性 | 女性 | |
| 0岁～ | — | | 0.3(AI) | | — |
| 0.5岁～ | 7 | | 10 | | — |
| 1岁～ | 7 | | 10 | | 25 |
| 4岁～ | 7 | | 10 | | 30 |
| 7岁～ | 9 | | 12 | | 35 |
| 9岁～ | 12 | | 16 | | 35 |
| 12岁～ | 12 | 14 | 16 | 18 | 40 |
| 15岁～ | 12 | 14 | 16 | 18 | 40 |
| 18岁～ | 9 | 12 | 12 | 18 | 42 |
| 30岁～ | 9 | 12 | 12 | 18 | 42 |
| 50岁～ | 9 | 8(无月经)<br>12(有月经) | 12 | 10(无月经)<br>18(有月经) | 42 |
| 65岁～ | 9 | 8 | 12 | 10 | 42 |
| 75岁～ | 9 | 8 | 12 | 10 | 42 |
| 孕早期 | — | +0 | — | +0 | 42 |
| 孕中期 | — | +7 | — | +7 | 42 |
| 孕晚期 | — | +10 | — | +11 | 42 |
| 乳母 | — | +6 | — | +6 | 42 |

注:“+”表示在相应年龄阶段的成年女性需要量基础上增加的需要量。

# 附录八　中国居民膳锌参考摄入量

| 年龄/阶段 | EAR/(mg·d⁻¹) | | RNI/(mg·d⁻¹) | | UL/(mg·d⁻¹) |
|---|---|---|---|---|---|
| | 男 | 女 | 男 | 女 | |
| 0岁～ | — | | 1.5(AI) | | — |
| 0.5岁～ | — | | 3.2(AI) | | — |
| 1岁～ | 3.2 | | 4.0 | | 9 |
| 4岁～ | 4.6 | | 5.5 | | 13 |
| 7岁～ | 5.9 | | 7.0 | | 21 |
| 9岁～ | 5.9 | | 7.0 | | 24 |
| 12岁～ | 7.0 | 6.3 | 8.5 | 7.5 | 32 |
| 15岁～ | 9.7 | 6.5 | 11.5 | 8.0 | 37 |
| 18岁～ | 10.1 | 6.9 | 12.0 | 8.5 | 40 |
| 30岁～ | 10.1 | 6.9 | 12.0 | 8.5 | 40 |
| 50岁～ | 10.1 | 6.9 | 12.0 | 8.5 | 40 |
| 65岁～ | 10.1 | 6.9 | 12.0 | 8.5 | 40 |
| 75岁～ | 10.1 | 6.9 | 12.0 | 8.5 | 40 |
| 孕早期 | — | +1.7 | — | +2 | 40 |
| 孕中期 | — | +1.7 | — | +2 | 40 |
| 孕晚期 | — | +1.7 | — | +2 | 40 |
| 乳母 | — | +4.1 | — | +4.5 | 40 |

# 附录九　中国居民膳食微量元素参考摄入量

| 年龄 | 铁 | | | | | 碘 | | | 锌 | | | | | 硒 | | | 铜 | | | 氟 | |
|---|---|---|---|---|---|---|---|---|---|---|---|---|---|---|---|---|---|---|---|---|---|
| | EAR /(mg·d$^{-1}$) | | RNI /(mg·d$^{-1}$) | | UL /(mg·d$^{-1}$) | EAR /(μg·d$^{-1}$) | RNI /(μg·d$^{-1}$) | UL /(μg·d$^{-1}$) | EAR /(mg·d$^{-1}$) | | RNI /(mg·d$^{-1}$) | | UL /(mg·d$^{-1}$) | EAR /(μg·d$^{-1}$) | RNI /(μg·d$^{-1}$) | UL /(μg·d$^{-1}$) | EAR /(mg·d$^{-1}$) | RNI /(mg·d$^{-1}$) | UL /(mg·d$^{-1}$) | AI /(mg·d$^{-1}$) | UL /(mg·d$^{-1}$) |
| | 男 | 女 | 男 | 女 | | | | | 男 | 女 | 男 | 女 | | | | | | | | | |
| 0岁～ | — | | 0.3(AI) | | — | — | 85(AI) | — | — | | 1.5(AI) | | — | — | 15(AI) | 55 | — | 0.3(AI) | — | 0.01 | — |
| 0.5岁～ | 7 | | 10 | | — | — | 115(AI) | — | — | | 3.2(AI) | | — | — | 20(AI) | 80 | — | 0.3(AI) | — | 0.23 | — |
| 1岁～ | 7 | | 10 | | 25 | 65 | 90 | — | 3.2 | | 4.0 | | 9 | 20 | 25 | 80 | 0.26 | 0.3 | 2.0 | 0.6 | 0.8 |
| 4岁～ | 7 | | 10 | | 30 | 65 | 90 | 200 | 4.6 | | 5.5 | | 13 | 25 | 30 | 120 | 0.30 | 0.4 | 3.0 | 0.7 | 1.1 |
| 7岁～ | 9 | | 12 | | 35 | 65 | 90 | 250 | 5.9 | | 7.0 | | 21 | 30 | 40 | 150 | 0.38 | 0.5 | 3.0 | 0.9 | 1.5 |
| 9岁～ | 12 | | 16 | | 35 | 65 | 90 | 250 | 5.9 | | 7.0 | | 24 | 40 | 45 | 200 | 0.47 | 0.6 | 5.0 | 1.1 | 2.0 |
| 12岁～ | 12 | 14 | 16 | 18 | 40 | 80 | 110 | 300 | 7.0 | 6.3 | 8.5 | 7.5 | 32 | 50 | 60 | 300 | 0.56 | 0.7 | 6.0 | 1.4 | 2.4 |
| 15岁～ | 12 | 14 | 16 | 18 | 40 | 85 | 120 | 500 | 9.7 | 6.5 | 11.5 | 8.0 | 37 | 50 | 60 | 350 | 0.59 | 0.8 | 70 | 1.5 | 3.5 |
| 18岁～ | 9 | 12 | 12 | 18 | 42 | 85 | 120 | 600 | 10.1 | 6.9 | 12.0 | 8.5 | 40 | 50 | 60 | 400 | 0.62 | 0.8 | 8.0 | 1.5 | 3.5 |
| 30岁～ | 9 | 12 | 12 | 18 | 42 | 85 | 120 | 600 | 10.1 | 6.9 | 12.0 | 8.5 | 40 | 50 | 60 | 100 | 0.60 | 0.8 | 8.0 | 1.5 | 3.5 |
| 50岁～ | 9 | 8[a] | 12 | 10[a] | 42 | 85 | 120 | 600 | 10.1 | 6.9 | 12.0 | 8.5 | 40 | 50 | 60 | 400 | 0.60 | 0.8 | 8.0 | 1.5 | 3.5 |
| | | 12[b] | | 18[b] | | | | | | | | | | | | | | | | | |
| 65岁～ | 9 | 8 | 12 | 10 | 42 | 85 | 120 | 600 | 10.1 | 6.9 | 12.0 | 8.5 | 40 | 50 | 60 | 400 | 0.58 | 0.8 | 8.0 | 1.5 | 3.5 |
| 75岁～ | 9 | 8 | 12 | 10 | 42 | 85 | 120 | 600 | 10.1 | 6.9 | 12.0 | 8.5 | 40 | 50 | 60 | 400 | 0.57 | 0.7 | 8.0 | 1.5 | 3.5 |
| 孕早期 | — | +0 | — | +0 | 42 | +75 | +110 | 500 | — | +1.7 | — | +2.0 | 40 | +4 | +5 | 400 | +0.10 | +0.1 | 8.0 | +0 | 3.5 |
| 孕中期 | — | +7 | — | +7 | 42 | +75 | +110 | 500 | — | +1.7 | — | +2.0 | 40 | +4 | +5 | 400 | +0.10 | +0.1 | 8.0 | +0 | 3.5 |

注：无月经；[b]有月经。

“+”表示在相应年龄阶段的成年女性需要量基础上增加的需要量。“—”表示未制定或未涉及。

# 附录十 中国居民膳食维生素 A 参考摄入量

| 年龄/阶段 | EAR/(μg RAE · $d^{-1}$) | | RNI/(μg RAE · $d^{-1}$) | | UL[a]/(μg · $d^{-1}$) |
|---|---|---|---|---|---|
| | 男 | 女 | 男 | 女 | |
| 0 岁～ | — | — | 300(AI) | | 600 |
| 0.5 岁～ | — | — | 350(AI) | | 600 |
| 1 岁～ | 250 | 240 | 340 | 330 | 700 |
| 4 岁～ | 280 | 270 | 390 | 380 | 1000 |
| 7 岁～ | 300 | 280 | 430 | 390 | 1300 |
| 9 岁～ | 400 | 380 | 560 | 540 | 1800 |
| 12 岁～ | 560 | 520 | 780 | 730 | 2400 |
| 15 岁～ | 580 | 480 | 810 | 670 | 2800 |
| 18 岁～ | 550 | 470 | 770 | 660 | 3000 |
| 30 岁～ | 550 | 470 | 770 | 660 | 3000 |
| 50 岁～ | 540 | 470 | 750 | 660 | 3000 |
| 65 岁～ | 520 | 460 | 730 | 640 | 3000 |
| 75 岁～ | 500 | 430 | 710 | 600 | 3000 |
| 孕早期 | — | +0 | — | +0 | 3000 |
| 孕中期 | — | +50 | — | +70 | 3000 |
| 孕晚期 | — | +50 | — | +70 | 3000 |
| 乳母 | — | +400 | — | +600 | 3000 |

注:“UL”不包括来自膳食维生素 A 原类胡萝卜素的 RAE,单位使用μg/d。

“+”表示在相应年龄阶段的成年女性需要量基础上增加的需要量。

# 附录十一　中国居民膳食脂溶性维生素参考摄入量

| 年龄/阶段 | 维生素 A |  |  |  |  | 维生素 D |  | 维生素 E |  | 维生素 K |  |
|---|---|---|---|---|---|---|---|---|---|---|---|
|  | EAR /(μgRAE[a]·$d^{-1}$) |  | RNI /(μgRAE[a]·$d^{-1}$) |  | UL[c]/ (μgRAE[a]·$d^{-1}$) | EAR/ (μg·$d^{-1}$) | RNI/ (μg·$d^{-1}$) | UL/ (μg·$d^{-1}$) | AI/ (mgα-TE[b]·$d^{-1}$) | UL/ (mgα-TE[b]·$d^{-1}$) | AI/ (μg·$d^{-1}$) |
|  | 男 | 女 | 男 | 女 |  |  |  |  |  |  |  |
| 0岁～ | — |  | 300(AI) |  | 600 | — | 10(AI) | 20 | 3 | — | 2 |
| 0.5岁～ | — |  | 350(AI) |  | 600 | — | 10(AI) | 20 | 4 | — | 10 |
| 1岁～ | 250 | 240 | 340 | 330 | 700 | 20 | 10 | 20 | 6 | 150 | 30 |
| 4岁～ | 280 | 270 | 390 | 380 | 1000 | 8 | 10 | 30 | 7 | 200 | 40 |
| 7岁～ | 300 | 280 | 430 | 390 | 1300 | 8 | 10 | 45 | 9 | 300 | 50 |
| 9岁～ | 400 | 380 | 560 | 540 | 1800 | 8 | 10 | 45 | 11 | 400 | 60 |
| 12岁～ | 560 | 520 | 780 | 730 | 2400 | 8 | 10 | 50 | 13 | 500 | 70 |
| 15岁～ | 580 | 480 | 810 | 670 | 2800 | 8 | 10 | 50 | 14 | 600 | 75 |
| 18岁～ | 550 | 470 | 770 | 660 | 3000 | 8 | 10 | 50 | 14 | 700 | 80 |
| 30岁～ | 550 | 470 | 770 | 660 | 3000 | 8 | 10 | 50 | 14 | 700 | 80 |
| 50岁～ | 540 | 470 | 750 | 660 | 3000 | 8 | 10 | 50 | 14 | 700 | 80 |
| 65岁～ | 520 | 460 | 730 | 640 | 3000 | 8 | 15 | 50 | 14 | 700 | 80 |
| 75岁～ | 500 | 430 | 710 | 600 | 3000 | 8 | 15 | 50 | 14 | 700 | 80 |
| 孕早期 | — | +0 | — | +0 | 3000 | +0 | +0 | 50 | +0 | 700 | +0 |
| 孕中期 | — | +50 | — | +70 | 3000 | +0 | +0 | 50 | +0 | 700 | +0 |
| 孕晚期 | — | +50 | — | +70 | 3000 | +0 | +0 | 50 | +0 | 700 | +0 |
| 乳母 | — | +400 | — | +600 | 3000 | +0 | +0 | 50 | +3 | 700 | +5 |

注：[a]RAE 为视黄醇活性当量。

[b]α-TE 为 α-生育酚当量。

[c]UL 不包括来自膳食维生素 A 原类胡萝卜素的 RAE，单位为 μg/d。

"+"表示在相应年龄阶段的成年女性需要量基础上增加的需要量。

# 附录十二 中国居民膳食水溶性维生素参考摄入量

| 年龄/阶段 | 维生素 $B_1$ EAR/（mg·d⁻¹） | | 维生素 $B_1$ RNI/（mg·d⁻¹） | | 维生素 $B_2$ EAR/（mg·d⁻¹） | | 维生素 $B_2$ RNI/（mg·d⁻¹） | | 烟酸 EAR/（mgNE·d⁻¹） | | 烟酸 RNI/（mg NE.d⁻¹） | | 烟酰胺 UL/（mgNE·d⁻¹） | 烟酰胺 UL/（mg·d⁻¹） | 维生素 $B_6$ EAR/（mg·d⁻¹） | 维生素 $B_6$ RNI/（mg·d⁻¹） | UL |
|---|---|---|---|---|---|---|---|---|---|---|---|---|---|---|---|---|---|
| | 男 | 女 | 男 | 女 | 男 | 女 | 男 | 女 | 男 | 女 | 男 | 女 | | | | | |
| 0 岁～ | — | — | 0.1（AI） | 0.1（AI） | — | — | 0.4（AI） | 0.4（AI） | — | — | 1（AI） | 1（AI） | — | — | — | 0.1（AI） | — |
| 0.5 岁～ | — | — | 0.3（AI） | 0.3（AI） | — | — | 0.6（AI） | 0.6（AI） | — | — | 2（AI） | 2（AI） | — | — | — | 0.3（AI） | — |
| 1 岁～ | 0.5 | 0.5 | 0.6 | 0.6 | 0.6 | 0.5 | 0.7 | 0.6 | 5 | 4 | 6 | 5 | 11 | 100 | 0.5 | 0.6 | 20 |
| 4 岁～ | 0.7 | 0.7 | 0.9 | 0.9 | 0.7 | 0.6 | 0.9 | 0.8 | 6 | 5 | 7 | 6 | 15 | 130 | 0.6 | 0.7 | 25 |
| 7 岁～ | 0.8 | 0.7 | 1.0 | 0.9 | 0.8 | 0.7 | 1.0 | 0.9 | 7 | 6 | 9 | 8 | 19 | 160 | 0.7 | 0.8 | 32 |
| 9 岁～ | 0.9 | 0.8 | 1.1 | 1.0 | 0.9 | 0.8 | 1.1 | 1.0 | 9 | 8 | 10 | 10 | 23 | 200 | 0.8 | 1.0 | 40 |
| 12 岁～ | 1.2 | 1.0 | 1.4 | 1.2 | 1.2 | 1.0 | 1.4 | 1.2 | 11 | 10 | 13 | 12 | 30 | 260 | 1.1 | 1.3 | 50 |
| 15 岁～ | 1.4 | 1.1 | 1.6 | 1.3 | 1.3 | 1.0 | 1.6 | 1.2 | 13 | 10 | 15 | 12 | 33 | 290 | 1.2 | 1.4 | 55 |
| 18 岁～ | 1.2 | 1.0 | 1.4 | 1.2 | 1.2 | 1.0 | 1.4 | 1.2 | 12 | 10 | 15 | 12 | 35 | 310 | 1.2 | 1.4 | 60 |
| 30 岁～ | 1.2 | 1.0 | 1.4 | 1.2 | 1.2 | 1.0 | 1.4 | 1.2 | 12 | 10 | 15 | 12 | 35 | 310 | 1.2 | 1.4 | 60 |
| 50 岁～ | 1.2 | 1.0 | 1.4 | 1.2 | 1.2 | 1.0 | 1.4 | 1.2 | 12 | 10 | 15 | 12 | 35 | 310 | 1.3 | 1.6 | 55 |
| 65 岁～ | 1.2 | 1.0 | 1.4 | 1.2 | 1.2 | 1.0 | 1.4 | 1.2 | 12 | 10 | 15 | 12 | 35 | 300 | 1.3 | 1.6 | 55 |
| 75 岁～ | 1.2 | 1.0 | 1.4 | 1.2 | 1.2 | 1.0 | 1.4 | 1.2 | 12 | 10 | 15 | 12 | 35 | 290 | 1.3 | 1.6 | 55 |
| 孕早期 | — | 0 | — | +0 | — | +0 | — | +0 | — | +0 | — | +0 | 35 | 310 | +0.7 | +0.8 | 60 |
| 孕中期 | — | +0.1 | — | +0.2 | — | +0.1 | — | +0.1 | — | +0 | — | +0 | 35 | 310 | +0.7 | +0.8 | 60 |
| 孕晚期 | — | +0.2 | — | +0.3 | — | +0.2 | — | +0.2 | — | +0 | — | +0 | 35 | 310 | +0.7 | +0.8 | 60 |
| 乳母 | — | +0.2 | — | +0.3 | — | +0.4 | — | +0.5 | — | +3 | — | +4 | 35 | 310 | +0.2 | +0.3 | 60 |

续　表

| 年龄/阶段 | 叶酸 | | | 维生素 $B_{12}$ | | 泛酸 | 生物素 | 胆碱 | | | 维生素 C | | | |
|---|---|---|---|---|---|---|---|---|---|---|---|---|---|---|
| | EAR/(μgDFE·d$^{-1}$) | RNI/(μgDFE·d$^{-1}$) | UL/(μg·d$^{-1}$) | EAR/(μg·d$^{-1}$) | RNI/(μg·d$^{-1}$) | AI/(mg·d$^{-1}$) | AI/(μg·d$^{-1}$) | AI/(mg·d$^{-1}$) 男 | AI/(mg·d$^{-1}$) 女 | UL/(mg·d$^{-1}$) | EAR/(mg·d$^{-1}$) | RNI/(mg·d$^{-1}$) | UL/(mg·d$^{-1}$) | PI-NCD/(mg·d$^{-1}$) |
| 0 岁～ | — | 65(AI) | — | — | 0.3(AI) | 1.7 | 5 | 120 | 120 | — | — | 40(AI) | — | — |
| 0.5 岁～ | — | 100(AI) | — | — | 0.6(AI) | 1.9 | 10 | 140 | 140 | — | — | 40(AI) | — | — |
| 1 岁～ | 130 | 160 | 300 | 0.8 | 1.0 | 2.1 | 17 | 170 | 170 | 1000 | 35 | 40 | 400 | — |
| 4 岁～ | 160 | 190 | 400 | 1.0 | 1.2 | 2.5 | 20 | 200 | 200 | 1000 | 40 | 50 | 600 | — |
| 7 岁～ | 200 | 240 | 500 | 1.2 | 1.4 | 3.1 | 25 | 250 | 250 | 2000 | 50 | 60 | 800 | — |
| 9 岁～ | 240 | 290 | 650 | 1.5 | 1.8 | 3.8 | 30 | 300 | 300 | 2000 | 65 | 75 | 1100 | — |
| 12 岁～ | 310 | 370 | 800 | 1.7 | 2.0 | 4.9 | 35 | 380 | 380 | 2000 | 80 | 95 | 1600 | — |
| 15 岁～ | 320 | 400 | 900 | 2.1 | 2.5 | 5.0 | 40 | 450 | 380 | 2500 | 85 | 100 | 1800 | — |
| 18 岁～ | 320 | 400 | 1000 | 2.0 | 2.4 | 5.0 | 40 | 450 | 380 | 3000 | 85 | 100 | 2000 | 200 |
| 30 岁～ | 320 | 400 | 1000 | 2.0 | 2.4 | 5.0 | 40 | 450 | 380 | 3000 | 85 | 100 | 2000 | 200 |
| 50 岁～ | 320 | 400 | 1000 | 2.0 | 2.4 | 5.0 | 40 | 450 | 380 | 3000 | 85 | 100 | 2000 | 200 |
| 65 岁～ | 320 | 400 | 1000 | 2.0 | 2.4 | 5.0 | 40 | 450 | 380 | 3000 | 85 | 100 | 2000 | 200 |
| 75 岁～ | 320 | 400 | 1000 | 2.0 | 2.4 | 5.0 | 40 | 450 | 380 | 3000 | 85 | 100 | 2.000 | 200 |
| 孕早期 | +200 | +200 | 1000 | +0.4 | +0.5 | +1.0 | +10 | — | +80 | 3000 | +0 | +0 | 2000 | +0 |
| 孕中期 | +200 | +200 | 1000 | +0.4 | +0.5 | +1.0 | +10 | — | +80 | 3000 | +10 | +15 | 2000 | +0 |
| 孕晚期 | +200 | +200 | 1000 | +0.4 | +0.5 | +1.0 | +10 | — | +80 | 3000 | +10 | +15 | 2000 | +0 |
| 乳母 | +130 | +150 | 1000 | +0.6 | +0.8 | +2.0 | +10 | — | +120 | 3000 | +40 | +50 | 2.000 | +0 |

注：NE 为烟酸当量；DFE 为叶酸当量；“+”表示在相应年龄阶段的成年女性需要量基础上增加的需要量。“—”表示未制定或不涉及。

# 参考文献

[1] 张爱珍.医学营养学[M].4 版.北京:人民卫生出版社,2023.

[2] 焦凌梅.老年人营养与膳食指导[M].北京:人民卫生出版社,2024.

[3] 张迅捷,赵琼.营养配餐设计与实践与设计[M].2 版.北京:中国国医学科技出版社,2024.

[4] 戚林,蒋连芬.营养与膳食[M].4 版.北京:人民卫生出版社,2023.

[5] 卢次勇,王建明.预防医学[M].5 版.北京:人民卫生出版社,2022.

[6] 胡雯.营养与医疗膳食学[M].2 版.北京:人民卫生出版社,2022.

[7] 杨月欣.膳食设计与营养管理[M].北京:人民卫生出版社,2023.

[8] 全国卫生专业技术资格考试用书编写专家委员会.2024 营养学[M].北京:人民卫生出版社,2023.

[9] 马爱国.营养师基本技能与实践[M].北京:人民卫生出版社,2023.

[10] 冯峰.特殊人群营养[M].北京:人民卫生出版社,2023.

[11] 中国营养学会.中国居民膳食营养素参考摄入量(2023 版)[M].北京:人民卫生出版社,2023.

[12] 中国营养学会.中国居民膳食指南科学研究报告(2021)[M].北京:人民卫生出版社,2022.

[13] 中国营养学会.中国居民膳食指南[M].北京:人民卫生出版社,2022.

[14] 蔡泳.预防医学[M].北京:高等教育出版社,2022.

[15] 于健春.临床营养学[M].北京:人民卫生出版社,2021.

[16] 杨月欣,葛可佑.中国营养科学全书[M].2 版.北京:人民卫生出版社,2020.

[17] 杨月欣.中国食物成分表(标准版)(第一册)[M].6 版.北京:北京大学医学出版社,2019.

[18] 杨月欣.中国食物成分表(标准版)(第二册)[M].6 版.北京:北京大学医学出版社,2019.

[19] 季兰芳.营养与膳食[M].4 版.北京:人民卫生出版社,2019.

[20] 孙长颢.营养与食品卫生学[M].8 版.北京:人民卫生出版社,2017.